泉州市全国老中医药专家
学术经验传承系列丛书

精于医 善于养

中国人民政治协商会议泉州市委员会 编

海峡出版发行集团 THE STRAITS PUBLISHING & DISTRIBUTING GROUP | 福建科学技术出版社 FUJIAN SCIENCE & TECHNOLOGY PUBLISHING HOUSE

图书在版编目(CIP)数据

精于医　善于养 / 中国人民政治协商会议泉州市委员会编 .—福州：福建科学技术出版社，2023.12
（泉州市全国老中医药专家学术经验传承系列丛书）
ISBN 978-7-5335-7138-2

Ⅰ.①精… Ⅱ.①中… Ⅲ.①中医临床－经验－中国－现代 Ⅳ.① R249.7

中国国家版本馆 CIP 数据核字（2023）第 240602 号

书　　名　精于医　善于养
（泉州市全国老中医药专家学术经验传承系列丛书）
编　　者　中国人民政治协商会议泉州市委员会
出版发行　福建科学技术出版社
社　　址　福州市东水路76号（邮编350001）
网　　址　www.fjstp.com
经　　销　福建新华发行（集团）有限责任公司
印　　刷　福州新华联合印务集团有限公司
开　　本　787毫米×1092毫米　1/16
印　　张　16
字　　数　228千字
插　　页　16
版　　次　2023年12月第1版
印　　次　2023年12月第1次印刷
书　　号　ISBN 978-7-5335-7138-2
定　　价　80.00元

泉州市全国老中医药专家学术经验传承系列丛书

中国人民政治协商会议泉州市委员会　编

精于医　善于养

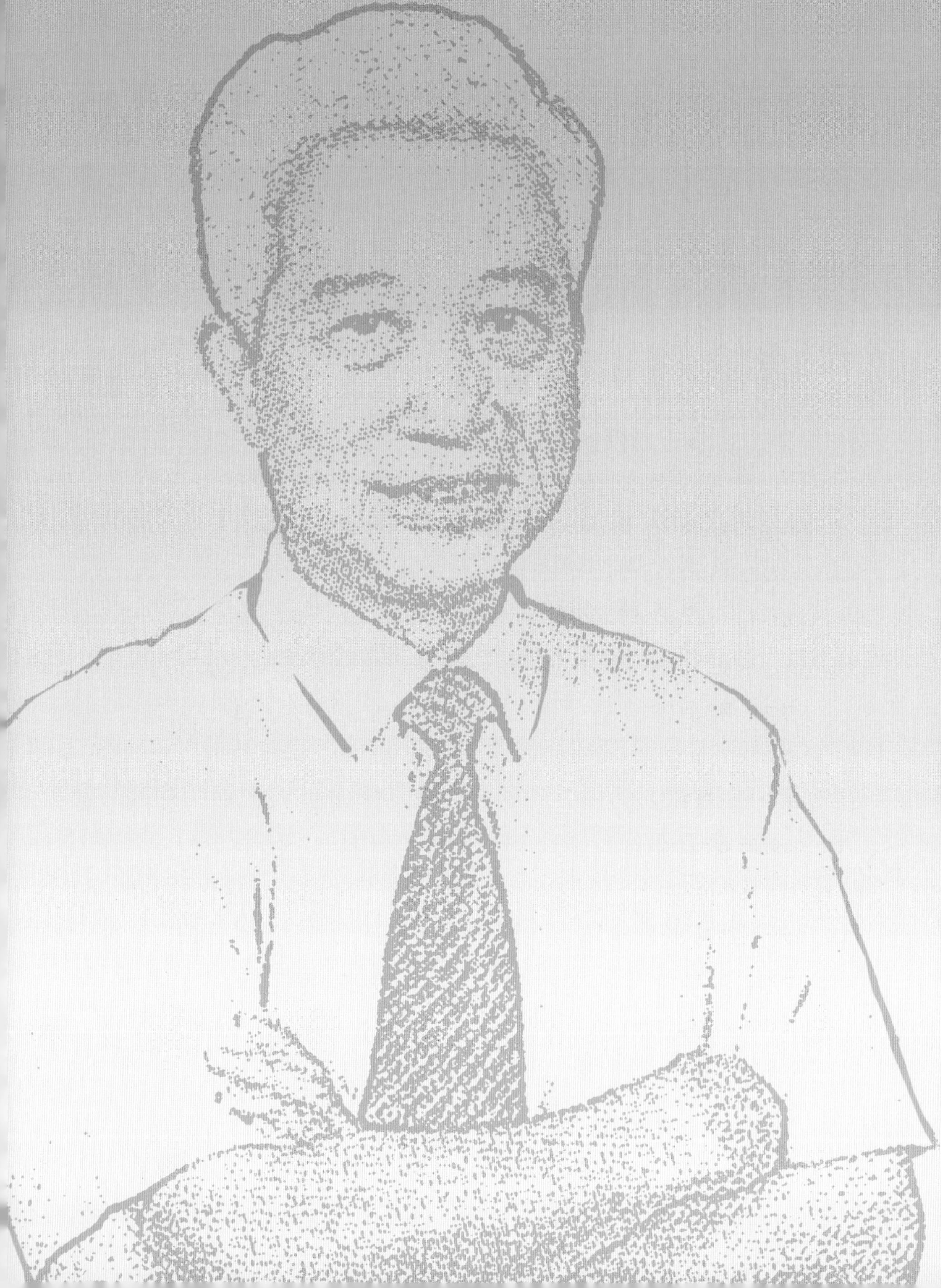

医家简介

林禾禧

男，1942年2月出生，福建厦门人，第三批全国老中医药专家学术经验继承工作指导老师，师从第一批全国老中医药专家学术经验继承工作指导老师蔡友敬。曾任泉州市中医院副院长，中医内科主任医师，福建中医学院教授，硕士研究生导师。

从事中医内科工作62载，致力于中医脾胃病的临床与研究，创立“调气、理血、除毒”中医脾胃病诊治原则，确立“调整体，敷局部”消化性溃疡论治理念，研制“芪英饮”“溃疡散”治疗慢性胃炎和消化性溃疡，带领传承工作室成员进行“胃灵颗粒”治疗消化性溃疡的实验和临床研究。

退休闲暇之余，致力于中医养生保健工作，先后在泉州电视台《健康视窗》《养生之道》等电视栏目，《泉州晚报》《东南早报》，以及老年大学宣传养生保健知识。出版了《蔡友敬临床经验集》《<活婴金鉴>注释》《中医养生与健康长寿》《林禾禧谈二十四节气养生》《养神·练形·防病——养生规律论》等多部学术专著和养生保健图书。

序

我自故乡来，应知故乡事。欣悉泉州市政协组织编纂“泉州市全国老中医药专家学术经验传承系列丛书”，作为一名中医人，难掩情动，读之为快。

应邀作序，唯诚惶诚恐。这些老中医，亦师亦友，或常有互动，相谈甚欢；或时有耳闻，神交已久，常被他们宽厚随和、严谨朴实的为人，以及精湛的医术、高尚的医德、诲人不倦的为师风范所折服。

这些老中医，生于斯土，悬壶故里，均熟谙经典，勤于临证，发皇古义，承创新学，锲而不舍地坚持读经典、做临床，其辨证思路、立法立方，无不以阴阳、表里、寒热、虚实、气血辨证为重，依主诉，究主症，察形态，识脉象，审病因，辨证候，分阴阳，定虚实，明部位，定治法，理方药，治本与治标，扶正与祛邪，正治与反治，同病异治与异病同治，酌古准今，论深注浅，因病制宜，用药灵活，代表着当代泉州中医临床的最高水平。

丛书别开生面，分医路、医案、医论、传承和年谱五大部分，突出中医思维方式，真实记录各位老中医的成长、成才、成功之路，呈现各位老中医承师学术思想特色、医疗实践中的丰富临床经验、独特临床验案、成功带教授徒案例，以显著疗效诠释、求证前贤理论，以阐微论辨启迪、开拓后学慧心。所言所述，言简而意赅，语近而旨远。全书理趣兼顾，雅俗共赏，文史交融，图文并茂，是中医理论与临床实践相结合的生动范例，读者若能深研细究并逐渐理解其中奥妙，不失为我辈学习中医理论、提高临床诊疗水平的上佳门径。

于历史深处探寻，中医文化绵延传承，始终在兼收并蓄中历久弥新。站在新时代、新起点，中医学的系统观念在解开生命健康奥秘的征程中显现出前所未有的优势。悬壶济世，庇佑苍生，需要医者精诚至上、大爱无疆，需要接续前行、不懈求索。我们有理由相信，丛书的付梓，定会让中医更好地造福人类，让更多读者大众感悟中医的奥妙，领略中医的真谛，更好地认识中医，享用中医。

兹不揣浅陋，聊叙数语以为序。

中华中医药学会副会长
福建中医药大学校长
全国名中医、岐黄学者
李灿东

2023年9月

前言

泉山晋水，草木芳华；杏林春暖，岐黄传薪。

泉州，中医药事业源远流长，独具特色。唐设医学博士与助教，宋置惠民和剂局，元有医学提举司，明清立医学正科，留有《随堂医稿》《妇人科杂症医方》《手书医传》《活婴金鉴》等一批泉州特色医书，以及秋石丹、五痌膏、养脾散、疥疮膏、赛霉安等丹膏丸散，存史传世，流通异域，滋育民众，至今仍熠熠生辉。

更有名老中医代不疏出，如唐代的杨肃，宋代的林颐寿、苏颂，元代的余廷瑞，明代的李旸、庄绰、蔡璇，清代的何天伯、黄秉衡、张廷扬，民国时期的郑却疾、涂去病，当代则有傅若谦、傅铮辉、留章杰、林扶东、王鸿珠、张志豪，以及获评的七批十几位全国老中医药专家等。这些名老中医，博览群书，日求精进，虚心应物，融合不同时代中华民族，尤其是泉州地区中医的经验与智慧，身体力行，对后学耳提面命，口传心授，使中医薪火相传，助推泉州中医药事业长期居全省领先地位，使泉州成为全省唯一获国家中医药管理局授予的“全国基层中医药工作先进市”。

时逢盛世，中医勃兴，泉州正全力推进“健康泉州”建设。中国人民政治协商会议泉州市委员会乘势而为，通过市县两级政协纵向互动、市直部门横向联动的方式，将泉州获批“全国老中医药专家学术经验继承工作指导老师”的这些专家的学术经验和临证传承编撰成书，各立专册，全方位多层面展现老中医开启良知、一心为病的道德风范和职业坚守。各分册分五大版块，医路篇，主要记述老中医成长、行医、带教经历、学术成就和科研成果等；医论篇，主要记述老中医的学术流派、学术思想、临床经验、临床科研、医学探索等；医案篇，精选了老中医的经典医案、处方等；传承篇，主要记述医术传承工作，包括老中医对自己老师的回忆和学习心得，老中医弟子跟师的经历、感悟等；年谱，以谱主为核心，以年月为经纬，记载老中医的学习、从医经历和学术活动等。全书力求突出学术性和资料性，兼顾通俗性和可读性，并配以老中医访谈音视频二维码，影音再现老中医的应诊实况、操作手法、带教和医路趣事等。

丛书理新验丰、观点新颖、资料翔实、评述确当、论证规范、文字顺畅，出版后可供中医药、西学中人员及中医药爱好者学习参考。基于忠实原著的精神，方中药量多为老中医个人经验用量，有部分超过了药典规范，读者应在专业医师的指导下斟酌使用。

丛书编撰过程中，得到中国共产党泉州市委员会、泉州市人民政府的鼎力支持，中国人民政治协商会议晋江、南安、安溪、永春、德化县（市）委员会，泉州市中医院等单位的有力协助；老中医们无私奉献，执笔人倾力而为，参编人员竭诚工作。借此，谨对关心支持本丛书编撰工作的领导、老中医及所有参编人员致以衷心感谢和崇高敬意！

由于编撰水平有限，丛书还存在不少不足之处，敬请广大同道及读者批评指正。

丛书编委会

2023年10月

目录

医路篇

医论篇

医案篇

传承篇

医路篇

第一节　姑婆教诲，悬壶济世

1942年正月，林禾禧出生于厦门。曾祖父林良英早年留学新加坡，精通七门外语，任职法官翻译。他重视学习，树立了勤勉、好学、肯钻研的良好家风，影响了不少林氏后人，他们纷纷走上了医学、教育的道路，其中最具盛名的是“万婴之母”、我国现代妇产科医学的奠基人之一——林巧稚教授。由于二战期间社会动荡，林家遭受重创，家族成员四散避难，林禾禧与其父母背井离乡去了南平，直至中华人民共和国成立前夕返厦门途中定居泉州。家风、家教润物无声，在家庭和长辈的影响下，林禾禧养成了勤学多思的习惯。

1961年秋天，林禾禧高考落榜。适逢林巧稚教授回厦门，这是他首次见到三姑婆。在林巧稚教授的关心和教导下，出于对三姑婆的尊敬和对医学的喜爱，林禾禧选择到泉州市人民医院跟老中医当学徒，开始了他的医学生涯。当时林巧稚教授曾教导他说，“中医是一个伟大的宝库，带徒是中医的好传统，你要认真地学习，特别是学习老中医丰富的临床经验；要写出学习心得，能写出来，才算学进去”，“学医要有过硬的医术是至关重要的”，“大夫有大夫的道德”。林禾禧十分崇拜林巧稚教授精湛的医术和高尚的品德，在林巧稚大夫逝世1周年之际，他先后在《泉州晚报》发表《怀念林巧稚大夫》《大夫有大夫的道德》等多篇文章缅怀他敬爱的三姑婆，宣传林巧稚教授的高尚医德，与诸同道共勉，时刻做一个人民的好医生。几十年来，三姑婆林巧稚的谆谆教诲一直激励着他在中医理论和临床实践求索……他时刻以三姑婆为楷模，将医学事业作为自己毕生的追求，刻苦钻研、精益求精，从《黄帝内经》《伤寒论》《温病条辨》《本草纲目》等经典著作到医学文献、老中医的经验，以及现代中医学的研究，无不一一认真学习。

第二节　初入杏林，夯实基础

学徒期间林禾禧早上跟从老中医洪丕焕临床学习，下午与学徒班其他同学一起集中上课。作为他的中医启蒙老师，洪丕焕行事风格严谨认真、一丝不苟，带徒授业更是严格要求。洪丕焕说，当中医学徒首先要抄写处方，边抄边学，懂得抄处方才懂得开处方。在处方书写方面，洪老师要求林禾禧要练字，做到字迹清楚、端正，以防药房配药出差错，造成严重后果。后来，已经是泉州市中医院副院长的林禾禧分管教学工作，想起当年恩师的教诲，发表了论文《怎样开好中药处方》的读后感，详细论述开好中药处方的重要性。洪老师还要求林禾禧要熟背《汤头歌诀》，每日上午上班前必须熟练背诵五首汤头歌。日积月累下，林禾禧掌握了大量中医方剂。除了跟师过程中打下的扎实基础，林禾禧在学徒班的理论学习成绩也十分优异，《黄帝内经》《中药学》都学得很好，撰写了《试论肾为先天之本，脾为后天之本》一文，得到了老师的肯定并在科室业务学习中分享汇报。1964 年初，洪老师让林禾禧开始临床试诊，并且认真为他讲解病例，指出他的处方问题。其间，林禾禧的临床能力得到了很快的提升，先后在《福建中医药杂志》发表了论文《阳黄》《慢性肾炎》等文章。远在北京的三姑婆得知林禾禧的成绩，十分欣慰，勉励其加倍努力，以取得更大的进步。

学徒期间，林禾禧坚持每天五点半起床，也是从这个时候起，养成了早学习的好习惯。当时周围同学都是医生家庭的子弟，身为汽车司机的儿子，林禾禧深觉自己必须比别人更加努力用功，因此，他下定决心，学徒班考试别人考 80 分，他要考 90 分，一定要努力学习。学徒期间，林禾禧各方面表现都很优秀，被评为“学雷锋标兵”，还组织过全院的文艺体育活动。

1966 年冬季，林禾禧第一次以实习医生身份跟随巡回医疗队到安溪县感德镇洋山村巡诊。当地是比较贫困落后的山村，用水条件差，居民的生活用水都取自水田。因为饮水不卫生，村里胃肠病人特别多，林禾禧便在巡回看诊途中，用心寻找干净的水源，希望改变农民的饮水问题。他“水改”的想法得到了村里民兵队长的支持，很快找到了山头的山泉水源，又找了土木技工帮忙，三人以竹管引导，用砂、石、木炭、棕皮自制过滤桶，成功地将水引进了村民的家里。这种取材方便不花钱的“水改”得到了大家的一致认可。有了成功的经验，水改工作很快在村里推广。两个多月的下乡任务完成，林禾禧准备离开时，村民们苦苦挽留了一夜，次日清晨，崎岖的山路挤满了夹道相送的乡亲，并送来竹编的“火笼”特产作为纪念。在偏远的自然村里，这些村民们淳朴的感情，使林禾禧备受感动。50 多年来，林禾禧时刻心系这个山村，曾先后六次重回山村和乡亲们欢聚。这次经历让刚起步行医的他，更加深刻领悟了林巧稚说的“做人民的好医生”的意义和价值。

第三节　基层实践，德术兼备

1969年6月，林禾禧从泉州市人民医院调配到泉州市北峰公社霞美大队卫生所当医生。卫生所设在一间破旧的大庙里面，只有一位部队复员的卫生员和一位负责给药、收费的卫生员。在破旧简陋的卫生所，林禾禧开始了为期一年半的农村卫生所医疗工作。

刚到所里十几天，有一名老农被牛角刺伤腹部，伤口有5cm长，旁人劝告说此人的“阶级成分”不好，要小心，不行就送去医院。林禾禧牢记三姑婆的教诲，摒除杂念，以患者为重，尽力救治，因伤口未伤及腹腔，经过缝合、换药，七八天后伤口逐渐愈合。此事在当地传开后，大家纷纷称赞，因此林禾禧获得了村民的信任。林禾禧平时要给11个生产队村民看病，工作十分忙碌，经常半夜出诊，甚至通宵达旦。林禾禧为了帮助村民节省医疗费用，时常跟随当地老农到山上田间，学习辨认采集当地青草药，充分利用有限的医疗条件服务当地群众，因此受到了群众的尊敬和爱戴。农民们发现他太忙没空做早餐，都自发为他送餐。在霞美一年半的行医过程中，林禾禧谨遵“把病人当成亲人”的教诲，真心实意对待每一个病人，对较重的病人反复问诊巡视，观察病情变化，及时调整治疗方法，提高疗效，遇到不懂的地方及时拿起书本钻研学习，时刻牢记“过硬的医术是至关重要的”。

1971年1月，林禾禧被调到山美水库泉州市基干民兵团卫生所当医生，卫生所条件简陋还缺少药材。由于所里医药费紧张，林禾禧运用在霞美工作时学到的草药知识，上山采药后将药材熬成两大锅汤药，一份治疗感冒、咽痛，一份治疗胃肠病。中药汤深受群众的欢迎，还一下解决了医疗费用困难的问题。两年内，林禾禧与基干民兵们同吃同住，给病人喂药、喂饭，他们之间也结下了亲如兄弟的深厚情谊，并几十年保持着联系。

1973年1月，林禾禧被调回泉州市区的临江卫生院工作，日常除看诊、出诊外，还要帮助街道完成防疫工作。他在这里工作了6年，有很好的群众基础，得到了街道居民的信任，甚至成为一些患者的“家庭医生”，有的一家几代人都是林禾禧的患者。

第四节　圆梦登科，脱颖而出

1975 年，林禾禧成为医院骨干，并于 1978 年光荣加入中国共产党。1978 年，林禾禧参加晋江地区首届卫生院院长学习班，随后到泉州安溪长坑实习、考察。

1979 年，中央下发了文件，决定从全国卫生院、基层保健站、个体行医人员中考试录取 1 万名合格者，转入全民所有制医院当医生，颁发医师资格证，相当于大学毕业生的水平。林禾禧顺利通过选拔考试，正式成为公立医院医师，被分配至泉州市人民医院。当时他暗下决心，自己有这么好的平台，一定要好好奋斗，要拿出最好的成绩，要掌握过硬的医疗技术，为百姓服务。闲暇之余，仍然不忘初心，苦读医书，钻研业务。

1980 年底，林禾禧看到《福建中医药》刊登的一篇文章，介绍了泉州清代名医蔡宗玉，且其有著书留世。本着家乡情怀，他萌生了研读泉州前辈医家著作的想法，然而通过《泉州府志》《晋江县志》《福建通志》的查找，林禾禧发现均无蔡宗玉著作的相关记载，而福建图书馆也仅有蔡宗玉编撰的图书 4 册。经过多方打听，只有北京图书馆有蔡宗玉著作《医书汇参辑成》，但是是孤本，不能外借。林禾禧通过同学，费了九牛二虎之力才借到手，该书汇集了清代以前诸名家学说，是一部内容丰富、编写分明、浅显易懂的医学著作，全套 24 册 100 万字。林禾禧爱不释手，历时 18 天，亲手誊抄了蔡宗玉孤本著作《医书汇参辑成》。林禾禧花了半年时间研读，在蔡友敬、张志豪老师的指导下，发表了论文《蔡宗玉的生平及其学术思想》，证实蔡宗玉乃是江西遂川人，清代名医，纠正了民国时期出版的《中国医学名人志》称其为“泉州府人”之误。该文章获得福建省首届中青年中医论文竞赛三等奖。这种学习的成就感极大地鼓舞林禾禧更加努力地钻研中医经典著作。

1981 年，林禾禧被医院选拔参加福建省卫生厅在泉州开办的“内经进修班”，系统地学习《黄帝内经》。本次进修班的规格很高，林禾禧非常珍惜这个学习机会，学习更加刻苦认真，作为班级学习委员，与班主任同时也是授课老师的蔡友敬互动密切。结业时，林禾禧向蔡老师提议借此学习班机会，编写一本关于《黄帝内经》的学习材料。蔡老师十分赞同这个提议，让他草拟方案并初拟了30个主题，组织进修班的学员们按毕业论文书写，汇集成初稿。之后，蔡老师了又花了十几年时间整理、刊正，最终成书——《内经病候类诠》，并于2001年获得了中华中医药学会“康莱特杯”全国中医药优秀学术著作评选优秀奖、泉州市科技进步三等奖。

第五节　尽心尽力，筹建医院

1982 年，进修班学习期间，蔡友敬牵头筹建泉州市中医院。他带领陈沧海、赖辉灿、钟秀美和林禾禧等人，有条不紊地开展泉州市中医院的筹备工作。1983 年 8 月 15 日，泉州市中医院正式挂牌成立，作为筹建人之一，林禾禧爱新院如家，献出自己全部的热忱，积极参与协商解决土地问题并筹集建设资金。

泉州市中医院刚成立时，林禾禧担任门诊部主任、门诊党支部书记。为了宣传新医院，增加门诊量，他组织医生到附近十几所学校为小学生体检，并开展了义诊活动。义诊活动反响很好，经过民众口口相传，在泉州晋江、石狮一带提升了泉州市中医院的影响力。根据自己在乡镇卫生院的工作经历，林禾禧开创了“家庭病床”的诊疗模式，将医护技术服务送到家，做到了“以病人为中心，急病人之所急”的服务，“家庭病床”也因此被誉为“驮在自行车后架上的红色医院”。为了进一步提升门诊的活力，他鼓励医生们发挥所长，创立“专科门诊”，他还请来当时已是北京不孕症专家的二姑林心铿来支持医院妇科开展不孕症专科门诊，提升了专科门诊的知名度。林禾禧自己则在张志豪的建议下，开办胃病专科门诊，采用中医药辨证论治，坚持简、便、廉的原则，取得了良好的疗效，广受患者好评，其胃病专科门诊的患者也逐渐增多，患者从泉州各县市及附近省份，我国港澳台地区，甚至东南亚、美国、巴西、加拿大等地慕名而来，日门诊量最多可达上百人次。

第六节　精研学术，挖掘古籍

1984年，蔡友敬院长提名林禾禧为泉州市中医学会秘书长。林禾禧对学会的工作十分热心，兢兢业业。其间，泉州市中医学会成功举办了首届“中国泉州—东南亚中医药学术研讨会”，林禾禧连任七届秘书长。海内外反响强烈。

在福建中医学院院长俞长荣的推荐下，林禾禧担任福建省中医学会理论整理研究会常务理事，负责中医“暴痛”课题的研究。为了从古籍中整理“暴痛”的资料，由福建省中医学会牵头，林禾禧组织学术界对头痛、心胸痛、腹痛、四肢痛等进行讨论研究。根据征集的论文，林禾禧组织编写了《暴痛》一书。

博览好学勤思考是林禾禧主张的做学问的态度。林禾禧曾发现《上海中医杂志》一篇有关“癃闭”的论文中有些观点失之偏颇，即使被质疑的文章出自全国著名老中医蔡淦，但初出茅庐的他仍秉承好学勤思、敢质疑的求学态度，在张志豪老师指导下，发表了《从“癃闭”名义谈起——与蔡淦同志商榷》的文章，阐明了自己的看法，受到同行的认可，福建中医学院院长俞长荣对此文章观点也给予了肯定，后来出版的《实用中医内科学》有关“癃闭”的论述也采纳了林禾禧的部分观点。此后，林禾禧又在《上海中医杂志》发表了关于“当归补血汤临床运用”的文章。

中医古籍、民间秘术汗牛充栋，身为福建省中医学会理论整理研究会常务理事，林禾禧对中医医籍十分感兴趣。涉猎之余，遍览群书，发现闽南的“疒症”连病名也无法在字典里找到，众人皆认为是一种古字。直到在好友藏书中发现了“疒症”专著《活婴金鉴》，林禾禧如获至宝，所谓“疒症”是多种儿科常见病、多发病、危重及疑难病症的泛称。这本专著原是清末闽泉洪泽秋先生家传秘藏本，经泉州南安人整理后于民国刊发，书中多用闽南语表达，曾流传于我国闽南和东南亚地区，现存版本已鲜见。为了将泉州的民间著作流传下去，不至于湮没在历史长河中，也为了方便广大读者理解，林禾禧用三年时间学习、研究婴幼儿疾病，并与同事陈文展一道完成了《活婴金鉴》的注释工作，于1991年出版《<活婴金鉴>注释》，俞长荣与蔡友敬二位前辈为此书作序。《<活婴金鉴>注释》的出版填补了中医民间治疗婴幼儿急症的空白，对发掘祖国医学的宝库、保存和阐发民间秘方有重要的实际意义，有一定的临床实用价值。该书也获得了福建省卫生厅的中医药科技图书二等奖、泉州市科技进步三等奖。

第七节 求实创新，探研脾胃

1989年，林禾禧担任泉州市中医院副院长，分管门诊、药剂科及教学科研工作。他着手筹建泉州市中医院中药制剂室，挖掘名方效方，研制院内特色的中成药制剂，包括蔡友敬的“哮喘丸”“眩晕丸”、钟秀美的“妇科带下丸”、儿科的“宁西散”、针灸科的“三伏天药散”，以及骨科、外科各种药膏、药散、药酒等八十几种，既增加了医院收入又为科研发展提供了有利条件。

消化性溃疡是一种慢性反复发作性疾病，如何提高溃疡愈合质量，减少溃疡的复发一直是临床的难题，林禾禧凭借几十年的脾胃病诊治经验，认为本病的治疗既要注重调整体，又当注重病灶局部敷药，提出“调整体、敷局部”的治疗理念。林禾禧认真总结自己治疗本病的处方用药，探索具有补气健脾、理气消食、清热解毒、活血化瘀等作用的制剂，并和药学科研人员反复推敲，不断进行临床观察，终于自行研发了作用于消化性溃疡局部的“溃疡散”和调整体的袋泡剂“芪英饮”，方便了患者长时间的治疗。通过临床观察，治法得当，药物临床疗效较好。1998年，林禾禧发表了论文《芪英饮的研制和临床应用》，通过临床数据证实“芪英饮”具有增强胃动力、改善胃黏膜微循环、提高身体免疫功能、直接杀伤幽门螺杆菌等多种综合作用。“溃疡散”对消化性溃疡疼痛缓解率达94%，林禾禧因此获得福建省卫生厅颁发的中医药科技成果奖。

接着林禾禧带领传承弟子王奕珊、张闽光及药剂科、病理科等医务人员组成科研团队，联合福建省中医药研究院药物研究所，在溃疡散、芪英饮基础上，研制了成药“胃灵颗粒”，通过了药物动物实验，证实“胃灵颗粒”对小白鼠胃溃疡修复效果良好，其研究成果以论文形式正式发表，并申报了国家课题。医学科研要为临床救治服务，林禾禧注重科研与临床实践相结合，将工作以外的大部分精力都用于学术研究，发表了多篇论文。

第八节　二度为徒，精益求精

1991年，国家为做好老中医药专家学术经验传承工作，林禾禧被选定作为蔡友敬的学术继承人。于是在繁忙的门诊医疗和行政工作的同时，林禾禧再次当上了中医学徒。蔡友敬是第一批全国500名老中医之一，他主张“勤求古训，博采众方”，广读经典和各家学说，博采经方、时方、民间验方，并重视“辨证与辨病结合”。蔡友敬跟师名医汪培莲，后就学于丁甘仁创办的上海中医专科学校，并多年从事医疗、教学工作，他早期的思想以《丁氏医案》《丁甘仁用药法》为准绳，中年后通过进一步学习经典和现代医学，思维大为开拓，晚年多以脾肾学说论治慢性疾病。林禾禧与蔡友敬之子蔡光斗，历时三年跟师，整理、发表了蔡友敬的学术论文30余篇，于1993年出版《蔡友敬临床经验集》，并获得了泉州市科技进步一等奖。林禾禧的论文《蔡友敬治疗顽痹的经验》经有关专家评审后，编入了《杏林真传——全国五百名老中医药专家独特经验精华》一书，并于1996年获得中国中医研究院（今中国中医科学院）第二届医圣杯学术著作和论文优秀奖。除了整理恩师经验，林禾禧还勤于思考，善于整理跟师医案和学习心得，他总结了蔡友敬诊疗癌症术后、化疗后白细胞减少的中医经验，认为党参、黄芪、鸡血藤、黄精是治疗的主药，并取名“参芪鸡精汤”，文章得到了蔡友敬的肯定，临床推而广之，用于血虚证每每获效。1998~1999年，林禾禧深入探研蔡友敬经验，结合临证心得，先后发表了文章《蔡友敬治疗消化病的学术特点与经验》《蔡友敬治疗消化系统疾病学术思想和经验》。

林禾禧感念指导老师张志豪多年的培养，主动要求为他整理诊疗心得和临证经验。之后，他与孙伟芬（泉州市中医院原院长）在张志豪子女的协助下，将张志豪中医治法汗、吐、下、和、温、清、消、补八法的学术思想进行详细解读，注重引用经典条文，加以引证阐述，同时联系现代医学研究，古今结合，历时一年整理编撰成《张志豪论医集》，并于1995年出版。该书获得了泉州市科技进步二等奖和中华中医药学会“康莱特杯”中医药优秀学术著作三等奖。

第九节　授业解惑，薪火相传

林禾禧曾两次被福建中医学院（今福建中医药大学）聘为教授、硕士研究生导师。他所带的研究生吕方深入研究其胃肠病临床经验和学术思想，撰写了毕业论文《调气理血清毒治疗胃肠疾病》。

2002年11月，林禾禧被确定为“第三批全国老中医药专家学术经验继承工作指导老师”。林禾禧由此从传承人成长为继承工作指导老师。三年带徒，弟子张闽光系统地总结其临证特点和学术思想，形成了“注重调理脾胃阴阳，时时顾护胃气、平衡脾胃升降、辨病与辨证相结合、调气理血除毒”的脾胃病诊疗体系。2012年，张闽光参加“第三批全国中医临床优秀人才研修项目”，通过考核入选全国中医临床优秀人才。弟子王奕珊总结了十几篇跟师心得，并参与“胃灵颗粒”的研发。弟子庄增辉总结林禾禧的大量医案和心得，并于2019年入选福建省级优秀中医临床人才。如今，林禾禧虽然已经退休，但仍然不忘初心，不遗余力培养中医人才，目前尚有陈锡锋、林东磊、林海云、林亦宏四人作为其传承弟子侍旁跟师学习。

第十节　养生保健，大众医生

作为大众的健康守护者，林禾禧积极参与医学科普知识的普及，曾多次在泉州市广播电视台“夕阳红”节目、泉州电视台“健康视窗”、泉州市公安局老警官大学、泉州市老年大学、泉州市鲤城区教育工作委员会讲授保健养生和名人长寿秘诀等课程，还是《泉州晚报》海外版健康专栏编辑、《东南早报》健康专家团的成员。

随着人口老龄化及人们对于健康的重视，林禾禧晚年侧重研究与科普中医养生，认为中医药在临床治病、防病及养生方面有重要作用，在百姓中更是有深厚的群众基础。他先后编著出版《中医养生与健康长寿》《林禾禧谈二十四节气养生》《养神·练形·防病——养生规律论》等养生著作，并在泉州电视台方言栏目《养生之道》开播“林禾禧谈养生”，用浅显易懂的闽南方言，系统地介绍了养生和疾病康复的方法，让广大养生爱好者了解如何调养身心和运用药膳来延年益寿、防病保健。作为电视台文化丛书之一的《林禾禧谈二十四节气养生》一书，四年重印十五次。《泉州晚报》海外版节选连载了此书，《祝您健康》杂志多次摘录发表书中内容；2010 年此书还获得中华中医药学会“新中国成立 60 周年全国中医药科普图书出版奖”，被中国书刊发行业协会评为“全行业优秀畅销品种”。

中医治病养生讲究因人因地因时制宜，为了更接地气地满足广大群众了解中医养生方法的需求，林禾禧还用通俗易懂的闽南方言俗语，编写出版《泉州口传养生文化》一书，该书以歌诀的形式，图文并茂地传播闽南地区防病、治病、养生的民间方法。为了更好地传承弘扬中医药文化，2007 年泉州市非物质文化遗产保护小组将林禾禧礼让巷的寓所作为保护区示范点，设立“林禾禧中医养生指导处”。

医论篇

第一章

学术思想与临证心得

第一节　脾胃病治疗大法

林禾禧学术上重视命门，精专脾胃，致力于脾胃研究，形成独特的脾胃病辨治方法。

一、脾胃病的临证特点

（一）重视舌诊

人体的五脏六腑都直接或间接地通过经络和经筋与舌相联，脏腑的精气上荣于舌，脏腑的病变必然影响精气的变化而反映于舌象。舌象的形成与心肺脾胃等脏腑功能有关，尤其和心、脾的关系更为密切。《辨舌指南》云：“舌为心之外候，苔乃胃之明征，察舌可占正之盛衰，验苔以识邪之出入。”脾胃为后天之本，是气血之化源，对全身各部分都有举足轻重的影响。因此舌象不单单反映了脾胃的功能状态，也代表了全身气血津液的盛衰。舌的味觉，可影响食欲，与脾主运化和胃主受纳的功能有关，舌苔是胃气蒸发上承于舌面而生成的。胃气的盛衰，在舌象上主要表现为舌苔的情况，辨舌苔的厚薄可测胃气的旺盛与否及邪气的深浅。薄苔提示胃有生发之气，病情较浅，未伤胃气；厚苔是由胃气挟湿浊邪气熏蒸所致，主邪盛入里，或内有痰湿、食积；胃气旺盛则舌苔有根；胃气衰败则舌苔无根或光剥无苔。

脾胃病首先察舌验苔，应综合观察舌质与舌苔，一般来说，察舌质重在辨正气的虚实，当然也包括邪气的性质；察舌苔重在辨邪气的浅深与性质。舌体红润则气血充足；舌色淡白则气血不足；津液充足则舌质舌苔滋润；舌苔光脱则阴津亏虚；气滞血瘀者则舌色暗红青紫或有瘀斑；舌红或绛者主热；舌淡主虚或寒。同时从舌象的转化可以推断病情的轻重及病势进退，若舌苔由薄变厚，提示邪气渐盛，为病进；舌苔由厚渐化，舌上复生薄白新苔，提示正气胜邪，为病退；若厚苔骤然消退，舌上无新生薄苔，为正不胜邪，或胃气暴绝。凡见舌质淡红者，治疗上注意祛邪之中佐以扶正；舌质淡或舌边齿痕明显者，则认为正气已虚，扶正须放在首要位置；对舌质暗或紫暗者则必须活血化瘀；对舌苔黄腻者则治以清热化湿，即使临床症状消失，仍然认为湿邪未净，须继续治疗；对舌苔少者，须认真补阴；舌苔光脱者重用救阴养津之品；舌质淡红而苔薄白者但求平补为主；对黄腻苔者，一般不用补法。由此可见，脾胃病可以从舌象的变化直接观察脾胃的虚实、气血津液的盛衰及邪气的性质深浅。“舌为胃镜”，胃肠病不看舌象就开药，常会出错。察舌验苔是慢性胃肠病极其重要的观察指征，是诊治胃肠病之重要手段，对于判断正气盛衰、分辨病位深浅、区别病邪性质、推断病情进退具有重要意义，是指导临床用药最为重要的依据，如果忽视对舌象变化的观察，辨证用药便无从谈起。

（二）抓住主症

腹部胀痛是胃肠疾病临床最常见的症状之一，常为许多患者就诊的主要原因，并且患者多把疼痛的缓解与否作为治疗是否有效的标准。在临床问诊时要抓住以下三个方面：疼痛的部位、性质、发作的特点。

胀痛的部位：疼痛在上腹部、胃脘部者多为胃疾病；右上腹部胆囊区者多为胆囊炎、胆石症；脐上偏左侧者多考虑胃溃疡；脐区偏上偏右者多见十二指肠溃疡；右上腹或胁下疼痛者考虑肝疾病或胁下神经痛；右下腹痛者考虑阑尾炎；左下腹痛者要考虑结肠病变；双侧腰腹部或少腹疼痛者要考虑肾、膀胱、输尿管或子宫的病变。

疼痛的性质：疼痛伴胀闷，痛无定处，攻窜胁肋者为气滞；痛有定处，如针刺状，多见瘀血阻络；疼痛伴胀闷，痞塞，痛有定处者为湿滞或食积；灼热疼痛，得寒痛减，遇热则甚，多为热证；寒冷疼痛，得温痛减，遇寒则甚，多为寒证。了解腹痛属于气滞、湿滞、食积、血瘀以及属寒属热是十分重要的。

胀痛发作的特点：腹痛骤急剧烈、拒按者为实证；腹痛缓慢隐隐作痛、喜按者为虚证；疼痛反复发作，或多于夜间发作，或入夜疼痛加重，为瘀血；进食后缓解多为虚证；饭后疼痛加重多为实证；脘胀连胁或痛或腹痛即泻，泻后痛减，多见于肝气犯脾。在临床上一定要分辨清楚腹痛的虚实。

（三）询其食况

饮食为后天水谷精气之源，是维持人体生命活动的必需物质，胃肠疾病多见饮食的改变，通过询问饮食可了解体内津液的盈亏及输布是否正常、脾胃功能的盛衰。消谷善饥多为胃热；饥不欲食多为胃阴不足；食少纳呆多见脾胃虚弱、湿邪困脾；纳少厌油多见于肝胆湿热；能食而不能化责之于脾虚；口渴多饮为胃津不足或胃热；口干欲饮与否是判断脾胃湿热证热盛或湿盛的重要指标。饮食上主要是了解患者食欲情况、食量多少及饮食喜恶等三方面。

食欲情况：饥不欲食，多为胃阴不足；胀滞不欲食为脾胃气滞、气虚或食积；不欲食伴胸胁胀满，多为肝气郁结。

食量多少：食少纳呆，多为脾胃气虚；饥而欲食、食后则胀、食少早饱，多为胃热气郁湿滞；早饱不知饥、不思食，多为脾胃气虚，脾胃湿滞；食少厌油，多为肝胆湿热；食少腹胀、嗳气酸腐、宿食停滞、多食易饥，多为胃火亢盛。

饮食喜恶：喜温食者，多见胃寒；喜冷饮者，多为胃热；口干而不欲饮，多见脾胃气虚，胃津无力上行润口；疾病过程中，见喜食或食欲、食量逐渐增加，多见胃气好或胃气渐复，病情好转；若恶食、食欲和食量逐渐减少，多见病情重或逐渐加重。

（四）必问二便

大便的排泄，虽直接由大肠所司，但大肠受脾统摄，又与肺相表里。大肠传化糟粕的功能是脾胃升降功能的具体体现，大便正常通畅，则脾气健运，胃气和降，六腑通畅；并且大肠的传化功能与肝的疏泄、命门的温煦、肺的肃降等均有密切关系。如《景岳全书》说：“二便为一身之门户，无论内伤外感，皆当察此，以辨其寒热虚实。” 一般而言，大便次数减少，粪质干硬，为胃肠津液不足，多为热邪伤津，腑气不降所致；大便不甚干，努挣乏力，伴体倦气短，为气虚、阳虚。大便次数增多，粪质清稀甚见完谷不化，多见于脾胃虚寒、命门火衰；大便稀黏，黄褐臭秽，多为湿热；粪质正常，细小量少，频有便意解矢气，为气滞。大便先干后稀，为脾虚；大便时干时稀，多为肝郁脾虚；无论大便干或稀，夹有黏液甚至脓血者，为湿热蕴肠。

“六腑以通为用”，大便的排泄是胃肠通降正常与否的具体表现，反映了脾胃的气机升降情况，同时也反映肝的疏泄、命门的温煦、肺气的肃降。因此，询问大便情况可了解胃肠之功能，是判断疾病虚实的重要依据，林禾禧临证十分重视询问患者的大便性状、次数与量是否正常。询问大便的异常情况，可以了解胃、肠及脾的病理变化。如患者大便的性状、大便的次数及数量等出现异常，在治疗上应首先调理其大便，并据此随证加减，只要大便调理正常，许多临床症状便随之改善，其调理大便方法，紧扣脏腑功能。

（五）详察脉象

中医整体观指出，人体是一个有机整体，诊脉是中医临床不可缺少的诊察步骤和内容。脉象为五脏六腑功能、气血、阴阳的总体反映，通过诊脉可了解气血的虚实、阴阳的盛衰、脏腑功能的强弱及邪正的消长，如《景岳全书》说：“脉者，血气之神，邪正之鉴也，有诸中必形诸外。故血气盛者脉必盛，血气衰者脉必衰，无病者脉必正，有病者脉必乖。”诊脉时主抓以下几点：缓、数、弦、滑、细、涩。缓脉主脾胃气虚，多见沉缓无力；亦见于正常人，缓而有力。数脉为热证或虚证，数而有力为实热；数而无力为虚热。弦为肝脉，主肝胆病，诸痛症、痰饮等。滑脉主痰湿、食滞、实热。细脉主胃阴虚或气血两虚。涩脉主血瘀。

（六）重视脏腑生克乘侮关系

脏腑辨证是临床辨证的基本方法，脏腑生理功能及其病理变化是脏腑辨证的理论依据，脾为后天之本，与五脏六腑息息相关，因此对脾胃病的临床治疗，强调以脏腑为纲，针对具体疾病进行辨证论治。林禾禧在临证时特别注重脾与胃、脾与肾、脾与肺、脾与肝、脾与小肠、肺与大肠等脏腑的关系。

1. 脾与胃

脾主运化，胃主受纳、腐熟水谷，脾宜升则健，胃宜降则和，脾气升，则水谷之精微得以输布；胃气降，则水谷及其糟粕才得以下行。胃属燥，脾属湿，胃喜润恶燥，脾喜燥恶湿，两脏燥湿相济，阴阳相合，方能完成饮食物的传化过程。

故在脾胃病的治疗中，对补脾胃的药物，常以平补为主，不喜用过燥热温补，也不用过滋腻补品，否则伤脾；不宜过燥，否则伤胃；须刚柔相济，取平补之道。

2. 脾与肾

脾为后天之本，肾为先天之本。脾阳根于肾阳，脾之健运，化生精微，须借助于肾阳的温煦，肾中精气亦有赖于水谷精微的培育和充养，才能不断充盈和成熟。因此对于脾阳虚的患者，临证时，常于健脾温阳方药中加入少味温补肾阳的药物，如菟丝子、巴戟天、肉苁蓉等。

3. 脾与肺

肺与脾的关系主要表现于气的生成和津液的输布代谢两个方面。人体气的生成主要依靠肺的呼吸功能和脾的运化功能，肺所吸入的清气和脾胃所运化的水谷精气组成了气的主要物质基础，因此肺的呼吸功能和脾的运化功能是否健旺，与气的盛衰密切相关。肺的宣发肃降和通调水道的生理功能，有助于脾的运化水液功能，从而防止内湿的产生；而脾的转输津液，散精于肺，不仅是肺通调水道的前提，实际上也为肺的生理活动提供了必要的营养，二者在津液的输布代谢中存在着相互为用的关系。脾气主升，肺气主降，恢复脾肺升降之气机是十分重要的。慢性支气管炎病人，应注重补脾益肺之治法；小儿咳喘、厌食而消瘦者，常以宣肺合健脾和胃而治之；对咳痰气喘者，常采用六君子汤健脾和胃，除痰补气巩固疗效，防止复发。

4. 肺与大肠

“肺与大肠相表里”，大肠受脾统摄，大肠的传化糟粕的功能是脾胃升降功能的具体体现，肺气肃降，则大肠腑气通畅，出入有常，而大肠传导功能正常，则有助于肺的肃降。故对于便秘患者，尤其是热秘者，加入枇杷叶；寒秘者，加紫菀，均可事半功倍。

5. 脾与肝

肝藏血而主疏泄，脾统血、主运化而为气血生化之源，脾胃为气机升降的枢纽，脾的运化，有赖于肝的疏泄，肝疏泄功能正常，则脾的运化功能健旺；

而脾运健旺，生血有源，则肝有所藏。若肝失疏泄，就会影响脾的运化功能，从而引起肝胃不和、肝脾不调的病理表现；若脾虚气化无源，或脾不统血，失血过多，均可导致肝血不足。临床上，要注意肝的疏泄功能和脾的运化功能之间相互影响。“百病生于气”，肝气郁结，气机失和则影响脾胃的升清降浊功能；而“土壅则木郁”，反之亦然，往往通过调肝气使脾胃运化正常，促使临床症状消失，这也是“调气法”的重点所在。

6. 脾与小肠

小肠泌清别浊、主受盛和化物，在水谷化为精微的过程中是十分重要的，实际上这是脾胃升清降浊功能的具体表现。所以临床表现腹胀、腹痛、大便异常者，大多与小肠的功能失调有密切关系。治疗上，当健运脾胃、调理脾胃的升降功能，对一些腹胀、腹痛、呕吐、便秘的病人，常用通降法。“小肠者，受盛之官，化物出焉”，对便溏、泄泻者，常用清利法，以达到标本兼治的效果。

（七）详辨病证

详辨病证是中医独特的诊疗方法，治疗脾胃疾病常用八纲辨证和脏腑辨证。八纲辨证中注重虚实、寒热，首先要辨清病证的性质——属寒、属热、属虚、属实或相互挟杂，甚而辨认是气病、血病或痰湿，再者不忘分析脏腑之间的生克。对脾胃病的辨证主要抓住寒、热、虚、实、气、血、湿七个方面，并注重脏腑生克，从立法用药中，可以发现其中的奥妙。我们要爱护病人，要让病人配合我们的治疗，更要认真分析病人服药后的临床变化，从而判断辨证是否正确，是否周详，如何调整，使得辨证施治准确无误。

1. 详辨虚实寒热

《黄帝内经·素问》“调经论”说“百病之生，皆有虚实”。脾为阴脏，病多虚、多寒；胃为阳腑，病多实、多热。胃肠疾病须首辨虚实，明确邪正的盛衰，以此为纲进行治疗，以免犯虚虚实实之误。胃肠病分虚实主要在于病程的长短、疼痛的程度、喜按与拒按、饮食的喜恶、舌质淡与不淡、脉沉缓细与弦滑数等。

进而辨别寒热，以明病性。审寒热的关键是观察口干与否，寒热喜恶，苔黄与不黄，大便次数、粪质是干燥或黏腻与清稀，并注重审其热伤津液与寒伤中阳的轻重。

2. 细分气血痰湿

《临证指南医案》所言“初病在气，久必入血”，气血相互资生，相互依存，相互为用，气血为病亦相互影响。胃属阳明，多气多血，胃肠疾病多从气分发病，气机阻滞，升降失司；久则病在血分，《直指方 · 血滞》指出“人之一身不离乎气血，凡病经多日疗治不痊，须当为之调血”，治疗时当分清病在气在血，或气血同病。辨气血的重点是痛的游走与固定，疼痛时间的长短（久痛入络），嗳气胀滞，舌质淡红与暗有瘀点瘀斑，脉弦与细涩。

脾为太阴湿土，喜燥而恶湿，湿盛易影响脾的运化功能，而脾的运化失司又易内生水湿，聚而为痰，影响脾胃的运化功能。察湿痰之关键在于口淡不渴或渴不欲饮，胸脘痞闷而欲呕，腹泻便溏，舌苔厚腻而浊，其中舌苔变化为其必备之条件。

3. 不忘脏腑生克

脾胃功能健运，多赖肾之温煦、肝之疏泄、肺之肃降，脾胃为病也多与肾、肝、肺相互影响；肾失温煦，肝失疏泄，肺失宣降，都会导致脾胃运化升降失常而为病。我们要根据脏腑生克关系，辨明病之脏腑所在，调它脏以治脾胃。

二、调理阴阳，平衡升降

脾胃为后天之本，首先脾胃主腐熟和运化水谷精微，是气血生成的来源；而脾的运化又有赖于气的化生作用。其次，脾为上、中、下三焦气化作用的枢纽，是气血运行上下的通路，一旦三焦运化失常，不论肺、肾均与脾有关。再次，脾能统血，脾虚不能统摄血液，可造成出血；脾不生血又可造成血亏。《黄帝内经》云：“五脏者皆禀气于胃，胃者五脏之本也。”受此理论的影响，临证时必须培护中土，顾护胃气，调理脾胃阴阳，平衡脾胃升降，调和脾胃润燥。

（一）平衡脾胃升降

人体气机升降是维护机体生命活动的重要表现，脾胃为人体气机升降的枢纽，脾主升，把水谷精微之气上输于心肺，流布全身，灌溉四旁。胃主降，能受纳水谷并使糟粕秽浊从下而出。一升一降，使人体气机生生不息。而脾升与胃降，又是相辅相成，相得益彰，不可偏废。李东垣对脾胃的升降功能概述："盖胃为水谷之海，饮食入胃，而精气先输脾，归肺，上行春夏之令，以滋养周身，乃清气为天者也。升已而下输膀胱，行秋冬之令，为传化糟粕，转味而出，乃浊阴为地者也。"只有脾胃升降正常，人体才能升其清阳，降其浊阴，摄其所需，排其所弃，推陈出新，生化不息。诚如《黄帝内经·素问》"六微旨大论"所云："非出入则无以生长壮老已；非升降，则无以生长化收藏。"反之，二者在病机上又相互影响。脾胃升降失常，《脾胃论》云"内伤脾胃，百病由生"，又如华岫云在《临证指南医案·脾胃门》按语云："升降二字，尤为紧要。盖脾气下陷固病，即使不陷，而不健运，已病矣，胃气上逆固病，即为上逆，但不通降，亦病矣。"脾气不升，水谷精微不能升输，就会出现清阳不升、浊阴不降。如脾气下陷，可致清阳不升，而出现眩晕久泻、脘腹胀满，下肢水肿等清阳不升，脾失健运的证候。胃气不降，饮食不能下行，就会出现痞满、脘腹胀痛、呃逆、呕吐、纳呆、便秘等胃失和降，积滞中阻的症候。可见，脾胃升降平衡对人体的生理病理均影响极大。在临床辨治处方中要时刻把握脾胃升降之盛衰，调整使其平衡，注重升清降浊、降逆升提、攻下补益药物之间的配伍权重。林禾禧特别推崇《伤寒论》泻心证的辛开苦降法，认为辛开苦降法乃调理脾胃升降之典范，也是林禾禧"调气法"的内涵。

（二）调理脾胃阴阳

脾乃多气少血之脏，恶湿喜燥，气多于血，则脾之升降正常。若劳倦伤脾，阳气受损，则脾之升降与运化失职，久而变为虚寒。此时，脾阳虚不能运化水湿，湿浊困脾，必须用温燥之品。临床上用温运法为多。燥能耗阴，易于伤胃。《黄帝内经》云："壮火食气，少火生气。"所以一方面尽量不用或少用辛热温燥之药，如桂、附等，另一方面主张燥湿之中，寓以濡润之品，以适应脾胃之性，提倡平补脾阳，运补兼施，反对峻补图近功。

胃为多血多气之腑，恶燥喜柔润，故用润降为顺。若温燥过度，或火热炽盛，则使胃阴耗损，或为胃阴不足之证。临证上善用叶氏养胃方，润而不腻适当其中。同时又认为脾为胃行其津液，胃阴之源乃脾阳之转输而成。因此，在用养阴滋润药中常常加入健脾和中之药，以求阴阳协调平衡。

叶天士所云：“脾为己土，胃为戊土，脾恶湿，宜升宜燥，胃恶燥，宜降宜润。”脾胃中升与降，润与燥，在生理上是相互作用的，以维护后天生命之功能。在病机上，相辅相成，相互影响。因此，强调临证须观察在脾在胃，权衡轻重，何主何从，正确处方用药，以复脾胃升降润燥之机。

三、调气、理血、除毒

脾胃居于中焦，互为表里，脾主升，胃主降，为气机运动之枢纽；脾主运化，胃主受纳；脾为湿土，喜燥恶湿，胃为燥土，喜润恶燥，二者一纳一运，一升一降，一燥一湿，相互配合，才能完成水谷精微的任务。小肠主受盛和化物，泌别清浊；大肠主传化糟粕，与脾胃配合运化水谷，为脾胃运化升降功能的延续。《黄帝内经·素问》“五脏别论篇”说“六腑者，传化物而不藏，故实而不能满也。所以然者，水谷入口，则胃实而肠虚；食下，则肠实而胃虚”，故 “六腑以通为用”。脾胃升降为一身气机升降之枢纽，要注重脾胃肠和其他脏腑的关系。肺主气，主肃降，为水之上源，脾之运化水湿，胃之通降都有赖于肺的肃降；并且肺与大肠相表里，大肠传导亦赖肺气的肃降。肝主疏泄，脾胃之升降运化有赖于肝气之疏泄。肾为先天之本，为一身阴阳之根本，脾胃之运化，必依靠肾阳的推动，胃阴亦赖肾阴的滋养；“肾主二便”，大肠的传导亦与肾密切相关。

胃肠病的病因包括外感六淫、内伤七情、饮食劳倦、水湿痰饮及它脏失常，导致气机阻滞，升降失司，血行瘀滞；脾胃气血阴阳受损，寒热失调，痰湿内阻而发病。其主要病因为湿、热、情志、饮食、它脏失常，导致脾失健运，气机升降失常，肝脾不和，气滞血瘀，瘀血阻络；且胃肠病大多为慢性疾病，缠绵难愈，“久病必虚”，“久病入络”，慢性胃肠疾病的基本病机为脾胃虚弱，脏腑功能失调，脾胃升降失常，湿热痰浊内生，瘀血阻络，所以确立“调气、理血、除毒”为治疗胃肠疾病的基本法则。

所谓调气一是指补气，二是指调理气机，林禾禧将其概括为“调气者，补气、理气、降气也”。补气主要是补脾胃、肾、命门之气；理气指疏理肝胆、胃肠之滞气；降气指降胃、肝、肺上逆之气。所谓理血是指补血、活血、止血。补血主要是补充阴血、津液之不足，以滋润、濡养胃肠；活血就是活血化瘀、活血止痛；止血是止脉络损伤之出血。在胃肠疾病中，除毒主要是清除热毒和湿毒，即是指运用清热、祛湿的方法使邪去正安，气血运行通畅。

调气、理血、除毒三法，各部分相对独立又紧密联系，临床应用时可单独使用，但更多是结合使用。即调气与理血，调气与除毒，除毒与理血，或调气、理血、除毒三法并用，以求脾气健运，胃气和降，肝脾调和，气血通畅。总之，“六腑以通为补”，无论调气、理血或除毒，均着重于保持胃肠通降。

四、常用治疗方法及用药特点

临床治疗胃肠病时，灵活使用调气、理血、除毒法，衍变出多种治法，用药独到。归纳起来主要有以下 10 种，进一步阐明调气、理血、除毒法的内涵和具体运用。

（一）益气健脾法

临床上常见胃肠病的发生和脾胃功能失调有直接关系，“邪之所凑，其气必虚”，脾胃虚弱，仍是胃肠病的本质。胃肠疾病见胃胀、乏力、厌食、便溏、舌淡或淡红、脉沉细等虚弱表现，都要考虑本虚，治疗上要益气健脾以补虚和胃，促进脾胃运化功能。常用黄芪、党参、丹参、白术、茯苓、淮山药、莲子、扁豆等药物，方剂多以四君子汤加味。

补气药中善用黄芪、淮山药，并多用生黄芪、生淮山药。因为炙黄芪味厚而甘，恐其碍胃腻中，令人中满，不利于展运中焦；生黄芪甘温味薄，轻而不腻，固表生肌，补肺以利肝助脾生发之气。中医认为消化性溃疡、慢性胃炎可以从

"痈"论治，虽属湿热型者多，但只要见舌质淡红或偏淡，亦可用生黄芪配合清热药使用，取其补气生肌之效，促进黏膜的修复。《珍珠囊》中讲黄芪"排脓止痛，活血生血，内托阴疽，为疮家圣药"。只有脾胃虚寒，中阳不足者，才考虑使用炙黄芪以加强益气补中之功。

淮山药性平味甘，入脾、肺、肾经，温补而不峻，滋养而不腻，具有健脾、补肺、固肾、益精的功效。张锡纯云："宜用生者煮汁饮之，不可炒用，以其含蛋白质甚多，炒之则其蛋白质焦枯，服之无效。"除脾肾阳虚而泄泻者用炒淮山药健脾止泻外，其余皆用生淮山药，亦有取之善补阳者，阴中求阳之意，五脏六腑虚者均可使用。

临床胃肠病见气虚多兼血虚，血虚必兼气虚，在治疗气虚证时常以丹参配黄芪、党参使用，取"一味丹参散，功同四物汤"之意，补血活血以助气，气血双生；而血虚证，在补气药基础上加用当归、丹参、酒芍等药物，补气以生血。

临床见脾气虚甚而出现中气下陷证，方取补中益气汤加枳壳，益气升陷。

（二）补肾温脾法

临床上治疗脾胃虚寒证时，重视命门学说，注重肾和命门之火对脾胃的温煦作用，取李中梓"脾为后天之本"与"肾为先天之本"互济同治，"肾安则脾愈安，脾安则肾愈安"之观点，喜脾肾并治，用于病久虚弱，阳气偏虚或老年人肾阳虚弱者。赞同李中梓理脾不拘于辛燥升提，补肾不固守于纯甘滋腻之说，既反对滥施苦寒，又不赞成滥用桂、附。在益气药基础上经常加用巴戟天、补骨脂、菟丝子、益智仁、肉苁蓉等药物。

巴戟天，性微温味辛甘，有温肾阳，补中虚，强筋骨之功效。《本草新编》云："夫命门火衰，则脾胃寒虚，即不能大进饮食，用附子、肉桂以温命门，未免过于太热，何如用巴戟天之甘温，补其火而又不灼其水之为妙耶？……巴戟天正汤剂之妙药，温而不热，健脾开胃，既益元阳，复填阴水……"《本草汇》："巴戟天……盖补助元阳则胃气滋长，诸虚自退……对脾胃虚寒者常用之，以达到补火以生土。"林禾禧临床尤喜使用巴戟天，认为其与温阳之药同用则有强阳之效；与滋阴药同用有强阴之效。治疗脾肾两虚的慢性胃肠疾病，多运用巴戟天从补肾入手，常获良效。

益智仁性味辛温，有暖肾固精缩尿，温脾止泻摄唾之功效。对于脾胃虚寒口多涎唾或夜间口涎自流，或小儿流涎不禁者，常选用益智仁，取其温脾摄唾之功，《医学启源》说“治脾胃中寒邪，和中益气，治人多唾，当于补中药内兼用”。对于脾肾两虚而泄泻者，亦经常使用，而且可得速效，此外，脾肾两虚之遗精、滑精、遗尿、尿频等也常用之，取其涩精固肾之功。

（三）疏肝运脾法

气机阻滞是胃肠疾病的基本病机，无论外感、内伤均可导致胃肠气机阻滞，在气机阻滞的基础上，进一步形成湿阻、食积、火郁、痰结、血瘀等。因而治疗上均要考虑理气，然后结合祛湿、痰、火、瘀而治之。肝主疏泄，全身气机之畅通都依赖肝木的条达，理气不可忘疏肝，故多采用疏肝运脾法。疏肝指的是调理肝气，使肝气条达，疏泄正常；运脾是复脾之健运，使脾气升降运化正常。药物常选用柴胡、枳实、枳壳、陈皮、香附、木香、厚朴、香橼干、乌药、沉香、玫瑰花、薤白等。林禾禧在四逆散、枳术丸等基础上，自拟调气汤（药用枳壳、白术、柴胡、延胡索、川楝子、白芍、甘草）疏肝运脾，治疗脾胃气滞，脘腹疼痛。

选用理气药时，经常以枳壳代枳实使用，除须通腑导滞者用枳实外，其余大多是选用枳壳。枳壳味苦辛，性微寒，与枳实基本相同，但作用较缓和，长于行气宽中除胀，力薄而不易伤正气。《本草经疏》言“其主散留结胸膈痰滞，逐水，消胀满，安胃诸症，悉与枳实相同，第其气稍缓耳”。

陈皮、香附、木香、乌药等理气药临床使用时，注意依据病位来用药，习惯脐以上用陈皮、木香；少腹用香附、乌药；两胁用香附。

（四）重镇降逆法

呕吐、呃逆、嗳气等一系列临床症状均是由于胃气上逆而产生，此时单用疏肝运脾法效果不著，必须选用降气之方药。临床常用药物半夏、茯苓、苏梗、厚朴、旋覆花、代赭石、丁香、柿蒂、竹茹等，常用旋覆代赭汤、半夏厚朴汤、橘皮竹茹汤、四磨饮子。但临床上有些呃逆呕吐症状，十分顽固，服药常不见效，在临床辨证的基础上，常加用宣肺之品来辅助降逆，常用枇杷、紫菀。

半夏厚朴汤是金匮方，原方用紫苏，有一些书是言紫苏叶，林禾禧在临床喜用苏梗。一者，苏叶质轻，解表发汗作用较强；苏梗质重，宽胸利膈作用较强。再者，苏叶性味辛、温，而苏梗性味辛、甘、微温，较不燥热，宽胸顺气作用较强。三者，苏梗质重降气，降胃气上逆的作用强于苏叶。

代赭石，性寒味苦，归肝、心经，有平肝潜阳，重镇降逆，凉血止血之功效，可降上逆之胃气，常与旋覆花配用，其代表方是旋覆代赭汤。然而张锡纯《医学衷中参西录》曾提到，在临床治呃逆把旋覆花去掉，而加重代赭石，得到很好效果，说“……当以降胃气为主，而降胃气之药，实以赭石为最效”。代赭石一般用量为20~30g，因含微量砷，不宜长期作用，一般症状缓解后即可停药。孕妇必须慎用。如虚寒之证，亦可用之，应加温阳和胃降逆之品如沉香、陈皮、柿蒂、生姜、党参等。

枇杷叶在治疗胃气上逆的作用，主要是考虑：①胃主和降，而肺主肃降，肺胃之气同属于降，枇杷叶味苦，性微寒，主降肺气，协助胃气和降。②枇杷叶有清胃热止呕吐的作用。《本草纲目》言“枇杷叶，治肺胃之病，大都取其下气之功耳”。

紫菀亦是宣肺止咳的药物，性温味辛甘苦，脾胃虚寒或寒邪而致胃气上逆者，临床上时常运用紫菀来协助宣肺以降逆。《本草从新》言“专治血痰，为血劳圣药，又能通利小肠”。

（五）养阴润燥法

清代吴澄在《不居集·论补脾阴法》云“古方理脾健胃，多偏补胃中之阳，而不及脾中之阴”，使“胃火愈旺，脾阴愈伤”，主张用药“忠厚和平之品，补土生金，燥润合宜，两不相碍”。清代叶天士治胃常用“甘平或甘凉濡润以养胃阴”，待“津液来复使之通降”。临床所见慢性胃肠疾病，伤及脾胃阴气者并不少，受叶天士学术思想的影响，林禾禧重视养阴以润燥，治疗脾胃阴虚证，并且根据脾胃特性，补脾阴与益胃阴之药有所不同。补脾常用生淮山药、生黄芪、党参、莲肉、茯苓、甘杞、白芍等，气阴双补；益胃阴常用沙参、甘杞、石斛、百合、太子参、白芍、麦冬、玉竹、生地黄、黄精、枇杷、苇茎等。

治疗胃阴虚时，如阴虚而燥热明显者，用生地黄、枇杷、苇茎合清热药蒲公英、连翘；如阴虚津亏者，用百合、玉竹、沙参、麦冬、甘杞；气阴两虚者，用太子参、石斛、枇杷、百合，可加用理气轻扬之品苏梗，消食之品麦谷芽、香橼干，使养阴而不腻滞；但若出现舌红苔光脱伤阴之症，决不能用辛燥之品，以免再伤胃津。

苇茎（芦根）甘寒之品，其鲜品有清热生津，除烦止呕的功效。临床见咳嗽，喉炎，食管炎，急慢性胃炎、肠炎，只要脾阳不亏，而见燥热伤津者，林禾禧嘱患者鲜苇茎煎汤代茶饮。对于食管黏膜损伤、食管撕裂伤、食管鳞状细胞增生炎症，常用鲜苇茎捣绞汁，炖沸置冷后频饮，或用鲜苇茎浓煎频饮，效果颇佳。《新修本草》云“疗反胃呕逆，不下食，胃中热，伤寒内热，弥良”。

（六）活血通络法

疼痛是胃肠疾病一个最常见的症状，久痛入络，必造成血脉瘀滞，流通受阻，疼痛加剧或缠绵难愈。在消化性溃疡的治疗中，应用调整体敷局部的治法，提出“运用中药改善微循环，保护胃黏膜，提高溃疡的愈合质量”。临床常用的活血化瘀药如下。

1. 失笑散

失笑散见于《太平惠民和剂局方》，由五灵脂、蒲黄组成，具有活血祛瘀，散结止痛的功效。林禾禧临床常用于消化性溃疡、慢性胃炎、胃息肉而导致胃脘疼痛。主要在以下情况使用：胃脘疼痛反复发作，或夜间发作，舌暗者；胃镜、肠镜检查后，或有黏膜损伤出血者，合止血药白及、仙鹤草使用。注意孕妇忌用失笑散。

2. 三七粉

三七味甘、微苦，性温，有化瘀止血，活血定痛的功效。林禾禧在治疗慢性胃炎、消化性溃疡自研中成药制剂中，常使用三七粉，对胃脘顽固性疼痛亦常使用。对胃镜提示慢性萎缩性胃炎出现肠化生或不典型增生者，在实邪不盛的情况下，嘱病人服用人参（或西洋参）、三七粉。一般三七粉 1g，人参（或西洋参）1~1.5g，用人参（或西洋参）炖汤，冲服三七粉。每天清早空腹服 1 次，20 日为一疗程，休息 10 日可再用第二疗程。

3. 三棱、莪术

三棱味辛、苦，性平，莪术味辛、苦，性温，均有破血祛瘀，行气止痛的功效，二味合用，为破血化瘀，行气止痛之要药。张锡纯《中衷参西录》云："药物恒有独具良能，不能从气味中窥测者，如三棱、莪术性近平，……转疑为猛烈不敢轻用，几何不埋没良药哉。"对疼痛反复发作，舌淡暗红，久痛入络，瘀血内阻者，时常佐以黄芪、党参补其中土之品，消补并用，祛瘀而不伤正。三棱偏于破血，莪术偏于破气，临床更常单用莪术，配合理气药同用。

4. 丹参

味苦，性微寒，有活血化瘀，凉血消痈的功效。林禾禧应用丹参，取其两方面的作用：一是活血化瘀消痈；二是脾胃气虚者，在用黄芪、党参的同时加用丹参，佐参芪补气的作用，气血双补，补血而不滞，不伤胃气，"一味丹参散，功同四物汤"。对于小儿厌食症，常在辨证处方中加入少量丹参，有增加食欲的功效。

（七）芳香淡利法

脾喜燥恶湿，湿为阴邪，易困脾土，而脾虚又易内生水湿，致脾胃运化升降失常，出现脘腹痛胀，恶心呕吐，纳呆便溏，舌苔厚腻而垢浊等。湿邪是胃肠病的主要病因之一，临床治疗以芳香化湿药与淡渗利湿药合用，醒脾化湿，健运脾胃。常用茯苓、白豆蔻、佩兰、薏苡仁、杏仁、苍术、藿香、茵陈、淡竹等。苔薄腻者用茯苓、薏苡仁、藿香、苍术；舌苔厚腻者，用白豆蔻、薏苡仁、杏仁、佩兰，取三仁汤之意，宣上畅中渗下，从三焦分化湿邪。症见苔厚腻者，必先化湿浊，使其脾胃运化正常，化浊只用淡渗不够，必重用芳香化浊之白豆蔻、佩兰之类。湿郁日久常化热，应根据辨证结合清热泄火药使用，效果更佳。

（八）苦寒泻火法

临床所见胃肠疾病，以热证为多。热毒蕴结证必须选择苦寒泻火的药物清热解毒，直折火势，临床常用蒲公英、连翘、黄连、黄芩、栀子、白花蛇舌草等。

其中蒲公英最常用，其用量经常在20~40g，最大用至60g，并常以连翘配用。蒲公英味苦、甘，性寒，苦以泄降，甘以解毒，寒能清热兼散滞气，为清热解毒，消痈散结之佳品。连翘味苦，性微寒，具清热解毒，消痈散结的功效，有“疮家圣药”之称。林禾禧认为消化性溃疡应以痈论治，且两者无苦寒伤阴败胃之弊，故临床每选用蒲公英、连翘以清热解毒。临床上阴虚内热者亦以蒲公英配养阴药同用，以达清热养阴之效。

黄连是苦寒泻火热，在治疗热毒炽盛时常与其他清热药配用，特别是对肠道湿热之泻痢，有较好的疗效。然而，黄连苦寒易化燥伤津，久服易伤脾胃，因而临床应用时，中病即止，以蒲公英、连翘等苦甘寒之品持续清理。同样，栀子、黄芩，临床使用时也需注意这一方面。

（九）辛开苦降法

辛开苦降是指用辛温药物和苦寒药物配合使用，一寒一热，一升一降，一开一泻，称为辛开苦降，属和法。苦寒药常用黄连、黄芩、连翘、蒲公英，辛温药常用陈皮、木香、半夏、苏梗、厚朴、吴茱萸、香附等。常用的几个药对为：木香与黄连，苏梗与黄连，半夏与黄连，厚朴与黄连，吴茱萸与黄连，这些辛温药物与黄连一配，辛开苦降，功效上各有特点。

木香与黄连之配，用于湿热客于胃肠，治以清热宣泄，行气止痛。临床症见泄泻，林禾禧习用木香、黄连、藿香、神曲这一药组：木香味辛、苦，性温，辛行苦降，善行大肠之滞气；藿香味辛，性微温，有化湿、解暑、止呕之效，为化湿浊之要药；黄连味苦，性寒，清热燥湿，泻火解毒，清胃止呕；神曲味甘、辛，性温，理气化湿，健脾和中。对湿热蕴结在胃肠中，可使肠中湿热及滞气得以宣泄，气血运行通畅，腹痛得止，大便恢复正常。临床如见热重于湿，大便黏液或见脓血便，可加白头翁、秦皮、葛根、黄芩、马齿苋等，加强清热作用；如见湿浊偏重，可加茯苓、陈皮、薏苡仁、苍术，加强化湿作用；如见消化不良大便溏泻，加麦谷芽、山楂肉、茯苓、香橼干、鸡内金、莱菔子，以加强消食作用。

苏梗与黄连之配，用于胃中有热邪与湿邪相搏，气机不畅，胃脘胀滞，嗳气时作，时感欲呕，而湿邪不是十分明显，舌苔未见厚腻浊者，具有清热利膈，顺气止呕的作用。

半夏与黄连之配，用于胃中寒热互结，胃脘痞满，呕吐者，舌苔厚腻而微黄，具有除痞散结，降逆止吐的作用。临床症见胸骨后闷热或疼痛，或胸闷，大便秘结，舌苔厚腻黄者，常加蒌实即小陷胸汤，辛开苦降，清热化痰，开胸散结。

厚朴与黄连之配，用于胃中湿热互结，湿邪偏重，阻滞气机，脘闷腹胀难解，舌苔厚腻微黄者，厚朴行气宽中，燥湿消积，为消除胀满之要药，加之黄连，辛开苦降，可使胀闷之气得消。

吴茱萸与黄连之配，用于肝火犯胃，症见胁肋疼痛，嘈杂吞酸，呕吐，口苦，苔黄者。黄连苦寒清泻肝火，开郁降逆，吴茱萸辛热疏利，辛开下气，协助黄连和胃降逆。

（十）消积润肠法

消积是消法，润肠为了通便是下法，但对胃肠积滞，燥屎内积，脘腹胀闷，消积通便可同用。临床常用消食药有麦芽、谷芽、鸡内金、莱菔子、神曲、香橼干。香橼干味辛、微苦、酸，性温，有疏肝理气、宽中化痰之功效，属理气药。林禾禧认为其对脾胃气滞，脘腹胀痛作用好，配合麦芽、谷芽使用，可提高健胃消食的作用，临床常用之。对食积脘腹胀满，大便欠畅者，应用莱菔子；食积滞证，脘腹胀满，大便溏泄者用神曲（范志神曲）；肉食积滞，小儿疳积常用鸡内金。

大便干燥不通，林禾禧认为无论虚实，皆为胃肠津液不足，临床主张应用润肠通下法。常用枳实、厚朴、生白术、草决明、麦芽、谷芽、火麻仁、枇杷叶为主方。热积胃肠者，去火麻仁加蒲公英、连翘、莱菔子；阴虚血虚者，主方加百合、太子参、桑椹、柏子仁、何首乌、玄参、当归等；气虚阳虚者，主方去草决明、枇杷叶，加党参、黄芪、肉苁蓉、紫菀等临症选择使用。

（十一）常见症状用药特点

林禾禧对脾胃病的临床治疗中，对于每一个客观存在的中医临床症状，在辨证施治的基础上，喜欢酌情加强症状的治疗，往往能提高临床疗效，现总结其对一些常见症状的用药特点。

1. 胃脘痛

常用延胡索、川楝子、木香、生白芍、甘草。若连及两胁者，加柴胡、枳壳（枳实）；连及胸部者，加檀香、丹参、蒌实；连及脐周者，加香附、台乌；夜间疼痛者，加丹参、蒲黄、五灵脂；经久不止，反复发作者，加三棱、莪术、川七。

2. 腹部胀闷

常用枳实、白术、苏梗、厚朴。热者，加黄连、黄芩、蒲公英、连翘；寒者，加砂仁、木香、陈皮、香附；痰湿内阻引起的胀滞者，加白豆蔻、佩兰、苍术、泽泻、茯苓、薏苡仁；因饮食不节引起的积聚者，加麦芽、谷芽、香橼干、鸡内金；脾虚者，加党参、黄芪、茯苓、白术。

3. 吞酸

常用海螵蛸、浙贝母（乌贝散）、瓦楞子。热者，加苍术、黄柏、黄连，少用海螵蛸；寒者，加吴茱萸，少用瓦楞子。

4. 嘈杂

胃热引起者，用苏梗、黄连、茯苓、连翘；气虚者，用四君子之类补气；血虚者，归脾汤之类补血。

5. 呃逆、嗳气

常用旋覆花、代赭石、苏梗。热者，加黄连、连翘、蒲公英、竹茹；寒者，加沉香、柿蒂、半夏、陈皮、吴茱萸；阴虚者，加沙参、麦冬、石斛、枇杷叶；反复发作者，四磨饮子主之。

6. 便秘

常用药有生白术、草决明、火麻仁、郁李仁、柏子仁、枳实、厚朴。燥热者，加大黄；热盛者，加莱菔子、蒌实、枇杷叶、连翘；寒盛者，加肉苁蓉；阴虚者，加桑椹、女贞子；血虚者，加当归、何首乌。

7. 泄泻

常用藿香、黄连、神曲、木香。黏液便者，加白头翁、秦皮、马齿苋、葛根、黄芩；脾胃虚弱者，用补骨脂、巴戟天、诃子、吴茱萸。

8. 舌红

苔黄者，用蒲公英、黄连、黄芩、连翘；苔黄厚腻者，于清热药中加入少许白豆蔻、佩兰、薏苡仁、茯苓、苏梗；苔少或脱苔者，于清热养阴药中加沙参、麦冬、石斛、百合、枇杷叶、生地黄、甘杞。

9. 舌淡红或偏淡者

补气补血用黄芪、丹参、党参、巴戟天、白术。

10. 舌质暗或有瘀斑者

活血化瘀，用丹参、川七、蒲黄、五灵脂、三棱、莪术。

（十二）其他注意事项

1. 重视护“胃气”

“正气存内，邪不可干”，“邪之所凑，其气必虚”，胃肠疾病缠绵难愈，多本于正虚，治疗时注意扶助正气，尤顾护胃气。用药多平补平泻，不喜用大寒大热之品，应用黄连、黄芩等苦寒药时，中病即止，以防败胃伤阴；老年患者见有热象，应用清热药尤为注意，恐老年人肾气已虚，伤命门之火；应用补阴药时，多配消食行气之品，滋阴而不碍胃。

2. 调整体与敷局部结合

调整体与敷局部相结合治疗胃肠疾病，调整体是指从整体论治，运用调气理血除毒法，调理全身脏腑的机制。敷局部是指口服药散对溃疡病变局部的敷药治疗，内服之药散易吸附于胃肠黏膜表面，直接发挥药效。尤其对消化性溃疡，可促进愈合，提高溃疡愈合质量。中药直接作用于溃疡表面的药物如冰片、锡类散等，可达到祛腐生肌的作用。林禾禧自行研制的“溃疡散”“胃灵颗粒”，有清热解毒、祛腐生肌的功效。

3. 注重调情志

胃肠病的发生与情志因素关系密切，怒则伤肝，导致肝木克土；忧思伤脾，暗耗营血。治疗时注意调节病人情志，解除其忧虑，并嘱病人自我调节情志，以使治疗事半功倍。

4. 重愈后调理

林禾禧十分重视胃肠愈后的调理，嘱病人饮食节制，起居有常，不可症状缓解后立即停止治疗，必须定期复诊。并在愈后采取保护性治疗，常采用补脾健胃、补肾调肝的方法，攻补兼施，以补为主，补充脾胃阳气，增加胃阴濡养，达到提高疗效，减少复发之目的。

第二节　论治胃痛

一、以调气为则治胃痛

胃痛是临床常见的症状，其治法颇多，有温中、理气、清化、益胃、活血、涤痰、消瘀、消食等法。然而，胃痛治则是什么？则鲜见论述。林禾禧认为调气是胃痛的治则。在这个治则指导下，依据胃痛临床辨证，提出各种针对性的治法，取得较好疗效。现将调气是胃痛治则作初步探讨于下。

（一）《黄帝内经》论调气

《黄帝内经·素问》“至真要大论篇”云：“病之中外何如？岐伯曰：调气之方，必别阴阳，定其中外，各守其乡。内者内治，外者外治，微者调之，其次平之，盛者夺之，汗之下之，寒热温凉，衰之以属，随其攸利，谨道如法，万举万全，气血正平，长有天命。”

以调气的方法治疗疾病，是调节体内阴阳平衡，使气机升降出入调节正常，气血正中和平、“治病必求于本”的方治。运用药物治病的作用，也是调五脏之气使之和平。《黄帝内经·素问》“至真要大论篇”云：“五味阴阳之用何如？岐伯曰：辛甘发散为阳，酸苦涌泄为阴，咸味涌泄为阴，淡味渗泄为阳。六者或收或散，或缓或急，或燥或润，或软或坚，以所利而行之，调其气使其平也。”特别是气机运动发生紊乱或障碍，造成机体内部气机升降出入失调所发生的疾病，是以调气为治则。《黄帝内经·素问》“六元正纪大篇”云：“郁之甚者，治之奈何？岐伯曰：木郁达之，火郁发之，土郁夺之，金郁泄之，水郁折之。然调其气，过者折之，以其畏也，所谓泻之。”马莳云“既治其病，复观其虚实，而调其气”。可见“调其气”是具有普遍指导意义的防病治病规律或法则，是符合“治病必求于本”的治则，它对指导治疗因气机升降出入失调所致的病证，是有临床实践意义的。

（二）疼痛病机——气机阻滞，搏而则痛

脾胃者“仓廪之官，五味出焉”。居于中焦，为脏腑气机升降枢纽。《黄帝内经·灵枢》“五味”：“胃者，五脏六腑之海也，水谷皆入于胃，五脏六腑皆禀气于胃。”喻嘉言云：“胃气强则五脏俱盛，胃气弱则俱衰。”李东垣云：“胃虚，则五脏六腑、十二经，十五络，四肢皆不得荣运之气而百病生焉。”说明脾胃为后天之本，一切疾病的发生原因系脾胃气机功能衰弱处于主导地位。胃痛的发生，当然亦是与脾胃气机衰弱失调有关。

外伤致胃痛，多因饮食不节，或受寒而致使脾胃之气机阻滞，搏而则痛。张景岳云：“胃脘痛证，多有因食、因寒、因气不顺者，然因食、因寒亦无不皆关于气，盖食停则气滞，寒留则气凝。”

内伤致胃痛，多与肝胆之气失调关系密切。《黄帝内经》云：“木郁之发，民病胃脘当心而痛。”《临症指南医案》云：“肝木肆横，胃土必伤。”即“木旺克土”导致胃痛。《医学衷中参西录·胃脘疼闷案》指出肝郁气虚，升发不足的“木不疏土”导致胃痛。《临症指南医案》云：“肝为起病之源，胃为传病之所。”“木旺克土”“木不疏土”都会导致脾胃气机阻滞，升降失调而发生胃痛。痰湿、瘀积等影响脾胃气机升降功能，亦会产生胃痛疾病。

总而言之对胃痛发生，多与脾胃肝胆等脏腑气机阻滞，升降失调关系密切。疼痛的病机，系气机阻滞，搏而则痛。

（三）胃痛治则——调气

张景岳云：“胃脘痛证……（治疗）皆当以理气为主。”李东垣在《脾胃论》指出脾胃病治疗“不同余脏”，“有余不足，或补或泻”，“治法用药若不明升降浮沉差互反损”十分强调当升的阳气得升，当降的阴火能降这一重要治疗原则。唐大烈《吴医汇讲》云：“求东垣治脾胃之法，莫精于升降。”调气，主要是调脾气升发健运，胃浊气下降，升脾降胃，气机升降正常，脾胃本身气机阻滞得到调顺，胃痛则愈。如肝胆升降功能失调，“木旺克土”或“木不疏土”而致胃痛，则肝气宜升，胆火宜降。然脾胃居中焦是气机升降之枢纽，非脾气上行，则肝气不升，非胃气之下行，则胆火不降。调顺脾胃升降功能，肝胆升降则亦调顺，

胃痛则愈。因此，调气为治则治胃痛，能使脾胃肝胆气机升降功能调顺，气机畅通，胃痛则愈，运化正常，气血平和，是既治标又治本的基本治则。

以调气作为治疗胃痛全过程的指导原则，又根据临床症状不同，确立针对性的治疗方法。自拟基本方：枳实、白术、木香、川楝子、延胡索。以白术性温味甘苦，甘能补脾益气，苦温燥脾，使脾升发健运；枳实味苦酸，“有推墙倒壁之功”，能使胃中浊气下降；木香性味辛苦温，朱震亨云“调气用木香”，它具有“散滞气，调诸气，和胃气，泄肺气”的作用，川楝子、延胡索，有疏肝泄胆，调气止痛的作用。五味合用，有升脾降胃调气止痛的功用。

临床加减法：①气虚者，宜调气补气。药用基本方加黄芪、党参、淮山药之类。②寒者，宜调气温胃。药用基本方加附子、生干姜、砂仁、桂枝、高良姜之类。③热者，宜调气清热。药用基本方加蒲公英、连翘、黄连、大黄、莱菔子之类。④阴虚者，宜调气益阴。药用基本方加太子参、沙参、石斛、葛根之类。⑤湿重者，宜调气化湿。药用基本方加佩兰、苏梗、蔻仁、薏苡仁、茯苓、扁豆花之类。⑥食积者，宜调气消食。药用基本方加生麦芽、谷芽、神曲、鸡内金、山楂肉、香橼干之类。⑦瘀血者，宜调气化瘀。药用基本方加桃仁、红花、三棱、莪术、蒲黄、五灵脂、刺猬皮之类。⑧出血者，宜调气止血。药用基本方加白及、阿胶、灶心土、黑栀子之类。⑨气滞者，宜调气疏肝。药用基本方加柴胡、香附、郁金、黄芩、生芍药之类。⑩便秘者。药用基本方加火麻仁、肉苁蓉、莱菔子、大黄之类。⑪吞酸症状者。药用基本方加吴茱萸、黄连、瓦楞子、海螵蛸、浙贝母之类。⑫疼痛消炎后，仍以调气健运法巩固疗效。药用基本方去川楝子、延胡索，加黄芪、党参、莲肉、淮山药、炙甘草之类。

在治则指导下以辨证论治为主，有时结合辨病论治。对明确诊断为胃、十二指肠溃疡者，加服自制“溃疡散”（凤凰衣、冰片、芡实、延胡索、浙贝母、海螵蛸，研其细末）每次服3g，饭前半小时服。

实践证明，对各种不同证型的胃痛，只要认真审证求因，在调气治则指导下，制定具体治疗方法，两者又能密切配合协调，止痛效果都是比较好的。在恢复期，强调了调理强壮脾胃气机升降功能，是巩固疗效、防止复发和强壮后天之本的根本方法。在平时饮食起居，健身锻炼，注意到调顺脾胃气机升降功能；在治疗其他疾病用药时注意保护脾胃气机升降功能，是预防脾胃疾病发生的积极措施。

（四）病案举例

1. 病案一

苏某，男，65岁。1987年5月4日来诊，患者胃痛10余年，近半年来症状加重。1987年3月14日检查胃肠钡透提示，胃小弯水平段有龛影约1.5cm，周围黏膜有中断。X线诊断提示：胃溃疡可能恶变。建议手术治疗，被患者拒绝，服中药及胃散治疗，症未改善。胃脘冷痛，时痛如刀割，中脘压痛明显，遇冷痛加重，胀滞嗳气，呕吐清水，消瘦肢冷，纳少便溏，倦怠乏力。舌淡红苔厚白腻，脉沉细。病机系脾胃虚寒，气机阻滞，胃络失养。以调气补气，温胃散寒治之。予汤剂：基本方加黄芪、砂仁、桂枝、陈皮、苏梗、薏苡仁、扁豆、溃疡散3g，饭前服。1987年5月9日二诊时，患者胃痛减轻，胀滞嗳气、呕吐清水明显减轻。续服上药。1987年5月14日至6月8日三诊至七诊，痛已明显减轻，食量增加，可参加体力劳动。予汤剂：枳实、白术、木香、党参、黄芪、莲肉、淮山药、芡实、炙甘草共15剂。1987年6月13日胃钡透加点片提示，胃小弯切道部见一小黄豆龛影，周围黏膜集中，未见充盈缺损，蠕动正常。再服上方5剂、溃疡散。2年来随访5次，患者身体健康，胃痛未见发作，正常参加体力劳动。

2. 病案二

纪某，男，36岁。1989年1月12日来诊，患者胃痛多年，近20余天来，饥饿时胃痛如刀割，进食可稍减轻，口干口苦，食量减少，粪干时见黑色，舌红苔黄微腻，脉弦数。当日胃钡透加点片提示，胃小弯角部有一龛影约1.2cm，局部黏膜集中压痛。X线诊断提示胃溃疡。病机系湿热内蕴，气机阻滞，腐蚀胃络。以调气清热，化湿止痛治之。予汤剂：基本方加蒲公英、连翘、白及、茯苓、薏苡仁、佩兰，3剂，溃疡散3g，饭前半小时服。1989年1月18日二诊时，胃脘疼痛明显减轻，食量增加，舌淡红苔白微燥，脉沉弦。上方去佩兰、连翘，续服6剂，溃疡散续服。1989年1月30日疼痛基本消失，食量正常。而后，枳实、白术、木香、白豆蔻、黄芪、薏苡仁、茯苓共服12剂，溃疡散续服。至1989年2月18日来诊，临床症状基本消失，体力恢复正常。胃钡透加点片提示，胃及十二指肠未见异常。同年4月中旬随访，胃未复发疼痛，正常参加劳动。

3. 病案三

张某，女，40岁。1988年3月23日由泉州市中医院医师介绍来诊。胃痛8年久，既往有风湿性关节炎病史，服过抗风湿西药及中草药治疗。1986年7月至1988年2月，胃出血共9次，住院治疗4次。胃脘胀痛，连及右胁，夜间发作疼痛较重，痛按之时减时不减，欲呕、吞酸、嘈杂、嗳气，怕食冷物，大便三四天一行，粪质干燥，纳少，面色萎黄，皮肤干燥，舌淡暗红，苔白，脉沉细涩。1988年10月28日，胃镜提示，球部前壁靠近大弯侧可见一圆形溃疡，大约0.8cm × 0.8cm，表面附白厚苔膜，周围充血水肿，皱襞集中，诊断为①十二指肠溃疡；②慢性胃炎。曾服甲氰咪胍、胃得安等药，未能见效。病机系气血两虚，瘀血阻滞，脾失建运，胃失濡养。以调气化瘀，健脾温胃治之。予汤剂：基本方加三棱、莪术、砂仁、陈皮、黄芪、茯苓、火麻仁、肉苁蓉，3剂，溃疡散3g。1988年3月29日二诊时，疼痛减轻，大便日一度。上方去火麻仁、肉苁蓉，续服3剂。1988年4月2日三诊时，疼痛明显减轻，食量增加，大便调，舌淡红偏暗，苔白脉沉细。上方加党参、生淮山药5剂，续服溃疡散。1988年4月13日四诊时，患者诉近10天来，疼痛基本消失，体力恢复、精神尚好，舌淡红苔白，脉沉缓。枳实、白术、木香、党参、黄芪、陈皮、茯苓、黄芪、炙甘草，5剂，续服溃疡散。从1988年4月18日至5月17日共来诊4次，胃脘疼痛均未明显发作，均按上方加莲肉12剂。1988年9月随访1次，胃痛未见反复发作，唯在劳累之后，胃脘不舒，休息一两天则好。1989年2月23日，第2次随访，胃痛未发作，消化功能良好，身体健康。

二、以调气为则治胃脘暴痛

胃脘暴痛属急症范畴。多因饥饱无常，暴饮暴食；或过食生冷；或恣食辛辣肥甘；或由情志刺激郁怒伤肝；或触冒寒邪，内生虚寒。致使脾胃失调，气机郁滞，暴痛由此而生。张景岳云："胃脘痛证，多有因食因寒因气不顺者。然因食因寒亦无不皆关于气，盖食停则气滞，寒留则气凝。所以治痛之要，但察其果属实邪，（治疗）皆当以理气为主。"可见，胃气为升降运动的枢纽，邪气稽留是胃脘暴痛发生的主因。调理气机是治疗胃脘暴痛的总则。

张景岳云："凡痛在上焦者，或因停滞不易行散，而痛极难忍者，欲其速效，莫如吐之为妙。"又云："吐出邪滞积痰，痛可立止。"

临床上遇到有暴饮暴食，而作痛时间相隔不久，胃脘明显胀痛，欲呕吐而吐不出者；或有痰邪停结在胸膈之间，胃脘及胸肋均胀痛者，而患者平素无高血压、动脉硬化、肺结核等较严重的慢性病史且非孕妇，即可采用吐法。使积物痰浊从吐排出，胃气通畅，暴痛即可缓解。张仲景运用瓜蒂散催吐，治宿食在上脘。丹波元简云："宿食在上脘，心腹疼痛，顿闷欲绝，仓猝之际，药不及办，以极咸盐汤一盏，顿服，立吐。"《名医类案·卷六·心脾痛》载："匡掌，科夫人，年三十余，病胃脘连胸胁痛。日轻夜甚。两寸关弦滑有力。医皆以积滞凝寒，用发散及攻下之剂。不效。继用铁刷散，四磨饮等方，并奠应，及用汤水，皆吐而不纳，经日不食，痛益甚。非痰而何？一医谓：五灵脂，没药，素用有效。试用酒调，病者到口便吐，随吐出绿痰两碗许，痛即止。纳饮食。此盖痰在膈上，攻下之不去，必得吐法而后愈。"此乃以催吐法来调理胃气，治疗胃脘暴痛。

食滞而致胃暴痛甚多，食滞有寒、热之别，治法调气消导亦有所异。饮食生冷，寒积于中，胃脘胀满疼痛，喜温熨，思热饮，便溏，脉沉弦或沉紧。用散寒行滞，消食止痛。李东垣云："如伤寒物者，半夏、神曲、干姜、三棱、广术、巴豆之类主之。"严用和用烧脾散："治饮啖生冷果菜，寒留中焦，心脾冷痛不可忍……（治用）干姜（炮）、厚朴、草果仁、缩砂仁、神曲、麦芽、橘红、良姜、炙甘草。"寒积停滞中焦，多见于素有脾胃虚寒的病人，治则不能单纯攻克消散。因胃本虚弱，攻之则更虚弱，药力不能行。应在散寒行滞之中，佐以补气健脾，方能收效。《续名医类案》载：“张三锡治一人，过食瓜果，时值夏日，大泻不止，中脘大痛，烦渴引饮，自服天水散及香薷饮，脉之右关寸俱沉伏，因作停冷治，香砂六君子汤加炮姜、厚朴。一服痛泻俱止。”

恣食辛辣肥甘，过饮烈酒，湿热中阻，胃脘胀满，痛处拒按，有灼热感，腐泛酸，呕吐出不消化食物，口干，大便不爽，舌苔厚腻而黄，脉沉滑有力。清热导滞，消食止痛。李东垣云：“如伤热物者，枳实、白术、青皮、陈皮、黄连、大黄之类主之。”

治食滞用调气消食法，还须对不同食滞物异其用药。如伤于谷食，重用谷芽、麦芽、神曲；伤于肉食，重楂肉；伤于面食，重用莱菔子；伤于鱼蟹，重用紫苏、生姜；伤于酒，重用葛花、枳椇子。在胃脘暴痛解除后，攻消药不可再用。应转入调气健脾胃的方药。且须慎饮食，先食稀粥、菜汁，半饱而止，后才渐加食量。切不可痛缓解后，便进食糕点或蛋类，再伤胃气。

张景岳云：“凡三焦痛证，食滞、寒滞、气滞者最多。”并指出由此三种原因导致大都暴痛。而“因寒者，常（十）居八九”。可见因寒滞导致胃脘暴痛者为多。其病机是寒则凝滞，凝滞则气逆，气逆则痛胀。症状多见胃痛暴作，疼痛剧烈，畏寒喜暖，得热痛减，口不渴，喜热饮，舌苔白，脉沉弦或弦迟。以温胃散寒，调气止痛为治则。临症上以寒邪入侵，寒湿郁结、脾胃虚寒而血气郁滞等型为多见。因而治疗上也应有所区别。

凡寒邪凝滞，胃脘胀痛，痛如锥刺，痛甚不可忍，或便秘者，可速投《金匮要略》“三物备急丸”，或《杨氏家藏方》“却痛散”。方中以巴豆辛热开通闭塞，干姜、高良姜温中散寒。气机通达，塞凝得散，暴痛即止，若寒邪外袭，脾胃虚寒，可用良附汤加紫苏、生姜。或参苏饮加草豆蔻、生姜等，以温中散寒，疏散表邪。《续名医类案·卷十八·心胃痛》载：“李长蘅吴门舟次，忽发胃脘痛，用顺气化食之药勿效。李诊之曰：脉沉而迟，客寒犯胃也，以参苏饮加草豆蔻三钱。煎熟加生姜自然汁半碗，一服而（痛）减，二服而痊。”

脾胃虚弱，寒湿郁结，胃脘胀痛，呕吐痰涎，苔白而厚腻浊。可用调气化湿，散寒止痛方法治疗。常以平胃散、二陈汤，加砂仁、草豆蔻、青皮、干姜、枳壳、薏苡仁之类治之。

脾胃虚寒，气血郁滞，胃脘疼痛反复发作，剧痛如刺如绞，时见大便黑色，脉沉迟、舌淡或紫暗、苔白。可用理气活血，温中健胃。常以小建中汤加青陈皮、五灵脂、制乳没、延胡索、吴茱萸之类主之。

因火热而致胃脘暴痛，张景岳云："十唯一二。但临床每每遇到，乃不可忽视其病因病机：热盛胃燥，肝火犯胃、湿热内蕴、痰热交结，而致气机失畅，暴痛由生。"症状多见胃脘灼热疼痛，痛处拒按，口干烦躁，泛恶呕酸，舌红苔黄或黄腻，脉弦滑或弦数。以清热泻火，辛开苦降，调气和胃为治则。张景岳云："火邪热郁者，皆有心腹痛证。如火在上焦，痛而兼胀者，宜行气导滞药中倍山栀，黄芩之属以治之。若有痛无胀者，或宜加芍药、生地、麦冬以佐之。"临床上常见郁火致胃痛、痰热遇阻致胃痛，治疗上亦有所不同。

郁火而致胃脘暴痛，以清热泻火，调气开郁为治则。如《名医类案·卷六·心脾痛》载"江应宿治一人。心脾痛。积十年矣。时发则连日呻吟减食。遍试诸方罔效。诊之。六脉弦数。曰：此火郁耳。投姜汁炒川连、山栀泻火为君。川芎、香附、橘皮、枳壳开郁理气为臣。反佐炮姜从治为使。一服而愈。"

痰热阻遏而致胃脘暴痛，以清热化痰，辛开苔降调和胃气为治则。如曹鸣高教授治陈某一验案："胃脘胀痛一周，有烧灼感，心烦懊侬，口干而苦，喜进冷饮，时有头晕目眩，恶心欲吐，舌红苔黄而腻，脉弦滑，痰热交阻，胃气失和。治以清化痰热、调和胃气。药用川黄连、黑山栀、炒枳实、陈胆星、广郁金、灵远志、广陈皮、姜半夏、生甘草，服药五剂，诸症悉去。"

气贵流通，气运失常，常见气滞，气逆胃气失运；胃脘胀满而攻痛。气滞日久，瘀血由生，瘀阻络脉，其痛剧烈。其病因病机系忧思恼怒，情怀不畅，肝郁气滞，疏泄失职，横逆犯胃，气血胃而不行，不通则痛，气滞胃脘暴痛与气滞血瘀胃脘暴痛的治则有此不同。

气滞而致胃脘暴病，则治此疏肝理气，泻肝和胃。此四逆散、柴胡疏肝汤，合用金铃子散为治。如丁甘仁治吴右一验案："旧有脘痛，今痛极而厥，厥则牙关紧闭，四肢逆冷，不省人事，逾时而苏，舌苔薄腻，脉沉濡似伏……主以回逆散并扩大其理气止痛之品，如金铃子、延胡索、郁金、砂壳、陈皮、服药二剂，则厥是痛止。”

气滞血瘀而致胃脘暴痛，则以调气活血，祛瘀止痛为治则。以失笑散加丹参、延胡索、枳壳、陈皮、芍药、佛手之类治之。名医董建华教授治郭某一案：“因胃脘肿瘤，反复发作，目前空腹胃痛，刺痛拒按，痛处固定不移，伴有烧心，吐酸、黑便，舌质微红，苔薄黄腻，脉弦细……以炙刺猬皮，九香虫、佛手、延胡索粉、甘草、马尾连、白芍、金玲子、香橼皮、煅瓦楞子、吴茱。服药六剂后，疼痛大减……”董氏治疗气滞血瘀一案，用药巧妙，实可借鉴。

胃为燥土，位居中焦，禀冲和之气，多气多血，是水谷之海，为三阳之总司，五脏六腑十二经脉皆受于此，为气机升降运动的枢纽。因食滞、寒滞、气滞、火郁、痰阻、瘀血等病因，导致胃气机升降出入运动障碍，出现了不通则痛。以调气为主治疗胃脘暴痛，乃为总法，而催吐去积、温胃散寒、清热化痰、消食导滞、疏肝理气、活血化瘀等法当相结合。临症必须认真辨证，灵活运用调气法，则胃脘暴痛能止矣。

第三节　论治消化性溃疡

消化性溃疡多指胃与十二指肠溃疡，以胃脘痛、嗳气、泛酸、恶心、呕吐、食欲不振等为主要表现，根据临床症状和病因病机，可将本病归属于中医学中的“胃脘痛”“吞酸”“痞满”等范畴。是临床常见病、多发病，可发生在任何年龄，男性较女性为多。长期以来，本病存在着较高的复发率，未能得到根本的解决。早在《黄帝内经》对其记载颇为详细，指出胃脘痛的病因有寒邪、热邪、木郁、饮食失节等。汉代张仲景的《伤寒论》及《金匮要略》为本病奠定了临床证治基础，其中所载的大建中汤、小建中汤、黄芪建中汤、芍药甘草汤、泻心汤等方剂，至今仍被广泛用于胃脘痛、痞满等的治疗。李东垣在《脾胃论》《兰室秘藏》中特设胃脘痛一门，认为本病属太阴，至此，其病因病机及辨证立法、处方用药已基本完善。清代叶天士认为，“胃痛久而屡发，必有凝痰聚瘀”，丰富了胃脘痛的病机学说。

一、病因病机

中药对消化性溃疡的治疗及控制复发存在着优势，人们对其颇有研究，但对其中医机制百家争鸣，众说纷纭，各有所见。林禾禧对消化性溃疡的病因病机及辨证治疗有其独到的见解。

中医学认为，消化性溃疡的病因有情志内伤、六淫邪毒、饮食劳倦等，这些因素单独或共同作用于机体，引起脾胃虚弱、肝胃不和、肝胃郁热、痰饮阻胃、瘀血停聚等病理变化，从而引发或加重溃疡。其病位在胃（肠），与脾、肝等脏腑有密切关系。本病属本虚标实之证，在本为脾胃虚弱，在标为气滞、郁热、痰饮、瘀血等。长期以来人们都从该病因病机上进行阐述溃疡的形成，治疗上多以温中健脾、疏肝和胃、养阴益胃、化瘀通络、调理寒热等法辨证治疗。依多年临证经验，从外科疮疡的形成得到启示，结合现代医学知识，林禾禧认为消化性溃疡属于慢性胃脘痛，病性为虚实夹杂之证，是因脾胃虚弱、气机不畅、饮食不节等内外因的共同作用下，日久迁延反复，互相作用，最后由于湿热内蕴，气机阻滞，久则胃络瘀阻，络脉不通，或热伤血络，血溢脉外，恶血不去，腐烂则内疡即生，或湿热耗伤气阴，气阴两虚，气虚则鼓动无力，阴虚则血脉枯涩，皆可导致瘀血内生，湿热瘀阻，则溃疡形成。本病发生演变过程中，湿热最为关键，尤其是消化性溃疡的活动期，多数病人舌苔都表现为黄厚腻，以脾胃湿热型为多见。这与西医对消化性溃疡病因论述——因子学说，二者在发病机制上存在着较大的共同点，即中医的防御因子是脾胃健运功能；攻击因子即为脾胃湿热、肝郁气滞、瘀血阻络等，其病理演变同样存在着防御和攻击两方面的变化。而且现代临床研究发现，脾胃湿热型的慢性胃病包括消化性溃疡，幽门螺杆菌感染率最高，说明中医的"六淫"和西医的细菌学，二者的致病原理存在着共同点。

二、临证治疗特点与方法

中医药对于消化性溃疡的治疗，都是通过辨证论治、整体调节来实现对局部病理改变的修复，调动机体除旧布新的能力，调节消化性溃疡攻击因子和保护因子的平衡，从而达到溃疡的愈合，减少复发率。林禾禧对消化性溃疡的治疗从"疮疡"的角度出发，强调既要注意调节整体，又应注重溃疡病灶的局部敷药，因而提出"调整体、敷局部"的溃疡治疗模式。

调整体就是运用辨证论治调整全身脏腑的机制活动。消化性溃疡的发生多与饮食不节、劳倦内伤、郁思恼怒、嗜好烟酒等因素有关，且牵涉多个脏腑，非一脏一腑之病。其病机主要是湿热内蕴、气滞血瘀、气血两虚、脾胃虚寒等，导致脾胃气机升降运化失常，湿热邪毒内蕴；或因幽门螺杆菌（HP）感染、胆汁反流等因素反复刺激，导致胃黏膜损伤。血液循环改变，血流量下降，胃酸分泌过多等，促使溃疡发生，影响溃疡的愈合。

（一）调整体

调整体就是运用辨证论治调整全身脏腑功能。即针对其病因病机，运用调气理血除毒法进行治疗，以调整全身脏腑功能。

调气指补气、理气、降气，补脾胃、肾、命门之阳气，疏理肝胆之气，降上逆之胃气，使脾胃升降运动正常，阳气充足，运化腐熟功能加强；理血指补血（养阴）、祛瘀、止血，使血脉通畅，脏腑得以濡养，再生功能增强；除毒指清热、化浊、祛腐生肌，同时也指清除幽门螺杆菌，使湿浊热毒得以清除，祛腐生肌，促进溃疡愈合。运用调气理血除毒法调整体，使脾之运化升清、胃之受纳降浊功能正常，胃局部血液循环、血流量增加，局部缺血缺氧得以改善，从而促进溃疡愈合。调整体就应考虑以上因素，组成有综合治疗作用的方药“芪英饮”（由黄芪、党参、白术、芡实、陈皮、蒲公英、黄连、川七、丹参、枳壳、木香、麦芽、谷芽、香橼干等组成）。该药由泉州市中医院中药制剂室制成“芪英饮”。“芪英饮”具有补脾健胃，补气理气，活血化瘀，清热解毒的功效。治疗消化性溃疡，具有增强胃动力，改善胃黏膜微循环，提高机体免疫功能，直接杀伤幽门螺杆菌等多种综合治疗作用。

在临床实践中，对溃疡病急性发作，因饮食不节、劳累、受凉、酗酒、郁怒等导致暴发疼痛加剧，或嗳气频作，痞胀滞满，或见大便黑色等急重症状，应先治其标。林禾禧自拟“调气汤”（枳实、白术、木香、川楝子、延胡索等组成），随症加减：温热偏盛，疼痛增剧，加黄连、蒲公英、黄芩；便秘加大黄；胆火上逆胆汁反流者加半夏配黄芩，苏梗配黄连，赭石用量加重 30 ～ 40g；湿浊偏盛，加藿香、佩兰、豆蔻、薏苡仁、扁豆花等；寒湿加陈皮、砂仁、生姜、桂枝；气滞气郁者加青皮、陈皮、苏梗、香附、柴胡；脾胃阳虚，肾与命门火衰者，加附子、巴戟天，干姜、肉桂；瘀血内停或伴有出血，加蒲黄、五灵脂、三棱、莪术、白及、紫珠草、刺猬皮。一般经过 5 ～ 10 天的治疗，临床症状可明显改善。出现消化性溃疡常见的规律性疼痛症状者，选用“芪英饮”饮服，每天 2 次，每次 2 包（6g），用开水冲浸 5 分钟饮服，每 2 包可冲 2 ～ 3 次。一般治疗 20 ～ 40 天临床症状消失。

（二）敷局部

敷局部即口服药散敷于溃疡表面的一种局部治疗方法，这是一种不可忽视的治疗方法。敷局部意在清除胃肠黏膜表面腐烂坏死的病理产物，使基底部长出肉芽组织。即服用相应的药散，使之附着在胃、十二指肠黏膜表面，对溃疡形成保护膜，直接发挥药效，从而达到直接有效地抑制胃内酸度，减轻局部黏膜的充血水肿，改善局部黏膜微循环，清除腐烂组织，加速黏膜的修复，进而达到祛腐生肌、促进溃疡愈合的作用。

林禾禧研制“溃疡散”（冰片、凤凰衣、延胡索、芡实、海螵蛸、浙贝母等）在饭前半小时服，每次服3g，药散进入胃、十二指肠容易吸附在黏膜表面，对溃疡形成保护膜，能制酸止痛，减轻黏膜炎症，改善局部微循环，清除腐烂组织，加速黏膜的修复，促进溃疡的愈合。“溃疡散”对消化性溃疡的止痛效果尤显，明显优于山莨菪碱。林禾禧对200例溃疡疼痛，治疗有效率为94%，胃痛消失时间平均为14.5分钟。经20～40天的治疗，溃疡面可基本愈合，临床症状消失。“芪英饮”和“溃疡散”联合使用。一般20～40天溃疡愈合，临床症状消失，随访复发率低。

总之，“调整体、敷局部”的治疗方法是中医内外兼治“疮疡”的一种延伸和应用，在此原则基础上，林禾禧结合自己的临床经验，研制“胃灵颗粒”治疗消化性溃疡，该药通过福建省新药药理研究中心的动物实验，证实了具有增加胃壁结合黏液量的分泌，提高黏膜功能成熟度的作用，加强二道防御有害因子的作用；同时又能缩小溃疡的面积。在临床使用时确实有良好的疗效。究其机制，胃灵颗粒选用黄芪、蒲公英、黄连等清热利湿，益气健脾；川七等活血化瘀，改善微循环，促进血管生长；白及等抑制胃酸分泌，促进黏膜修复；冰片祛腐生肌，全方具有补益、理气、活血、清热之功效。林禾禧曾对30例经胃镜检查确诊为消化性溃疡的患者，进行分组治疗，疗程为4周。治疗前后综合观察2组患者的症状积分和胃镜检查结果，进行疗效比较。结果治疗组的胃镜疗效为86.67%，对照组为90.00%，两组比较无显著性差异（$P > 0.05$）。2组治疗后的总疗效经Ridit分析，亦无显著性差异（$P > 0.05$）。从而证实了胃灵颗粒具有促进消化性溃疡愈合的临床疗效，这与动物试验的结果相符合，预测本方药具有提高溃疡愈合质量的优势。

“溃疡散”能迅速解除疼痛，且有祛腐生肌、制酸、护膜等治标与治本相结合的作用。“芪英饮”袋泡剂，具有健脾胃治本虚、理气活血、清热解毒和直接杀伤幽门螺杆菌的作用。故运用“芪英饮”和“溃疡散”联合治疗，既治标，又能提高溃疡愈合质量，达到治本的目的。

溃疡面愈合后，实际上本虚和幽门螺杆菌感染尚未根本解决，仍可能反复发作，因此，应坚持继续饮服“芪英饮”，以改善胃黏膜的微循环，提高免疫功能，杀灭幽门螺杆菌，以巩固疗效，防止复发。

“芪英饮”和“溃疡散”均为纯中药制剂，无副作用，方便服用、药价便宜，易为病人所接受。

三、传统中医辨证论治

既然运用中药治疗消化性溃疡，就要运用中医传统的辨证方法，离开传统的中医辨证方法，就难以对症下药，无法保证临床疗效，甚则加重病情。因此，要注重辨证基础上对突出的症状、体征进行治疗，标本兼顾。

（一）疼痛辨治

疼痛是消化性溃疡最突出的症状，在临床治疗时重视首先缓解病人的疼痛症状，对疼痛进行仔细辨证治疗。常用延胡索、川楝子、木香、生芍药、甘草等来调气活血，缓急止痛，并根据兼杂症的不同加用其他药物。如疼痛连及胸部者，常加用檀香、丹参、蒌实以行气活血，化痰通络；对疼痛连及两胁者，常加用柴胡、枳实（枳壳）以疏肝理气止痛；对疼痛连及脐周者，加用香附、台乌以调理下焦气滞；对夜间疼痛加剧，舌质淡暗者，常加用蒲黄、五灵脂、丹参以活血化瘀止痛；对疼痛日久，反复发作者，是久痛入络，加用三棱、莪术、三七等以破血逐瘀，通络止痛。

（二）抑制胃酸

1910 年学者提出“无酸无溃疡”的发病观点，至今仍被广大医家所认可。临床上除吞酸（吐酸）症状外，常见的嘈杂、烧心等也可以用中药制酸的方法来治疗。常用海螵蛸、浙贝母（乌贝散）、瓦楞子、珍珠粉等药物，可收到抑酸制酸，保护黏膜，促进溃疡愈合之效。并根据辨证结果选择配用其他药物，如热甚者加用黄连、蒲公英、连翘等清热药；湿胜者加用佩兰、苍术、薏苡仁等燥湿药；湿热并重者加用黄柏、苍术，佐金丸亦可选用；对气虚血虚者，运用制酸药配党参、黄芪、陈皮、当归等有抑酸作用的药物。

（三）调理大便

在消化性溃疡的治疗中，不可忽视调理大便。大便异常，或干燥秘结，或大便溏泄、带黏液欠畅，都是脾胃运化功能异常的表现，会影响消化性溃疡的愈合，而胃痛、胀滞、嗳气、吐酸等症状都可通过调理大便而得到改善。“六腑以通为补”，只有保持大便正常通畅，脾胃运化功能正常，才能促进溃疡的愈合，提高愈合质量。对消化性溃疡中的大便秘结干燥，林禾禧常用清热润下法，喜欢从草决明、莱菔子、枇杷叶、生白术、火麻仁、女贞子、桑椹、何首乌、当归、生地黄等药物中选择使用；燥热者才加用大黄；寒胜者加用肉苁蓉；在通便时十分注重配用厚朴、枳实（枳壳）之类药物以行气排便。

对大便溏泄者，常用藿香、黄连、木香、神曲等药物来化湿行气止泻；对大便带黏液者，常加用白头翁、秦皮、马齿苋等清热解毒；对脾胃虚弱者，减去黄连而加用扁豆、芡实、淮山药、茯苓、白术等以补气健脾；对脾胃虚寒者，加用补骨脂、吴茱萸、巴戟天、诃子等以补脾胃、肾与命门之阳气。

（四）观察舌象

舌象的变化是林禾禧十分重视的一个辨证依据，如果不看舌象就开中药治胃病，常会出错的。舌质为脾之体，舌苔为胃之候，从舌质舌苔的变化可以直接观察脾胃的虚实、寒热、湿瘀，可有助于判断疾病的轻重及预后情况。例如在消化性溃疡中舌质淡或淡红即为本虚，苔厚、黄、腻、燥、浊等为邪盛。只要淡红或淡舌出现，就要注意护胃气，补脾虚；只要黄苔仍存在就是邪气未净，当继续祛除余邪。在处理黄腻苔时，常用清热药配芳香化浊药，如蒲公英、连翘、黄连、黄芩、藿香、佩兰、薏苡仁、白豆蔻等，黄腻苔清除后，临床症状多随之减轻。苔少或脱苔者，选用沙参、麦冬、石斛、百合、枇杷、生地黄、甘杞等以清热养阴。舌淡暗、暗或有瘀斑者，多从丹参、川七、三棱、莪术、蒲黄、五灵脂等活血化瘀药物中灵活选用，活血化瘀可贯穿消化性溃疡的整个治疗过程。

（五）幽门螺杆菌感染

幽门螺杆菌感染已被证实是消化性溃疡的重要致病因素，清除幽门螺杆菌感染有利于溃疡的愈合，减少溃疡的复发。林禾禧在抗幽门螺杆菌感染的治疗上有以下特点：①坚持中西药结合使用以提高疗效，发现幽门螺杆菌感染者，运用中医辨证论治加西药根除幽门螺杆菌感染，对症选用具有抗幽门螺杆菌作用的中药。清热药如大黄、黄连、黄柏、蒲公英等；祛寒药如吴茱萸、陈皮、木香等；化湿药如厚朴、槟榔；补气药如党参、黄芪、甘草；补阴药如石斛、枸杞、生地黄等；活血化瘀药如延胡索、莪术、丹参。②对湿热内蕴，舌红苔黄腻者，林禾禧常先用中药清热化湿，改善胃内环境，一般 1 个月后复查幽门螺杆菌感染情况，如仍有幽门螺杆菌感染，再加用西药枸橼酸泌钾片 / 替硝唑片 / 克拉霉素片组合包装（丽珠维三联）以根除幽门螺杆菌。③对那些抗生素过敏及身体虚弱的病人，林禾禧坚持运用中药治疗，对症下药，整体调节。

（六）重视医嘱及愈后调理

消化性溃疡的发生与精神因素、日常饮食习惯等密切相关，不改变不良的生活习惯，消化性溃疡的愈合会较缓慢，甚则加重病情，即使愈合后也易复发。林禾禧在临床治疗中十分注重患者的生活调理，嘱病人要保持良好的情绪，注意生活饮食调理，并根据病人的个体情况给予相应指导，帮助其建立良好生活习惯。饮食方面要定时定量，避免过饥过饱和暴饮暴食，少食生冷黏硬及刺激性食品，如生葱、生蒜、酒、芹菜、韭菜等。选择合适的烹饪方法，如煮、蒸、焖、炖等，少进油煎、油炸、爆炒、凉拌之品，还可配合食疗。

林禾禧还十分重视溃疡愈后的保护性治疗，以提高溃疡愈合质量，减少复发。嘱患者不可症状缓解后即停止治疗，必须定期复诊，即便症状消失，胃镜提示溃疡已处于愈合期或瘢痕期，但在余邪未净情况下，仍需注意清化余邪。林禾禧坚持运用中医的辨证论治进行溃疡愈后的调理和保护性治疗，常采用补脾健胃、补肾调肝的方法，攻补兼施，以补为主，补充脾胃阳气，增加胃阴濡养，达到提高溃疡愈合质量之功效。

四、中医药辨治消化性溃疡的思路分析

（一）常用辨证分型及方药

1. 脾胃虚寒型

治以温中健脾，方用理中汤合黄芪建中汤、良附丸合吴茱萸汤合桂枝汤加减化裁。

2. 脾虚气滞型

治以健脾理气，方用香砂六君汤加炙黄芪、鸡内金。

3. 肝胃不和型

治以疏肝和胃，方用柴胡疏肝散加延胡索、佛手、三七。

4. 胃热炽盛型

治以清泻胃火，方用泻心汤合左金丸加白芍、牡丹皮、栀子、浙贝母。

5. 瘀血阻滞型

治以活血化瘀，方用失笑散合丹参饮加延胡索、佛手、川七、郁金。乌玄广散合失笑散加减（祛瘀行气）。

6. 胃阴虚型

治以养阴和胃，方用一贯煎合芍药甘草汤，或益胃汤加减。

（二）名医论治消化性溃疡常用方药

蔡友敬治疗老年性消化性溃疡，出现脾胃虚型并见肾阳虚者，运用香砂六君散加炙黄芪、巴戟天、肉苁蓉、菟丝子，以补肾健脾。

毛德西治疗消化性溃疡提示要探讨病机，强调虚证、滞证时当以温中健脾、理气消滞作为治疗消化性溃疡根本大法。总结了治疗消化性溃疡的基本方安胃

清幽汤：生黄芪、大黄、白术、生芍、槟榔、高良姜、桂枝、生甘草等。

许鑫梅认为治疗消化性溃疡应分期施治。溃疡的活动期，以清热疏泄为主，清除幽门螺杆菌感染，消除炎症，抑制胃酸分泌。在缓解期，以健脾补气为主，配合清热疏泄等法，促进流体防御功能，防止溃疡复发。活血化瘀法可用于各期的治疗，有改善血运及组织营养状态，促进溃疡愈合的作用。溃疡病活动期多见肝胃郁热证，治宜清肝胃郁热，缓急止痛，方用左金丸合清胃散加减；肝郁气滞证，治宜疏肝理气，和胃止痛，方用柴胡疏肝散加减；胃络瘀阻证，治宜行气活血，祛瘀止痛，方用失笑散合丹参饮。溃疡缓解期多见脾胃虚弱证，治宜健脾益胃，散寒止痛，方用理中丸加味；胃阴虚证，治宜养阴益胃，理气止痛，方用益胃汤加减。

许鑫梅辨大便治疗溃疡病，其一是纠正大便异常，其二是根据大便状况，正确选择治疗溃疡病药物。①补气阴。便溏者，用党参、黄芪、山药；便干者，用太子参、五爪龙、玉竹。②清热除湿解毒。便干者，用黄连、白花蛇舌草；便溏者，用黄芩、蒲公英。③消食导滞。便干者可用山楂、神曲；便溏者，用麦芽、鸡内金、莱菔子。④理气止痛。便干者，用木香、台乌、救必应；便溏者，用白芍、枳实、厚朴。⑤通利咽喉。便干者，用诃子、岗梅、火炭母；便溏者，用牛蒡、木蝴蝶、胖大海、土牛膝。⑥安神。便干者，可用酸枣仁、五味子；便溏者，可用柏子仁、夜交藤。

吴和木治疗应激性溃疡分 3 期。止血期采用大黄、白及为主；调气理血期采用凉血化瘀煎剂（当归 10g、川芎 10g、鸡蛋壳 10g、乌贼骨 10g、大黄 10g、金银花 15g、延胡索 15g、茯苓 15g、丹参 30g、玄参 30g、生地黄 30g；恢复期以补益虚损为主。

（三）辨病和辨证结合论治常用方药

近年来，出现辨病和辨证结合诊断消化性溃疡的方法，即把西医侧重病因和病理形态诊断与中医侧重全身生理病理的疾病反应的诊断结合起来，即杨春波经常提倡的宏观与微观相结合的诊断方法。辨病和辨证结合，增强了诊断的深度和广度，从而提高中药治疗消化性溃疡的治愈率，使复发率下降。

1. 四黄调胃汤治疗幽门螺杆菌阳性消化性溃疡（首都医科大学附属北京中医医院，孔令彪）

四黄调胃汤：黄芪 20g 、党参 15g、白术 15g、黄芩 15g、黄连 15g、丹参 15g、白及 15g、甘草 15g、厚朴 15g、黄柏 10g、三七粉 3g(冲服)。主要治疗脾虚型幽门螺杆菌阳性消化性溃疡，对幽门螺杆菌的根除率达 70.83%，胃溃疡愈合率达 66.7%，球部溃疡愈合率达 70.0%。提示脾虚型消化性溃疡的中药治疗，要注重健脾益气，也要注重清热燥湿之祛邪作用，还要活血化瘀行脾胃之气。

2. 溃疡益胃汤治疗消化性溃疡（河内鹤壁矿务局总医院，李存德）

溃疡益胃汤：党参 15g、黄芪 15g、黄芩 12g、黄连 9g、法半夏 10g、阿胶 10g。痰湿偏重加瓜蒌、枳壳；瘀结偏重加桃仁、红花、乳香、没药；虚寒加熟附子；吞酸重加煅瓦楞子。治疗消化性溃疡总有效率 97.7%。提示消化性溃疡宜扶正祛邪，痰瘀并治。

3. 康尔胃抗消化性溃疡复发（广东省东莞市中医院，董明国）

康尔胃：北芪、白及、田七、吴茱萸、五灵脂、白术、川连等中药组成。认为本病以脾虚血瘀为本，寒热错杂为标，治疗当以益气健脾，行气活血，温中清胃同时应用。结果显示消化性溃疡 1 年未复发率 75.5%，幽门螺杆菌转阴 76.9%。

4. 止溃灭幽汤治疗幽门螺杆菌阳性活动期十二指肠溃疡（安徽省巢湖地区医院，高先杰）

止溃灭幽汤：春柴胡 9g、制香附 9g、炙黄芪 10g、焦白术 10g、参三七 10g、杭白芍 10g、炙甘草 10g、蒲公英 10g、乌贼骨 10g、白及片 10g、川黄连 8g、白头翁 15g、青黛 15g。疼痛较甚者加川楝子、延胡索；胀满者加大腹皮；泛酸者加煅瓦楞子；胃灼热甚者加栀子、牡丹皮。处方基于疏肝解郁，健脾益气，化瘀生肌，清热解毒立法。结果显示溃疡愈合率达 87.2%，是对幽门螺杆菌阳性活动期十二指肠溃汤较为理想的方药。

5. 胃舒康胶囊治疗消化性溃疡（福建中医学院第二人民医院，柯晓）

胃舒康胶囊是由未成熟的香蕉果肉经过炮制加工而成，由福州制药厂生产，治疗消化性溃疡活动期，从宏观和微观分析消化性溃疡活动期存在不同程度的热象，取未成熟的香蕉果肉“味甘性大寒，有通血脉、合金疮”之作用，用之总有效率高达 95.12%。

综上所述，中药治疗消化性溃疡是通过整体调节以实现对局部病理改变的修复，并最大限度地调动了机体抗病祛邪、除旧布新的能力，在改善消化性溃疡黏膜微循环，根除幽门螺杆菌感染，加强上皮细胞再生能力，提高黏膜内生 PGs 水平、增强机体免疫功能，进而改善胃肠道黏膜屏障功能等方面已显示出一定的苗头，提高消化性溃疡的愈合质量，控制溃疡的复发前景十分可靠。

第四节　论治慢性胃炎

慢性胃炎多指慢性浅表性胃炎和慢性萎缩性胃炎，是消化系统临床常见病，是胃黏膜遭到反复损害后导致黏膜固有腺体的损伤、萎缩和消失而发生的疾病。中医没有该病名。近年来，中医界普遍认为以“胃痞”命名较为适合。其主要依据来源于《黄帝内经》中称“否”“满”“否塞”“否膈”，以及张仲景所称的“心下痞”等，其病机大概为肝气犯胃、阴寒内盛、胃热亢盛、湿浊壅滞、气滞血瘀、胃阴不足、脾胃虚弱和胃失和降等。

林禾禧认为慢性胃炎的主要病因为湿、热、情志、饮食、它脏失常，从而导致脾失健运，气机升降失常，胃失和降，肝脾不和，气滞血瘀，瘀血阻络。且“久病必虚”“久病入络”，故慢性胃炎均表现慢性发作、缠绵难愈。林禾禧认为慢性胃炎均存在脾胃虚弱、湿热内蕴、瘀血阻滞的病理变化。因此经过几十年临床经验总结出“调气、理血、除毒”三法为治疗慢性胃炎的基本方法。

一、调气

调气乃补气、理气、降气也，补气则补脾、胃、肾与命门之阳气充足，推动温煦作用能正常发挥，从而达到增强胃动力，理气、降气则能调节胃动力使肝胆之气得以疏泄条达，进而使脾气机升降出入运动恢复正常，运化功能得以健运。调气法的应用，需辨明寒热虚实，在气在血，审证求因，灵活配伍运用，使得方中有法、法中有方，达到标本兼治。在临床运用中，调气药物的配伍具有以下特点。

1. 理气药与补益药合用

如黄芪、党参、白术、生淮山药等补气健脾之品，可酌配枳壳、陈皮、木香、苏梗理气宽中，以使补而勿滞，补而健运。

2. 理气药与祛湿药合用

如枳实（枳壳）、厚朴、陈皮、苏梗、旋覆花等与藿香、佩兰、苍术、白蔻仁、茯苓、薏苡仁等配伍，气化则湿亦化，湿祛则气亦顺。

3. 理气药和调血药合用

如苏梗、香附、金铃子、枳实、香橼干等与丹参、延胡索、当归、三棱、莪术、三七等配伍，气行则血行，血畅则气亦调。

4. 理气药与养阴药合用

如石斛、沙参、麦冬、生地黄、百合等养阴清热之品，可酌配陈皮、木香、枳壳、苏梗等理气行气之品，使滋而不腻，补而不滞。

5. 重视命门及肾气的调摄

“肾为先天之本，脾为后天之本，脾胃之运化，借命门之火蒸变而为出入，火不暖土，则诸症百生”。特别是脾虚日久，损及肾阳，脾肾两虚者，治疗应以健脾补肾。故于补气健脾之中酌情加入甘温益火之品，取益火生土之法，常用巴戟天、补骨脂、菟丝子、杜仲、肉苁蓉之属，使之温肾阳，而实脾土。

二、理血

胃为“多气多血”之府，气血的生成有赖于脾胃运化功能的健运旺盛，而脾胃正气充沛，血行通畅，则能增进脾胃的运化功能，现代医学研究已证实慢性胃炎存在不同程度的胃微循环障碍，甚则黏膜下微小血栓形成；同时胃黏液分泌不足，胃黏膜屏障功能薄弱，这均可导致慢性胃炎病程迁延难愈，中医认为“久病入络”“久病致瘀”，慢性胃炎必然存在着一定程度的瘀血内阻，这是导致该病缠绵难愈的一个重要原因。因此，调理脾胃气血功能，增强胃黏膜及黏液二道屏障防御功能，在慢性胃炎的治疗中具有十分重要的意义。

所谓理血，即补血养阴，祛瘀活血，在临证中必须不失时机地灵活运用。

1. 补血养阴

该类药物能促进胃黏膜下血流，增强胃动力，提高机体免疫功能，保护胃黏膜及黏液屏障。喜用沙参、太子参、石斛、甘杞、生地黄、芍药、麦冬、百合等或归脾汤类。但在运用中，须配用少许理气之品，使滋而不腻、补而不滞。

2. 补气补血

“气为血之母，气为血帅，气行则血行”，在补血的同时，须加入补气之品，如黄芪、党参，太子参、丹参等，喜用当归补血汤等，使气血双补，促进血生。

3. 祛瘀活血

活血化瘀必须贯穿着慢性胃炎治疗的整个过程，是防治该病久治难愈的一项重要措施。现代药学研究说明活血化瘀药能促进吞噬细胞达到病变部位吞噬病原体，以利于炎症的消散。林禾禧在临证中喜用延胡索、丹参、蒲黄、五灵脂、川七、三棱、莪术等，但在运用中，要求配用少许理气之品，增强活血祛瘀之力，达到气血运行畅通无阻。

三、除毒

所谓除毒主要是清除热毒和湿毒，即是指运用清热、解毒、化湿的方法使邪去正安，气血运行通畅。现代医学认为慢性胃炎主要是因物理化学因素、微生物感染或细菌毒素等长期反复作用的结果，约 70% 慢性胃炎的病人合并有幽门螺杆菌感染。而中医学认为，胃为燥土，脾喜燥恶湿，湿性黏滞，无论是外感湿热、寒湿之邪，或湿浊内生均导致湿浊壅滞中焦脾胃的病理变化；脾胃的运化功能，有赖于肝的疏泄作用，肝气条达，疏泄通畅，则脾胃升降有度，健运不息，若肝气郁结，日久则化火，与湿浊相搏则湿热（毒）壅滞中焦，均可导致胃脘痛、腹胀、早饱、嗳气、反酸、烧心、恶心呕吐、纳呆食少等；且南方为亚热带气候，温热多雨，南人多湿，故在辨证施治的基础上，常加入清热化湿解毒之品。如蒲公英、黄连、黄芩、连翘、黄柏等，而在运用中，应特别注意苦寒清热药物，易败胃伤阴，常加入少许辛温之品，寒热相宜，兼顾胃气。

1. 清热解毒与理气药合用

常于黄连、蒲公英、连翘之中配对使用苏梗、厚朴、陈皮等理气药，以防苦寒太过，气机阻滞。

2. 清热解毒与化湿药合用

于清热解毒药中加入薏苡仁、苍术、茯苓、扁豆、白蔻仁、佩兰等祛湿化湿之品，取辛开苦降、湿热双清之意。清热解毒与养阴药合用：于石斛、百合、甘杞、太子参等养阴药中酌情加入黄连、蒲公英、连翘等药，清热养阴。

3. 清热解毒与益气药合用

常于生黄芪、党参、淮山药、白术等补气药中加用清热解毒之品，如蒲公英、黄连、连翘、黄芩等，以达到标本兼治之功效。

总之，慢性胃炎是消化系统常见病、多发病，具有反复发作，迁延难愈之特点。林禾禧设立“调气、理血、除毒”三法治疗慢性胃炎，符合慢性胃炎的中医病因病机，三法之中又变化多法，在临床运用中，需依患者的临床表现、舌象脉象，四诊合参，互相渗透，灵活应用，不可拘泥于一法，体现中医辨证施治的处方原则。

第五节 论治胃食管反流病

胃食管反流病是消化系统常见的疾病之一，主要症状表现为吞咽困难，咽中梗阻、胸骨后疼痛或烧灼感等，部分患者还可见反酸、烧心、呃逆甚至出血等。属于中医“噎证”“吞酸”“胃脘痛”“呕吐”等范畴。中医虽无胃食管反流病的病名，但对其病因病机和治疗等很早有类似的论述。隋代巢元方将“噎”分为气、忧、食、劳、思五种，指明其发病与精神、饮食、劳累等因素有关，对其症状描述亦较具体。如《诸病源候论·否噎病诸候》中指出，“气噎，此由阴阳不和，脏气不理，寒气填于胸膈，故气噎塞不能，而谓之气噎。令人喘悸，胸背能也”，“食噎，此由脏气冷而不理，津液涩少而不能传行行饮食，故饮食入则噎塞不通，故谓之食噎”，“胸内痛，不得喘息，食不下，是故噎也”。对其发生的病因，《济生方·五噎五膈论治》认为：“逸则气神安，劳则气神耗，倘或寒温失宜，食欲乖度，七情伤感，气神俱耗，使阳气先结，阴气后乱，阴阳不和，脏腑生病，结于胸膈则成五膈，气留于咽嗌则成五噎。”

一、病因病机

生理上，食物的咽下入胃，除了胃食道外，与肝、脾、肾都有密切相关。因为这三脏与食管、胃有经络联系，从功能上讲，脾为胃行其津液，肝气的疏泄和肾阳的温煦也都有助于胃气的和降，同时肾的精液循肾脉上行濡润咽喉，这些因素对于食物的咽下起着协同作用。

中医学认为，胃食管反流病是由于劳逸失度，七情伤感，郁怒不解，肝郁化火，横逆脾胃，损伤食管，或由于脾胃虚弱，饮食不节，嗜食辛辣、热烫之物，积热肠胃，水不化津，痰浊内生，痰随气升，搏结于食管；亦可由于脾胃内蕴湿热，外因寒温失宜，六淫邪毒，内侵食管，气滞血瘀，郁久化热，腐肌化脓；或病久中焦虚寒，均可致饮食吞咽梗阻，胸膈痞满疼痛，反酸烧心等。

二、临证特点

（一）辨病因

引起上述症状的第一原因是郁怒、忧思等精神因素。郁怒最易伤肝，肝脏有升发疏泄的作用，主管全身气机的舒畅条达，又主藏血。若肝失条达，疏泄功能失常，气机不畅，木郁乘土，不仅影响脾的升清功能，而且还影响胃的降浊功能，从而引起胃失和降，浊气上逆；脾主升，胃主降，为气机升降之枢纽，忧思可以伤脾，脾伤也能导致气机郁结，所谓“思则气结”，气结则津液不能正常输布，积而成痰，气结则气机升降无度，痰与气阻于食管，则饮食难以下行。第二原因是酒食所伤。饮酒过多或多吃辛香燥热食品，损伤脾胃，脾失健运，湿浊内蕴，气机不畅，胃失和降，积热生痰，津血内伤，则使咽管干涩，吞咽不畅。因此，本病的基本病机是肝气郁结、痰气郁滞、胃气上逆等，胃失和降是最主要的病机，在临证时依火、湿、气、痰、瘀等病理因素互结的结果不同，在和胃降逆的基础上，兼以疏肝理气、健脾化湿、祛痰散瘀等，随症加减。

（二）辨病程

《证治汇补》中指出：“吞酸，小疾也，然可暂不可久，久而不愈，为膈噎反胃之渐也。”临证时不可忽视，必须见微知著，细心辨证，结合现代医学检查手段，时刻注意排除食管恶性病变的发生，不延误患者病情的发展。

三、治疗特色

胃食管反流病大多为七情内伤或饮食所伤，引起脾胃运化功能失常，肝脾不调，肝气郁滞，木郁乘土，胃失和降，清浊不分等病理机制，从而出现痰、火、气、湿、瘀互结的病理变化，此病理因素可以单独出现，也可以几个互相聚结，相互影响，因此在治疗中须依基本病机和病理变化，辨证施治。在临证处方用药时，特别注意以下几点。

（一）辛开苦降

辛开苦降是辛开法和苦降法的配合，是指用辛温药物和苦寒药配合使用，用于治疗寒热错杂，胃逆不降所致的痞满吐利的一种方法。苦寒药能清热燥湿，泻火解毒，坚阴止利；辛温之品多能发散行气，行水蠲饮，温中散寒，燥湿化痰，降逆止呕，且辛辣之味，也能刺激食欲；二者相伍，一阴一阳，一寒一热，一升一降，一开一泻，称之辛开苦降。从治归类，应当归于和法。清胃、化浊、降逆等法，其实也包含着辛开苦降，运用时常根据寒热的偏盛而随机选择使用，偏热者苦寒药多用一些；偏寒者辛温药多用一些，苦寒药常用黄连、黄芩、连翘、蒲公英、枳实、瓜蒌、白花蛇舌草，辛温药常用陈皮、木香、藿香、桂枝、半夏、苏梗、厚朴、白豆蔻、吴茱萸等。在临证用药时，要注意苦寒药与辛热药的合理搭配，具体体现在以下药对的应用上。

1. 苏梗与黄连

用于胃中有热邪与湿相搏，气机不畅，表现出胃脘胀滞、嗳气时作，时感欲呕，而湿邪不是十分明显，舌苔未见进取腻浊者，二者具有清热利膈、顺气止呕的作用。

2. 半夏与黄连

用于胃中寒热互结，胃脘痞满，呕吐，舌苔厚腻而微黄者，二药配伍具有除痞散结、降逆止吐的作用。临床见胸骨后闷热或疼痛，或胸闷，大便秘结，舌苔厚黄腻者加蒌实或小陷胸汤，达到辛开苦降，速解诸症。

3. 厚朴与黄连

用于胃中湿热互结，湿邪偏重，阻滞气机，症见脘闷腹胀难解，舌苔厚腻微黄，取厚朴行气宽中，燥湿消积，为消除胀满之要药，配以黄连，辛开苦降，胀闷之气得以消除。

4. 吴茱萸与黄连

用于肝火犯胃，症见胁肋疼痛，嘈杂吞酸，呕吐，口苦，苔黄，用黄连苦寒清泻肝火，开郁降逆；吴茱萸辛热疏利，辛开下气，协助黄连和胃降逆。

（二）和胃降逆

胃浊气上逆是本病发病的基本病机，必须治以通降胃气为主。经常使用旋覆花、代赭石、枇杷、柿蒂、竹茹、苏子、牛膝、沉香诸类药降胃气，“六腑以通为用”，大便通畅与否，是胃气降逆的一个重要环节，大便通畅则浊气下降而外出，是胃气下降的一个明显的临床体现。因此，在辨证中须注意患者的大便情况，若大便干结者，须在疏肝理气、和胃降逆的基础上酌情加入莱菔子、草决明、莪术、枇杷叶等，促进大便通畅，加强降逆的功效。

（三）疏肝解郁，调畅情志

七情内伤，肝胆疏泄失调，肝气郁结是本病发病的重要因素之一。郁怒最易伤肝，忧思可以伤脾，若肝失条达，疏泄功能失常，气机不畅，木郁乘土；或脾虚气结，气机升降无度，均可导致气郁痰滞、胃失和降，因此必须认真询问是否与七情所伤有关以及是否为易发病人群。如梅核气，发病人群大多是妇女或受过重大刺激、神经敏感的人，治疗上疏肝理气解郁为主，可用四七汤、柴胡疏肝散、旋覆代赭石汤、小陷胸汤、丹栀逍遥散等灵活搭配加减，同时要详查病因，取得患者的信任，做好心理疏导，解除其心中的郁结，才能获得事半功倍的效果。

（四）重镇宣肺助降逆不失为一个必用的辅助方法

重镇降逆者，可降上逆之胃气，常用代赭石，取其平肝阳、重镇降逆之功效；宣肺者，乃因肺主一身之气，对全身的气机具有调节作用，肺的呼吸运动就上气的升降出入运动，常用枇杷叶、紫菀协助宣肺；重镇与宣肺配合，从而达到调节气机的升降出入运动的顺畅。

（五）久病入络，久滞致瘀，勿忘祛痰化瘀

痰、瘀二者是本系统疾病的病理因素，二者互结日久，易导致食管癌。故在处方中须酌情加入小陷胸汤或川芎、丹参、川七、三棱、莪术等活血化瘀之品。

（六）“三分治，七分养”，戒酒、合理的饮食调配、调畅情志是重要的调摄方法

酒食所伤是本病的病因之一，饮酒过多或多吃辛香燥热食品，易损伤脾胃，致脾失健运，湿浊内蕴，气机不畅，胃失和降。因此应当饮食有节，不可暴饮暴食，少饮酒，以清淡饮食为主，少食辛香燥热肥甘油腻之类食品；要保持乐观，做到思想清静、少私寡欲。

第六节 论治泄泻

泄泻是指大便次数增多，粪便溏薄或清稀，甚至便下如水样为主要临床表现的病证，并可伴见腹痛、肠鸣、食少、腹胀等。中医历代医家对泄泻治疗积累丰富的经验，如在命名上，有以大便性状与时间不同而定名者，如飧泄、濡泄、洞泄、溏泄、注泄、暴注、骛泄、五更泄、滑泄；有因泄泻引发原因不同而命名不一的，如寒泄、湿泄、暑泄、热泄、食泄、水泄、痰泄；因脏腑不同而定名的有脾泄、胃泄、大肠泄、小肠泄、肾泄等；至于虚泄、实泄、暴泄、久泄则是以病性、病程的不同而命名。而对以上的各种命名都有很好的针对性的治疗方法。这一切可以证明中医药对泄泻的治疗方法很多，治疗效果是肯定的，只要在临床上注意辨证施治，可以获得良好效果。

在总结历代医家治疗泄泻临床经验的基础上，治疗泄泻必须注意以下几方面。

一、详辨虚实寒热

一般实证，多发病急骤，病程较短，泻下腹痛，痛势急迫拒按，泻后痛减；虚证，多发病较缓，病程较长，腹痛不甚，喜温喜按；寒证，大便清稀，完谷不化，无臭味，腹痛喜温，遇寒加重；热证，大便黄褐臭秽，泻下急迫，肛门灼热，喜冷恶热，烦热口渴。

二、分清病变主脏

泄泻虽属脾、胃、大肠、小肠的病变，但在具体引发原因上也可由它脏腑失调引起。如泄泻日久不愈，每因饮食劳倦复发者，多属脾虚；病延日久，反复发作，且与情志波动有关的，则属肝脾同病；完谷不化，黎明即泄，腰酸怕冷者，多属命门火衰，脾肾同病。所以临证之时，必须分清病变的主要脏腑，抓住主要矛盾，才是治病求本之道。

三、抓住湿是泄泻的主因，分清标本

“无湿不成泄”，湿是泄泻的主因。盖湿伤脾胃，清气下陷，水谷混杂，随大肠传导而下注，然而不可一概而论，如《黄帝内经》所言，“春伤于风，夏生飧泄”，则湿为病之本，风为病之标；“暴注下迫，皆属于热”，则湿为病之本，而热为病之标；“澄澈清冷，皆属于寒”，则湿为病之本，寒为病之标。因此临证诊察，当究标本，分主次，明缓急，治湿为主，并视因风、因热、因寒等诱因，标本兼治。

四、守主方，临证加减

治疗泄泻，常用“藿香、神曲、木香、黄连”等四味为主方，随症加减，疗效甚佳。

1. 湿热内蕴者

便下急迫，或泻而不爽，粪便黄褐臭秽，肛门灼热，腹部时痛，心烦畏热，口渴，小便短黄，舌苔黄腻，脉滑数。治宜清热燥湿止泻。主方中加用葛根、黄芩、马齿苋、白头翁、秦皮。

2. 湿浊偏盛者

大便清稀，或初硬后溏，时有肠鸣，脘闷腹胀，口中觉淡，食不知味，四肢倦怠，舌苔白腻，脉多濡缓。治宜燥湿健脾。主方加苍术（白术）、茯苓、薏苡仁、白豆蔻、佩兰等。

3. 脾气虚弱者

大便时溏时泻，或伴有不消化食物残渣，且稍进油腻之物则大便次数增多，饮食减少，脘腹胀闷，体倦乏力，头晕心慌，舌淡苔白，脉细弱，治宜健脾益气止泻。主方去黄连（或少用黄连），加党参、黄芪、莲肉、芡实、扁豆、淮山药、诃子等。

4. 寒邪偏盛者

大便清稀，排便次数增多，腹中肠鸣切痛，饮食减少，喜热畏寒，甚至四肢欠温，苔薄白，脉弦紧。治宜温中散寒，健脾止泻。主方去黄连，加陈皮、生姜。

5. 肾阳虚衰者

黎明之前，腹部作痛，肠鸣即泻，泻下则安。不思饮食，食不消化，神疲乏力，形寒肢冷，腰膝酸软，舌淡苔白，脉沉细。治宜温肾健脾，固涩止泻。主方去黄连加四神丸、炒淮山药、巴戟天等。

6. 久泄伤阴者

其证势不重，腹中不舒，便意甚急，但量不多，小便赤热，夜寐多梦，舌红无苔，脉细数，治当甘寒育阴，调和肝脾，药用生白芍、甘草、石斛、沙参、生淮山药等。

7. 伤食者

便下黏浊，臭如败卵，或带有不消化之食物残渣，肠鸣腹痛，泻后痛减，脘腹痞满，嗳腐酸臭，不思饮食，舌苔垢浊或厚腻，脉滑。治宜消食导滞。主方加麦芽、谷芽、香橼干、鸡内金等。

8. 挟气滞者

加苏梗、槟榔、香附等。

9. 伴疼痛者

加川楝子、延胡索、生白芍、甘草等。

五、重视命门，脾肾同补

取“肾安则脾愈安，脾安则肾愈安”之观点，对于脾阳虚之泄泻，善在补脾的基础上，加入温肾之品，喜用巴戟天，补骨脂、吴茱萸，反对滥用桂、附。

六、临证注意事项

（1）病初不可闭留邪气；久泻不宜分利太过，以免损伤阴液。

（2）暴泻宜取速效，以防津液随泄去；久宜缓缓图功，不可操之过急。

（3）久泻阴伤不宜过用辛香温燥再度耗伤气阴，而甘寒滑润之品，也应慎重使用，否则滋腻助邪，脾阳被遏，不仅与病无补，反而有害。只有在健脾益气的基础上施加酸甘化阴，或清养气阴之品方保无虞。

（4）注意生活调理。泄泻除药物治疗外，生活调理十分重要。

因此，无论在治疗过程中，还是疾病初愈时，均应适寒温，忌生冷，食用清淡和易于消化的食物，忌食油腻海腥之品。同时保持心情舒畅，避免劳倦过度，这样才能促使患者早日康复。

第七节　论治便秘

各种原因引起的排便节律改变，排便时间延长，或便结不通，或虽有便意而排便困难者，均称为便秘。便秘是临床的常见病症之一。既可以见于多种疾病的过程中，又可独立出现。其临床特点是大便次数减少，排便时间延长，经常三五天，以致六七天，甚至更久，才得大便一次；或大便次数虽不减少，但粪质干燥、坚硬，排出困难，少数患者时常有便意，大便也不太干硬，但就是排出欠畅，临厕努挣无力。近几年来在胃病专科门诊观察中，便秘患者从青年人到老年人都逐渐增加，这可能因生活节奏加快、工作紧张、饮食结构改变等原因，也有可能由于市场上一些保健药，都有一定程度的通便作用，服过这些保健品后，一旦停服，便秘也会发生。

一、辨证要点

（一）重视舌诊

对便秘患者，应详细询问病史，四诊合参，尤需注意望舌。一般而言，有苔多属实，无苔多属虚；舌质红而无苔者多为血枯津竭；舌质淡而无苔者多为血虚气弱；苔白滑而不腻者多为寒秘；苔黄厚而腻者多为热秘。

1. 舌红苔黄

提示肠胃积热，灼伤津液。

2. 舌淡红苔黄

提示肠胃积热伤津，正气偏虚，虚中挟实。

3. 舌红苔少

提示热邪耗伤阴津，阴津亏损，血热内盛。

4. 舌淡红苔少

提示血虚气虚，津液亏损。

5. 舌淡红苔薄白

提示气机郁滞。

6. 舌淡苔白

提示阳虚气虚，传导无力。

（二）了解粪的性状

便秘者，询问观察患者大便的性状是十分重要的。一般而言，粪硬结为热伤津耗；粪结如羊粪状时带黏液者为热结旁流；粪干涩而难解，阴津亏损；粪不干但涩而难解，气虚阳虚。

（三）观察病程与排便相隔时间

一般病程较长，时达数月数年，排便相隔时间较长者，多见虚证或虚中挟实；病程较短，近期出现，排便相隔时间短而粪坚实；急性病容者多见实证。

（四）注意观察其他兼症

出现面赤身热，口干，心烦热者，多见热秘；胸膈痞满，嗳气频作，纳呆，多见气秘；临厕努挣乏力，排便不净，头晕气喘，便时汗出，多见气虚；面色萎黄，头晕心悸，唇甲淡色，多见血虚；四肢不温，面色青白，多见寒证。

（五）分辨虚实寒热

凡由热蕴、气滞或食积所致者属实；因气血亏虚、冷秘所致者属虚；大便秘结伴有腹胀拒按者属实证；大便秘结伴有腹胀喜按者属虚证，便秘出现腹胀、腹痛者多见热秘、气秘或寒秘。

总之，对便秘患者，应详细询问病史，了解病程、排便相隔时间，解便费力与否以及是否伴见腹痛、腹胀等，四诊合参，尤须重视舌诊，了解大便性状，重视与脾、胃、肺、肝、肾等脏腑的关系，方能得到正确的辨证分型，指导合理用药。

二、治疗思路与方法

治疗便秘的常法是通下法，临床上又分为峻下、温下、清下、润下等。文献中医家均采用诸法，对便秘者达到：①推陈致新，攻逐积滞。②釜底抽薪，清热泻火，如阳明热盛、腑实、急下存阴等。③增水行舟，润肠通便等作用。《黄帝内经》云："大肠者传导之官，变化出焉。"大肠的正常传导变化，必须依赖津液濡润和阳气的推动，胃腑津液充足，脾脏输津正常，可使津液下润肠道。通过长期临床观察，便秘大多数与大肠津液亏枯、功能失常有关，正如《黄帝内经》云："津液润则大便如常，津液亏少，故大便结燥。"故消积润肠通腑法当为便秘的治疗常法。

（一）对消积润肠通腑法的认识

消积是通过消导和散结，使结聚之燥屎渐消缓解的方法，属于消法。适用于现代人因大多恣食滋甘肥厚，易伤食积滞而便秘。但对胃肠积滞，燥屎内积，脘闷腹胀，消积通便可同用，达到推陈致新的作用。临床常用消食药有麦芽、谷芽、鸡内金、莱菔子、神曲、香橼干，少用山楂肉。香橼干本是理气药，但对脾胃气滞，腹胀痛作用好，配合麦芽、谷芽消食，健胃消食的作用更为提高，临床常用之。对其食积脘腹胀满，大便欠畅者应用莱菔子；食积滞证，脘腹胀满者，用神曲；肉食积滞，小儿疳积常用鸡内金。山楂味酸甘微温，有消食化积，行气散瘀的功效，由于味酸，不适合用于消化性溃疡，胃酸偏多者，故少用，但肉食积滞者，仍是要应用的。

润肠乃增水行舟，润肠通便的方法，临床常用枳实、厚朴、生白术、草决明、麦芽、谷芽、火麻仁为主方。若热积胃肠，主方去火麻仁，加蒲公英、连翘、莱菔子、枇杷叶，视病情选择使用；阴虚血虚者，主方加百合、枇杷叶、生地黄、太子参、女贞子、桑椹、柏子仁、何首乌、玄参、当归，临证随机选择使用；气虚阳虚者，主方去草决明，酌情应用党参、黄芪、肉苁蓉、当归、紫菀。

（二）消积润肠通腑法的运用要点

1. 重视肺与大肠的脏腑表里关系

肺为华盖，盖一身之气，肺与大肠相表里。肺失宣降，导致气机升降失常，水液不行，大肠传导迟缓，大便干枯而不行。因此，凡热伤津液、血虚阴虚津亏、气滞等便秘，均可以选用枇杷叶宣肺降肺气；而气虚阳虚之便秘，可以选用紫菀开提肺气，以达“开上窍以通下窍”。

2. 枳实（枳壳）与厚朴配合，可提高通腑的作用

枳实（枳壳）苦、辛、微寒，有破气除痞，消积导滞的功效。厚朴苦、辛、温，有行气、燥湿、消积，平喘之功效。枳实与厚朴合用，具有下气宽中，消积导滞之效。治疗便秘不可不用。若只用枳实或只用厚朴，其导滞通腑作用都不如二者合用。

3. 生白术的应用

治疗便秘，白术是必用之品。应用时首先必须选用生白术，而且使用剂量要大，一般可用 30~60g。因生白术具有促进肠胃分泌作用，使胃肠分泌旺盛，蠕动增速，能使干燥坚硬之大便变润变软，容易排出，使腹痛腹胀症状明显缓解，并不引起腹泻。生白术可以依据辨证与各种通便药合用，具有良好的通便作用。

4. 便秘患者精神调摄不可忽视

首先必须告诉患者养成每天定时解大便的习惯，即使没有便意，也应在“安排”的时间里完成大便之事，切忌抑制便意，有便不解；日常生活要规律化，避免烦恼与不安等情绪，尤其在排便时，要轻松愉快，切忌烦躁紧张。其次要特别强调患者注意合理安排饮食，每天多食用一些富含纤维的粗粮，多吃青菜及带皮水果；增加饮水量，每天清晨空腹时喝水 1~2 杯，多吃一些富含维生素 B 的食物；适当增加脂肪食物，如花生、芝麻、核桃等。对老年人因体虚而便秘者，可经常食用香蕉、芝麻、蜂蜜、木耳等；不宜食煎、炸、烙、烤的食物，更应忌烟酒及辛辣刺激性食物。

第八节 论治心痛胸痹类证

心痛胸痹类证，多因阴阳气血虚亏阴寒、痰浊、瘀血痹阻胸阳所致。心主血，心之所病，气血亏虚，致脉络瘀阻，故治以正为主，佐以通络，补中兼通，通而勿耗。林禾禧从1974年始，运用人参、川七为主，配合复方汤剂辨证施治心痛胸痹类证。人参、川七相配，药精量少。人参大补气血，川七散瘀止痛。川七得人参鼓舞正气，散瘀通络止痛之功倍增；人参得三七之佐，去瘀生新之力倍强。临床配合复方辨证治疗，长期服之，亦有标本兼治之效。对气血亏虚、心脉失养，或瘀血内阻，或痰饮内生，心脉失畅，而致胸闷、胸塞、疼痛等临床证候，实有一定疗效、特别年高心虚患者，更为适用。现举四例介绍如下。

陈某，男，58岁。患者因冠心病治疗数年，于1974年由林禾禧接诊。就诊时，心悸，胸闷如塞，动则气喘，胸痛时作，发作时四肢厥冷，汗出如珠，服救心丹、硝酸异山梨醇酯（消心痛）可缓解。下肢浮肿，神疲懒动，纳减，脉沉涩，舌紫暗，苔少。辨证为气虚血瘀，痹阻心脉。治以补气活血，通络宣痹。处方以高丽参1g炖汤，冲川七粉0.5g，每日饭前服1次，20天为一疗程。配合太子参、麦冬、五味子、降香、丹参、茯苓、当归、赤芍。

煎服9剂后，症状好转，嘱续服高丽参、川七两个疗程，以巩固疗效。以后五六年内，经常按此法服高丽参、川七，无明显症状出现，能参加生产劳动。至1980年，上述症状复作，并有所加重，除续服高丽参、川七外，配服补气活血、通络宣痹中药10余剂，症状明显好转。至1987年6月，患者因腹泻、高热而死亡，终年68岁。患者坚持服高丽参、川七多年，按其家属统计各有1kg以上，并无出现其他副作用。

李某，女，77岁，退休教师。患者于1981年被诊断为高血压、冠心病。1982年4月求诊林禾禧，见心悸胸闷塞，餐后胃脘胀滞，心跳加快，眩晕头痛，神疲懒言，四肢乏力，骨节酸痛，舌淡紫，苔白腻，脉沉滑，血压170~150/100~90mmHg。辨证为气虚运化失职，饮停胸膈，心脉失畅。治以补气活血，通阳化饮。以高丽参、川七，服法如前述。复方汤剂，蒌实、薤白、茯苓、杏仁、炙甘草、陈皮、麦芽、半夏、山楂肉、双钩、牛膝、石决明等，加减煎服。经2个月的治疗，塞胸、胃脘胀滞、心跳加快等症状消失，血压偏高，服复方罗布麻片，血压尚能调节正常，能理家务。状态持续两年之久，仍坚持每2~5日服1次高丽参、川七。后于1984年3月，收住家庭病床，继续观察治疗。

李某，男，53岁。患者于1982年12月体检后诊断：①高脂血症；②脑动脉硬化；③心电图提示左前束支传导阻滞。从1983年春季以来，病情逐步加重，以至无法参加正常工作。于1984年3月29日收住家庭病床治疗。就诊时，见整日胸闷塞，时而疼痛，呼吸不畅，喜按摩槌打胸部，失眠怠倦乏力，喜卧懒言，经常偏头剧痛时左上肢肌肉麻痹，血压145/85 mmHg。1984年4月14日，心电图提示左前分支传导阻滞。脉左沉涩，右沉缓，舌淡红偏暗，苔薄黄。嗜茶、烟。治以补气活血化瘀，通阳行气散结。处方高丽参、川七，服法如前。加减枳实、蒌实、薤白、桂枝、茯苓、丹参、黄芪、炙甘草、葱白、川芎、酸枣仁等煎服。治疗后症状逐步好转，1984年6月11日，心电图提示大致正常。1984年6月29日，福建省立医院复查心电图提示正常心电图。后坚持服高丽参、川七，以巩固疗效。

林某，男，54岁，干部。患者于就诊7年前诊断为高血压、心动过缓、心肌供血不足等。1984年4月因脑血栓形成，左侧上下肢麻痹住某院治疗，效果不明显。于1984年7月收住家庭病床。就诊时，见左侧上下肢麻痹，左胸部紧束感，心慌、心悸、时眩晕，心率43~54次/分，舌淡紫暗苔少，脉沉迟。经用活血化瘀，补阳还五汤加虫类药物治疗一个半月，上述症状尚无明显好转，于9月始服西洋参、川七，服法如前。半个月后心悸、心慌缓解，心率59~64次/分，而左胸部紧束感，左上下肢麻痹无改善。停服西洋参、川七半个月，心率仍保持在60~63次/分。

第二章 医话集锦

第一节 释“小便利者，其人可治”

张仲景《伤寒论》曰：“太阳病中风，以火劫发汗，邪风被火热，血气流溢，失其常度。两阳相熏灼，其身发黄，阳盛则欲衄，阴虚小便难，阴阳俱虚竭，身体则枯燥，但头汗出，剂颈而还，腹满微喘，口干咽烂，或不大便。久则谵语，甚者至哕，手足躁扰，捻衣摸床，小便利者，其人可治。”此属危重证。判断预后之良否，仲景以观其小便利、难来作判别。验之临床，特别是热性病，在病势危重之时，小便利、难，确实是判别预后良否一个重要的体征之一。其理何在？现谈谈初浅的见解，意在学习前人的医学经验，以抛砖引玉。

一、何为“小便利者”

本节在恶候叠见的情况下，而见小便利，“利”乃是“通”，含有正常通利之意。柯琴在《伤寒来苏集》说：“小便利，是反应小便难句。”尤在泾在《伤寒贯珠集》说：“……乃小便本难而反利。”任应秋在《伤寒论语释》也说：“这时小便突然转为清畅。”可见小便利，既不同“癃闭”中之小便点滴，也不同“中风脱症”中之手撒遗尿，而是指患者小便尚能正常通利。

二、小便的生成与排出

《黄帝内经·素问》“经脉别论”说：“饮入于胃，游溢精气，上输于脾，脾气散精，上归于肺，通调水道，下输膀胱。”《黄帝内经·素问》“灵兰秘典论”说：“膀胱者，州都之官，津液藏焉。气化则能出焉。”可见，水液由体外摄取以后入于胃，由脾上输于肺，肺气肃降，则津液下流而归于肾。归肾的津液，其废液流入膀胱而成小便。所以说小便之来源是饮入的水液，经过胃、脾、肺、肾等脏器的游溢、散精、通调等作用后，其津液之余，最后入于膀胱则为小便。贮于膀胱之小便，为何排出体外？《黄帝内经》说：“气化则能出矣。”“气化”之阳气作用于五脏六腑的功能活动。体内的津液之余——小便，则是通过

“气化”作用而排出体外。

三、津液与小便的关系

小便是体内津液之余。津液来源于饮食水谷，通过胃的“游溢”和脾气的“散精”而成。津液中之清者，能温肌腠，利关节濡空窍，补脑髓，为血液组成部分。《黄帝内经·灵枢》“痈疽篇”说：“肠胃受谷，上焦出气，以温分肉，而养骨节，通腠理……津液和调，变化而赤为血。”津液是维持人体生命的重要物质，津液中之浊者，入膀胱成小便，经气化而排出体外。所以人若不饮食水谷，则津液就无来源，从而引起缺津液，直至亡津液造成死亡。在致病因素和治疗不当的原因下，同样可以产生亡津液如《伤寒论》说：“大下之后，复发汗，小便不利者，亡津液故也。”《金匮要略》说：“……或从汗出，或从呕吐，或从消渴，小便利数，或大便难，又被快药下利，重亡津液。”巢氏《诸病源候论》说：“五脏六腑，皆有津液，若因脏腑虚实而生热者，热气在内则津液少。”可见人若不饮食水谷，或误汗、火攻、利下、呕吐，以及体内温度过高，均可造成津液减少，直至亡津液。其程度的轻重，往往可从小便的利难来辨别，特别是热性病的危重病证，小便的有无，更是津液存亡的鉴别要点之一。成无已说：“……小利者，为火未剧，津液未渴。”黄坤载也说：“……若小便利者，则津液未涸。”关幼波亦说：“精液枯竭，则阴无以生，阳亦无以化，以致水源枯竭而无尿。”可见小便与津液有密切关系。津液伤者，小便必少，津液亡者，小便必无。反之，小便过多，亦会伤津液。

四、气化与小便的关系

《难经》说：“气者人之根本也。”“气”是体内经常流动的，富有营养的精微物质及其所含能量的概括。脏腑组织在气的作用下产生气化功能活动，其表现是升降出入。《黄帝内经·素问》“六微旨大论”说：“非出入，则无以生长壮老已，非升降，则无以生长化收藏。”又说：“出入废则神机化灭，升降息则气立孤危。”可见气化是脏腑、经络生理功能活动的一种生理概括。

气化必建立在脏腑、经络的物质基础上。气化如离开了脏腑、经络就失去了物质基础；而脏腑、经络离开了气化，则又失去了活动作用。因此，人体之所以有生命活动现象，则是气化作用的表现，小便能正常排出。《黄帝内经》："气化则能出矣。"张锡纯说："人之饮水，非阳气不能宣通。"又说："……阴阳俱虚，致气化伤损，不能运化水饮以达膀胱，此小便所以滴沥全无也。"蔡宗玉《医书汇参辑成》卷六说"小便利者，阴不虚，津液未亡，太阳膀胱之气化犹在也。"可见，在热性病恶候叠见的危重病情，阴损及阳，观其小便利或难，可以判断人之阳气及脏腑气化功能的存在与否。气化功能差，小便则困难，气化功能活动停止，则小便不通。

五、体会

津液、气化与小便三者有密切的关系，津液是小便生成的物质，气化是小便排出的功能。小便的利难亦会反映津液、气化功能的良否。然而小便利难，不能作为一切疾病的预后判定标准，小便难者，不是不可治。仲景在太阳中风火逆证中恶候叠见，以小便利、难来作判断的眼目，是仲景最可靠的临床经验总结，而且有很好的科学性。通过学习，结合临床体会，从病因病机来说，凡属由外感六淫、内伤积滞等郁结而生火热者，或由情志拂抑，郁久化火的，如"五志之火"而致病者，从病机上来说，属病机十九条中，属火的五条，属热的四条。火热灼伤津液，热入营血，火扰心神，阴损及阳，阴阳俱虚，出现恶症；神昏谵语，或烦躁不宁，四肢抽搦，甚至狂乱越常，或气逆迫血上溢，而见喘促闷满，呕血、衄血，或捻衣摸床、哕等病势危重症候。如果小便不通，则预后不好。如果小便通利，则津液虽伤，但未尽亡，阳气虽损，但气化功能尚未停止。其间有一线生机，就有治疗抢救余地。蔡友敬曾会诊一危重病人，神昏、腹胀满而喘，小便不通，蔡友敬曰：病人必死。半日后，病人即死。消渴的病人，饮一溲一，最后亦是因小便反不通而致死。林禾禧曾治一 95 岁高龄患者，热邪伤肺，咳嗽而喘，口干咽燥，水入则呕，神昏而哕，诊之，知其小便尚通利，投以养阴益气法，一日后病则渐渐好转。

从仲景在火逆危证，以“小便利者，其人可治”，给医者指出治疗热性病须存津液之旨。火邪致病最易伤阴劫液，在温病后期尤多此种现象。津液之存亡，对于热性病预后有着决定性的意义，后世温病学家提出“存得一分津液，便有一分生机”来判断温热病危证的预后，亦是从《伤寒论》“小便利者，其人可治”此条文悟出。

第二节　蔡宗玉的生平及《医书汇参辑成》

蔡宗玉是清代名医，他勤求古训，遵经崇古，治学严谨，汇通众家之长，学识渊博，晚年所著《医书汇参辑成》（以下简称《汇参》），汇集清代以前诸名家学说，是一部内容丰富、编写分明、浅显易晓的医学书籍。近几年来，有不少人认为陈修园曾师事清代名医蔡宗玉。因此，蔡的生平著作，及蔡、陈的关系等问题，便引起了注意。林禾禧对蔡的生平、晚年著作《汇参》的内容，以及蔡、陈关系等作简介，供同道参考。

一、蔡宗玉的籍贯

蔡宗玉的籍贯，历来被认为是福建泉州府。《中国医学人名志》称他为“泉州府人，字茗庄。著有医书汇参及伤寒六经辨证”。但是，经过一番考查，认为蔡确非泉州人，而是江西省吉安府龙泉县（今遂川县）人，依据如下。

其一，地方志不见记载。清代乾隆时代分别修成的《泉州府志》《晋江县志》，辛亥革命后陈衍编修的《福建通志》，均不见有蔡宗玉经传。

其二，《汇参》注明“泉江”蔡宗玉辑。言蔡系泉州人，或者即由这“泉江”之名而来。但泉州别名虽多，诸如清源、刺桐等，但未见有简称“泉江”者。泉州旧为晋江县治所在地，故又名晋江，但也未见有称晋江为“泉江”的。

其三，道光己亥重镌本《汇参》载明：“龙泉蔡宗玉象贞纂辑，同里王声远鸣衢校阅。”蔡上翔于序文中明确称蔡是“龙泉吾宗”。我国有两个龙泉县，一在浙江，一在江西。据查《中国古今地名大词典》，江西龙泉县，系“五代时杨吴立龙场。南唐升为县，宋改曰泉江，寻复曰龙泉，明清皆属江西吉安府……”浙江龙泉县则未曾称过“泉江”。是以知此龙泉，即系江西省吉安府属之龙泉县，宋名泉江，今称遂川。

其四，清代同治版《遂川县志·人物志》（王肇谓等修，郭崇辉纂），有蔡宗玉传略。据载：“蔡宗玉字象贞，号茗庄，恩贡生，祖父皆以名儒习医学，藏医书甚富，研究有年，精通其理，集诸家之说，著医书参辑成共二十四卷。于名症之下，分别何脉何方，使阅者依病审脉，依脉辨症，依症寻方，依方定药，皆洞达无疑。金溪进士蔡上翔为之序。”依此记载蔡宗玉的籍贯为江西遂川县。

二、蔡宗玉的生平事迹

蔡宗玉的生平，惜县志记载太简，根据各种片断资料及蔡于嘉庆十二年，70 岁时所作的自叙，得知其于乾隆二年（1737 年）出生在一个儒医的家庭。其祖父及父亲“皆以名儒习医学，藏医书甚富”。家庭环境对他的影响很大，他虽然“由诸生历明经”成了个恩贡生。但毕竟功名不大，他终于选择了跟父祖一样的道路，由儒而医。他自己说过：“先君子尝精是业，因时得闻诸论，间亦习之。”加上自己的勤求古训，博览群书，“研究有年，精通其理”。积累了丰富的理论和临床实践经验，才使他能够在晚年编纂成这部篇幅如此巨大的《汇参》。

蔡宗玉在《汇参》凡例篇说：“医书原欲以济人，故不禁翻刻，但是书稿凡六易始定俱出愚一手，不敢假人，及授梓时，复邀良友，共相校正，诚恐一字之讹，有关性命。”其一丝不苟的工作态度，以及著书济人、不求版权的高尚品格，令人称赞。

蔡宗玉享有高龄，但卒于何年，因资料不足，不知其详。

三、《汇参》的主要内容

《汇参》于嘉庆十二年正式刊行。国内现存最早刊本为清代嘉庆十二年丁卯（1807 年）藏本。《汇参》全书共 24 卷，约 100 万字。一、二卷为《内经类要》；三至六卷，为伤寒部分；七卷以温病、温疫为主要内容；八至二十卷是杂病部分，主要论述内科杂病，计 124 个病证，兼及目、耳、鼻、口、唇、牙、咽喉、发等头面部疾患；二十一至二十二卷是妇科；二十三至二十四卷是幼科。全书包括了中医基础学、方剂学、药物学，以及内、妇、儿及五官等科，是一部内容丰富，编写分明，浅显易懂的医著。

四、《汇参》的编写特色

（一）遵宗经典著作，汇通众家之长

蔡氏遵经崇古，他重视《黄帝内经》，崇拜张仲景，他在《汇参》自序中称："医之有《内经》，犹吾儒之《五经》也。"他推崇仲景之书是"为万世方书之祖"，如《四书》中之《论语》。他以首六卷的篇幅，精辟论述，注释了《黄帝内经》《伤寒论》。全书每一个病证均先收录《黄帝内经》《伤寒论》对该证的论述，然后又采录名家精当切要之说作为总论。以众家治疗方法之长，作为每证的辨证论治。总之，以《黄帝内经》和仲景书为源，诸名家之书为流，编著成《汇参》24 卷。

（二）论病辨证严密

蔡宗玉十分重视辨证论治。对每一个病证均是论症准确，辨证严密。如《汇参》卷十六肠痈，其有缩脚肠痈一症："潮热如疟，小腹右边有一块大如鸡卵作痛，右脚不能伸缩，脉芤而洪实，此脓未成，五香连翘汤……"症脉明确，相似于现代医学的阑尾炎。又如卷十一哮喘一症："秋冬夜喘，每夜连声嗽不绝，大喘至天明日高方缓……"又"遇厚味即发者清金丹主之"。论述症状，合乎临床实际，所称遇厚味即发，符合现代医学所称的过敏性哮喘一类。

五、蔡宗玉与陈修园在学术上的相近之处

蔡宗玉既为江西人，他究竟是不是陈修园的老师？这一点未能绝对肯定，然而综观其著作，蔡、陈两者的学术思想颇有相近之处。

蔡、陈同系遵经崇古学派，重视经典著作学习。对《黄帝内经》《伤寒论》的称赞是一致的。

蔡、陈对张景岳的《新方八阵》，都有过激的指责。

蔡《汇参》卷十三："虚劳治法总当以脾肾二脏为要……次宜补脾保肺"，"世之治阴虚咳嗽者，视参芪为砒鸩，以知柏为灵丹，使患症者，自无一生，良可悲也。"陈《时方妙用》："……且寒凉之药，不可久服，人人俱知也，

惟滋阴降火，及不凉不温之品，最是误人。……余素不喜寒凉，姑以寒凉方之不可弃者首例之”，“参芪甘为泻火之良药……”二者对治疗痨症，同为补脾肾，畏寒凉。

蔡《汇参》卷九鹤膝风，与陈《时方妙用》卷四鹤膝风的论述几无不同。病因“三阴虚损”，治疗“十全大补加防风，羌活，附子，杜仲，牛膝”。

总之，从上述引例中，不难看出蔡、陈二人的学术思想是比较一致的。无论在论病方面或用方择药方面，均有相近和相同之处。

第三节 《怎样开好中药处方》读后感

阅读《怎样开好中药处方》（阮时宝、俞宜年编著，俞长荣审阅，以下简称《处方》）受益匪浅。《处方》一书作者在学习研究前人名方后，从不同流派、不同风格中，探索处方方法的某些共同规律，《处方》一书有较高的临床指导意义与实用价值。现浅谈读后感。

《处方》作者从事中医临床、教学、科研多年，深知处方是医生临证省疾，察病诊断的智慧结晶，似易实难，似浅实深，似平淡却奥妙无穷。作者洞察到中药处方水平下降的诸多问题。如有的处方方药多而杂乱；有的处方看不出君臣佐使，更谈不上配伍严谨，加减有度；有的处方书写不规范。曾有一张处方，书写杂乱，实习同学配方时，误认陈某医生签名为"陈皮 10 克"；还有类似"治法是补肾壮阳，而处方是香砂六君子汤或归脾汤"等。不胜枚举，"有中药之名，而无中医之味"。难怪俞长荣在序言中感叹："我们如今的处方水平非但没有超越前人，反而逊色很多。按历史发展的规律，本不该如此，可遗憾的却是事实。"当今，如何保持中医特色，提高中药处方水平，已是一个亟待解决的问题。怎样开好中药处方，实为中医同仁普遍关心的问题。

《处方》一书从处方的基本知识、处方与用药的关系、处方的技巧、提高处方水平的方法、名医处方经验，以及常用方的配伍等六大部分进行探讨。从不同流派、不同风格中，探索处方方法的某些共同规律。

书中"处方与用药"部分指出："一味药用得好，这张方子就灵了，如何用药呢？关键在熟悉药物的性能、炮制及用法等。"用药的准确关键在熟悉药物，诊治之成败便系于用药。林禾禧曾于 1980 年诊治一位"左胁下撞伤疼痛"病人，辨证属瘀血阻络，方用复元活血汤，3 天后未见效，张志豪见之，嘱照原方再服 2 剂，且饮药时加酒 1 小杯。"加酒 1 小杯"立即见效。只有狠下苦功，熟悉药物四气五味、升降浮沉的性能，与归经、产地、炮制用量，以及配伍用法，掌握好这个基本功，用药准确，才能提高处方的水平。书中"处方技巧"部分指出：

“识证、立法、择方，这是中药处方必不可少的三个步骤。”从“择方”而言，《处方》介绍了选方四要：①选方要识方；②选方要准确；③选方要不拘一格；④选方当知“守”与“变”。《处方》作者并没有详细揭露处方存在的问题，而是用谆谆诱导的方法，从处方的基本知识与技巧，到名医处方经验和名方的配伍技巧，使读者懂得，一张好的处方要“……理明、法清、方简、药精，目标明确，箭无虚发，应能击中要害，药到病除”。在医疗实践中，若能以此不断严格地要求自己，中药处方水平必将大大提高。

书中“名医处方经验谈”和“名方配伍技巧选介”部分，精选60多位古今名医百余条关于处方用药的经验谈，分析了73首名方的配伍技巧，以及180对中药处方常用配伍。特别值得一提的是，该书分析73首名方配伍技巧均不忘揭示其“辨证要点”。依照中医理论进行辨证论治，仍是至关重要的。尤其是四诊中的舌诊和脉诊，在辨证施治过程中有着十分重要的地位。例如《处方》所选治心悸失眠症的3个方：舌红苔少，脉细弱者，属心阴亏虚，选用天王补心丹；舌暗瘀斑，脉涩或弦紧者，属血瘀胸中，选用血府逐瘀汤；舌淡苔白，脉细弱者，属心脾两虚，则用归脾汤。可见，舌脉变化不同，治则也不同。掌握舌诊和脉诊的基本功，是十分重要的。林禾禧曾治愈1例慢性萎缩性胃炎，胃镜报告提示慢性萎缩性胃炎。病理报告提示胃窦部慢性重度萎缩性胃炎，幽门螺杆菌检测为阳性。患者胃脘胀满疼痛，遇寒加剧，口淡欲吐，夜尿频长，大便不畅，脉沉缓无力，舌淡暗，苔白，根浊腻。证属脾肾阳虚，脉络瘀阻，运化失司。选用温补脾肾、调气活血、祛湿健胃法治疗。药用炙黄芪、巴戟天、桂枝、党参、丹参、川三七、枳实、白术、陈皮、延胡索、麦芽、谷芽等加减，治疗半年，取得明显效果。可见，同是一张萎缩性胃炎和幽门螺杆菌阳性的报告，而中医药治疗就不是单一的，不只是清热解毒的方法，而是需要依据中医理论认真辨证施治，特别注重舌诊、脉诊的变化之不同，采用多种方法治疗。当前，科学技术发展迅速，中医学习掌握现代化技术知识及方法是必要的，但中医的基本功不能丢，中医的特色应保留，在中医辨证精神的指导下，参考现代化检测指标，两者互补结合起来分析论治，开出来的中医药处方既有中医的特色又有时代气息，疗效也较好。

总之，中医药的发展提高离不开基本功的训练。《处方》围绕处方用药的基本功进行讨论，对后学者相当有益。

第三章 临床科研

第一节　芪英饮的研制及临床应用

中成药芪英饮袋泡剂，实验研究证明对应激性、幽门结扎型大鼠胃溃疡模型均有明显的抑制和保护作用。临床治疗消化性溃疡和急慢性胃炎，疗效肯定。

一、研制思路

胃为燥土，位居中焦，多气多血，为三阳之总司，五脏六腑十二经脉受于此，为气机升降运动的枢纽。治疗胃的疾病应注重整体与局部，注重脏腑之间的生克乘侮关系，特别是脾胃气机升降功能的正常。提出“调气、理血、除毒”是治疗慢性胃炎一个比较完整的治则；认为消化性溃疡治疗要注重调节整体，又应重视溃疡病灶的局部敷药；消化性溃疡往往伴有胃黏膜炎症，即使溃疡面愈合，但局部炎症并未消失，只有清除局部炎症和消除幽门螺杆菌感染，才能巩固疗效和防止复发，因此治疗消化性溃疡不可忽视胃黏膜炎症。综上所述，探索研制一种具有补气健脾，理气消食，清热解毒，活血化瘀作用的制剂，成为研制芪英饮的初衷。同时考虑如何能使药物较长时间停留胃中，加强清除幽门螺杆菌（HP）感染和消除局部炎症的作用，因而选择袋泡剂，以便达到反复浸泡冲饮的目的。

脾胃虚弱、运化无权是胃疾发病之本，故选用党参、白术、芡实、黄芪、甘草补气健脾；六腑以通为用，应补而不滞，以陈皮、枳实、麦芽、谷芽、香橼等理气消食；改善胃黏膜循环，是消炎和促进溃疡愈合的重要因素，以丹参、三七活血化瘀；局部充血、水肿、糜烂，以黄连、蒲公英清热解毒；诸药共奏调气、理血、解毒之功效。本处方在1994年深圳召开的中西医结合脾胃病学术研讨会上得到脾胃病专家危北海教授的指导和肯定，中药专家林育华研究员专程从北京来泉指导研制。芪英饮为袋泡剂型，每包3g，每次2包，用开水浸泡饮服。

二、临床应用

芪英饮应用于反流性食管炎、急性胃炎、糜烂性胃炎、慢性浅表性胃炎和萎缩性胃炎疗效显著，对临床上出现胃胀、痞闷、嗳气、堵塞感、食欲减退，以及进食后和进食过量胃脘闷胀加剧，具有明显改善作用。若胃部疼痛或隐隐作痛，配合服溃疡散，一般疼痛很快消失。运用芪英饮袋泡剂时，要求患者用热开水冲浸泡 5min 后服，每次 2 袋可浸泡 2~3 次，首次水量 150mL 左右，第二、三次水量 100mL 左右，且务必于开水浸泡 5min 后饮用。每天分上下午各 2 袋，一天冲饮 4 ～ 6 次，意在增加一定浓度药液在胃中停留时间。在临床上，对于虚寒偏盛的患者，可以芪英饮配合香砂六君散使用，每次各 1 袋浸泡冲饮，每天 2 次。

芪英饮在临床应用中必须注意服法，才能取得更好的疗效，同时应注意浓度和饮用时间，应坚持长期使用、效果较佳。如果临床上出现湿热内蕴或瘀血内停等症状，当先服用中药汤剂加减，清化湿热、活血化瘀；若是溃疡者可配合溃疡散同时服用；急慢性胃炎临床症状改善后，可再以芪英饮继续治疗，以巩固疗效。

第二节　溃疡散的研制及临床运用

溃疡散对消化性溃疡的止痛效果显著，并对促进溃疡面的愈合有一定作用。

一、研制思路

溃疡散的研制自 1985 年开始，当时选择剂型时认为散剂较合适，具有“散者散也”的快速作用，止痛消胀效果快；另一方面，黏膜糜烂、溃疡散剂能直接作用于局部黏膜表面。从具有祛腐生肌、制酸止痛、保护胃黏膜等作用的药物中，选用海螵蛸、浙贝母、延胡索、芡实、凤凰衣、冰片等药物，制成药散应用于临床。

二、临床运用

溃疡散临床应用于消化性溃疡，止痛效果显著。林禾禧曾与泉州市县八家医院合作，将口服溃疡散每次 3g 与口服山莨菪碱片剂 10mg 进行对照，观察治疗消化性溃疡疼痛 200 例。总有效率为 94%，疼痛消失时间平均为 14.5min，明显优于山莨菪碱口服片。中医辨证把消化性溃疡分为热型、寒型和寒热夹杂型，观察止痛效果各证型间无明显差异。治疗反流性食管炎和食管溃疡等，口含药散吞服时注意用少量温水送服，患者自感食管灼痛立即被冰片凉感克服，效果满意。治疗胃及十二指肠溃疡时，可配合临床辨证中药复方治疗，或用芪英饮冲饮，止痛效果快，制酸效果良好，胃溃疡一般在 1 个月左右愈合，并在溃疡愈合后坚持用芪英饮冲饮 15 ～ 30 天巩固性治疗，大多数患者在 1 ～ 2 年内未见复发。溃疡散内有冰片，服法要求用口含药散再用温水送服，此服法疗效优于药散用水溶化，长期服用无副作用。

第三节　胃灵颗粒治疗消化性溃疡的临床与实验研究

消化性溃疡是临床常见病、多发病，如何提高溃疡的愈合质量已成为重要的研究课题。林禾禧研究团队采用随机分组的方法，通过苏木精伊红染色对大鼠复合性溃疡再生黏膜进行定量观察，测定胃壁结合黏液量、胃酸、胃蛋白酶活性等，探讨了胃灵颗粒对消化性溃疡愈合质量和大鼠乙酸慢性胃溃疡愈合质量的影响。

一、临床观察

（一）临床资料

119 例均为胃病专科门诊患者，并且符合病例入选标准。按随机分组原则，治疗组 69 例，其中男性 41 例，女性 28 例；年龄 22~63 岁，平均 43.7 岁；十二指肠溃疡 49 例，胃溃疡 17 例，复合性溃疡 3 例。对照组 50 例，其中男性 32 例，女性 18 例，年龄 21~64 岁，平均 42.6 岁；十二指肠溃疡 35 例，胃溃疡 13 例，复合性溃疡 2 例。经统计学处理，两组资料差异无显著性，具有可比性。治疗后 1 年对已愈合病例进行跟踪随访，以观察愈合质量。随访病例中治疗组 31 例，十二指肠溃疡 26 例，胃溃疡 5 例；对照组 20 例，十二指肠溃疡 16 例，胃溃疡 4 例。

病例选择标准参照西医诊断标准和中医诊断标准（参考《中医内科学》第 5 版中关于胃脘痛湿热证的中医证候表现）。

（二）治疗及观察方法

1. 治疗方法

治疗组给予胃灵颗粒，每次 5g，用热开水冲泡，并搅拌溶化成糊状口服，每日 4 次（饭前半小时及睡前服），疗程为 6 周。对照组给予奥美拉唑 20mg，每日 1 次，服药 6 周；阿莫西林 500mg、甲硝唑 400mg，每日 4 次，服药 2 周。所有病例停药 6 周后复查。对其中治愈病例随访 1 年，再次复查胃镜。

2. 观察指标

跟踪随访 1 年并予胃镜复查，以治愈（无复发）与再次复发来观察溃疡愈合质量。

（三）治疗结果

1. 疗效标准

参照《中药新药临床研究指导原则》中消化性溃疡的疗效判定标准，以胃镜疗效标准为主。治愈：胃镜提示溃疡完全消失，局部轻度充血，无明显水肿。显效：镜提示溃疡基本消失，仍有明显炎症。有效：胃镜提示溃疡面积缩小 50% 以上。无效：胃镜提示溃疡面积缩小不及 50%。

2. 治疗结果

（1）近期疗效：两组治疗后胃镜第 1 次复查结果表明，治疗组十二指肠溃疡、胃溃疡和复合性溃疡的治疗有效率分别为 95.91%、82.35%、33.33%，总有效率 89.85%，治愈率 52.17%。对照组十二指肠溃疡、胃溃疡和复合性溃疡的治疗有效率分别为 97.14%、76.92%、50.00%，总有效率 90.00%，治愈率 54.00%。两组结果差异无显著性（$P > 0.05$）。

（2）远期疗效：1 年后第 2 次胃镜复查结果表明，治疗组十二指肠溃疡、胃溃疡的治愈率分别为 65.38%、60.00%，复发率分别为 34.62%、40.00%；对照组十二指肠溃疡、胃溃疡的治愈率分别为 56.25%、50.00%，复发率分别为 43.75%、50.00%，虽然治疗组的复发率低于对照组，但差异无显著性（$P > 005$）。治疗组与对照组幽门螺杆菌感染清除率分别为 70.00%、80.00%，而 1 年后复查，幽门螺杆菌感染无增加。

二、材料与实验方法

取 SD 大鼠 92 只，雌雄兼用，体重 180~220g。大鼠造模术后第 5 天按性别、体重随机分组，分为病模 + 胃灵颗粒高剂量组、病模 + 胃灵颗粒中剂量组、病模 + 胃灵颗粒低剂量组、病模 + 雷尼替丁组及病模对照组。结果显示，胃灵颗粒能促进胃壁结合黏液的分泌，减少胃液量、胃液游离酸及总胃酸排出量，与病模对照组比较，有显著性差异（$P < 0.05$ 或 $P < 0.01$）。

胃灵颗粒能降低大鼠胃溃疡容积，与病模对照组比较，有显著性差异($P < 0.05$ 或 $P < 0.01$)，病模 + 胃灵颗粒中剂最组与病模 + 雷尼替丁组药效相当，说明其有促进慢性胃溃疡愈合的作用。病模 + 胃灵颗粒高剂量组及病模 + 雷尼替丁组大鼠胃壁结合黏液量显著提高，与病模对照组比较，有显著性差异($P < 0.05$)，说明胃灵颗粒提高了胃黏膜的再生功能成熟度。病模 + 胃灵颗粒高剂量组能减少大鼠胃溃疡再生黏膜炎症细胞密度计数（淋巴细胞及中性粒细胞）、黏膜肌层缺损宽度($P < 0.05$ 或 $P < 0.01$)，而胃溃疡再生腺体密度、再生黏膜厚度及新生血管数无明显改变($P > 0.05$)。

三、应用心得

近年来的研究结果表明，评价消化性溃疡的愈合不仅要看黏膜缺失的修复，更需要评定其溃疡局部再生黏膜的结构和功能的成熟度。中医学认为，脾胃为后天之本，胃主受纳腐熟水谷，脾气运而化之。若脾胃运化失调，气机不运，会出现气机升降失常，气滞则痰湿、郁热、瘀血等标实之邪内生，故胃溃疡的病机属本虚标实。在长期临床实践中运用调整体、敷局部的方法，能提高溃疡愈合率。调整体即调气理血、除毒，意在扶正祛邪；敷局部是至关重要的，意在清除局部胃黏膜腐烂坏死的病理产物。这也是中医治疗溃疡的传统祛腐生肌疗法，有利于促进胃黏膜的修复，促使胃黏膜基底部长出肉芽组织，从而提高消化性溃疡的愈合质量。

胃灵颗粒运用冰片祛腐生肌的特殊作用，白及保护胃黏膜，黄芪及地方草药毛将军调理气机、健运脾胃、扶正固本、托疮生肌，再加上延胡索等药配用，使周围血管的血流量和氧供增加，改善胃黏膜血液循环；蒲公英、黄连清热化湿除毒。综上，胃灵颗粒具有调整体、敷局部作用，又有清热祛腐、益气生肌、活血止痛的功效。临床观察结果表明，近期疗效治疗组与对照组基本相同，而远期疗效治疗组优于对照组。可以说，胃灵颗粒能提高消化性溃疡的愈合质量，是临床抗消化性溃疡复发的可能机制之一。

第四章 养生调摄

第一节　论中医养生的基本要素

《黄帝内经》云：“得神者昌，失神者亡。”又云：“形与神俱，方能尽终其天年。”而只有形健，神才有所依附。许多长寿的老人的养生秘诀在于注重合理饮食，注意排便排毒，正确看待疾病的发生，善于应用药膳调理补充身体的不足，防止疾病的传变，从而促进身体的健康。

一、养神

中医的“神”是在吸收各种思想文化精华部分的基础上加以升华，它的形成以《黄帝内经》为标志。神者灵也，灵者神也。《黄帝内经·素问》“保命全形论篇”曰：“天覆地载，万物悉备，莫贵于人。”人是世间万物中最具有智慧，禀赋神气最为完整的。中医认为，人体有三宝，即“精”“气”“神”，此乃生命之根本，是维持人体生命活动的三大要素。精充、气足、神全，是健康的保证；精亏、气虚、神耗，是衰老的原因。精、气、神虽各具其特性，但三者是不可分割的一个整体，存则俱存，亡则俱亡。张景岳云：“善养生者，必宝其精，精盈气盛，气盛则神全，神全则身健，身健则病少。”明代陈继儒在《养生肤语》中指出：“精能生气，气能生神，则精气又生神之本也，保精以储气，储气以养神，此长生之要耳。”

（一）什么是神

1. 神与五志

神是人体生命活动的总称，有广义与狭义之分。广义的神是指整个人体生命活动的外在表现，如一个人的精神、风度就是通过面色、眼神、言语、应答、肢体活动的姿态来体现。狭义的神是指人的精神、意识、思维活动。《黄帝内经·灵枢》“本神篇”云：“所以任物者谓之心，心有所忆谓之意，意之所存谓之志，因志而存变谓之思，因思而远慕谓之虑，因虑而处物谓之智。”

“所以任物者谓之心”这是对识神的作用的简单概括。也就是说：心是通过感官接受外界信息，从而作出思考、判断、反应。“心有所忆谓之意”，意是心神对所感应到的“象”，形成初步意象。张景岳解释为“一念之生，心有所向而未定者，曰意”。这一念之所生，保留下来，形成可回忆的印象，成为心思维活动过程的起步。“意之所存谓之志”，心神把这些初步意象，通过实践检验不断修正以接近客观真实，并保留贮存，同时也有立志的意思。张景岳解释为“谓意已决而卓有所立者，曰志”。“因志而存变谓之思”说的是，心神对贮存的相关材料进行反复综合处理，思维加工，形成概括性认知；或是通过抽象概括，形成概念，再进行思考。张景岳解释为“意志虽定，而复有反复计度者，曰思”。“因思而远慕谓之虑”，心神利用已形成的概括性认知或概念，有目的地对客观事物的发展态势进行多角度、多层次地反复推导。张景岳的解释是“深思远慕，必生忧疑，故曰虑”。这实际是在“思”基础上做出的逻辑延伸和判断。“因虑而处物谓之智”，经过反复、缜密地思考、思虑，确保行事不出偏差，叫做深思熟虑、智珠在握，以这样的思维程序去理事处物，已超越聪明，实属智慧了。张景岳的解释是“疑虑既生，而处得其善者，曰智”。由此可见，“神”是经过一系列复杂而有序的过程而演变产生的。

2. 五神与五脏

《灵枢》说：“血气已和，荣卫已通，五脏已成，神气舍心，魂魄毕具，乃成为人。”中医根据“五行学说”将精神活动分为五种不同的状态——神、魂、魄、意、志，即“五神”。同时，将其分别归属于五脏，成为五脏各自生理功能的一部分，但由心总领。《素问·灵兰秘典论》云：“心者，君主之官，神明出焉。”心藏神是指心统领和主宰精神、意识、思维、情志等活动，五神、五志均属心神所主，感受、认知过程、记忆过程及意念产生的思维过程均归属于心。《类经·脏象类》称，“意志思虑之类皆神也”，“是以心正则万神俱正，心邪则万神俱邪”。

（1）心藏神：明代李梴《医学入门》亦云：“心，君脏也，神明居焉。心者，一身之主，君主之官。”《黄帝内经·灵枢》“平人绝谷篇”曰：“五脏安定，血脉和利，精神乃居，故神者，水谷之精气也。”若心神正常，则人体各部分功能协调，彼此合作，互助互用，全身安定，没有疾病，“故主明则下安，以此养生则寿”。如果心气异常则会影响心神。如“真心痛，手足青至节，心痛甚，旦发夕死，夕发旦死”以及“心伤则神去，神去则死矣”。心神也与情志有关，进而影响人体脏腑气血。《黄帝内经》云：“七情皆发于心。”若情志异常则会影响脏腑气血，如“喜则气缓”“喜伤心”。脏腑气血异常也会影响到情志，如“心气虚则悲，实则笑不体”。若心神不明，气血不调，百病由生，甚则危及生命，故“得神者昌，失神者亡”，“心动则五脏六腑皆摇”。清代唐容川言：“火扰其血则懊侬，神不清明则虚烦不眠、动则惊惕，水饮克火，心亦动悸，血攻心则昏迷，痛欲死，疾入心则癫，火乱心则狂。”可见心神的明与不明，直接决定着生命的存亡。因此可以说，心是神的物质基础，而神是心的功能基础，两者相互依存。

（2）肺藏魄：魄是精神活动中有关本能的感觉和支配动作的功能，即无意识活动。如耳的听觉、目的视觉、皮肤的冷、热、痛、痒感觉，以及躯干肢体的动作、新生儿的吸乳和啼哭等，都属于魄的范畴。《类经·脏象类》曰：“魄之为用，能动能作，痛痒由之而觉也。”魄与生俱来，为先天所获得，而藏于肺。故肺气旺盛则体健魄全，魄全则感觉灵敏，耳聪目明，动作正确协调。反之，肺病则魄弱，甚至导致神志病变。

（3）肝藏魂：魂是随心神活动所做出的思维意识活动，即《黄帝内经·灵枢》“本神篇”所谓“随神往来者谓之魂”。当失去心神统领时，则会表现为梦幻及梦游现象。大凡做梦、幻觉、梦游、梦魇等皆属于魂的范畴，正如《类经·脏象类》所述“魂之为言，如梦寐恍惚，变幻游行之境，皆是也”，犹如现代心理学描述的潜意识活动。魂与肝的疏泄及藏血功能关系密切，肝气调畅，藏血充足，魂随神往，魂的功能便可正常发挥，即《黄帝内经·灵枢》“本神篇”所谓“肝藏血，血舍魂”。一旦肝失疏泄或肝血不足，魂不能随神活动，就会出现狂乱、多梦、夜寐不安等。魂和魄均属于人体精神意识的范畴。但魂是后天形成的有意识的精神活动，魄是先天获得的本能的感觉和动作。《类经·脏象类》曰：“魄对魂而言，则魂为阳而魄为阴。”

（4）脾藏意：“意”即“忆”的意思，又称为意念。意就是将从外界获得的信息经过思维取舍，保留下来形成记忆。“一念之生，心有所向而未定者，曰意”，意与脾关系密切，脾气健运，化源充足，气血充盈，髓海得养，即思路清晰，意念丰富，记忆力强；反之，脾的功能失常，则表现为少思、健忘。脾是受情志因素影响最大的脏器之一，思虑过度，脾胃失于健运，痰浊停滞中焦，脾不能升清降浊，痰浊蒙闭清阳，神失清灵，可出现记忆减退，头昏神蒙，不寐心烦，癫、痫、痴呆等。痰在情志致病中有着极其突出的病理作用，如痰蒙心窍、风痰闭阻、痰火内盛、上扰神明等，可产生许多情志异常的病况，如癫、痫、狂、神昏、痴呆、惊恐、健忘、嗜睡或不寐等，这些皆与痰邪为病、神志不清有关。脾为后天之本，气血生化之源。脾主运化水谷，化生营卫气血，不论是我们大脑的“意”与“思”，还是心中的“神”都依赖这份清明之阳气。

（5）肾藏志：志为志向、意志。《黄帝内经·灵枢》“本神篇”曰“意之所存谓之志”，即意已定而确然不变，并决定欲付诸行动，谓之志。意与志，均为意念所向，故意与志合称为意志。但志比意更有明确的目标。“肾藏精，精舍志”，说明肾精生髓，上充于脑，髓海满盈，则精力充沛，志的思维意识活动亦正常。若髓海不足，志无所藏，则精神疲惫，头晕健忘，志向难以坚持。年轻人肾精充足，多心怀大志，年老体弱肾精渐衰，则往往意志消沉。

（二）养神的意义

俗话说：“眼睛是心灵的窗口。”从眼睛可以看出一个人的精神面貌，如果一个人的眼睛炯炯有神，那么他的精神就很饱满，神光汇聚于眼，给人以健康灵活的感觉。“神”不单单表现在眼睛上，人的气色、言谈、表情、举止、应答、情志、声息、脉象等都是神气在外的表现。在中医诊查患者疾病的步骤里面，“望神”亦是排在第一位的。当患者前来就诊，作为一个合格的中医师首先便是观察他的“神”，然后根据收集到的信息来判断病情的轻重和预后的好坏，最后才是对其进行辨证治疗。

神气旺盛，中医称之为“得神”，标志着人的生命力强，预后良好；神气虚弱，中医称之为“少神”，这种病人生命力衰弱，病情较重；神气虚极，中医称之为“失神”，此时病人精气亏损，正气大伤，生命力丧失殆尽，预后不良。因此引用《黄帝内经·素问》“移精变气论篇”里的一句话“得神者昌，失神者亡”，“神”的有无可以判断人的生死，“神”的盛衰又可以判断人生命力的强弱。古人认为“神”是上天的代表，万物的主宰，而人体也是一个内在的小天地，因此，中医认为的“神”即为人的最高主宰。人体五脏六腑功能的协调、情志活动的调畅等，都必须依赖“神”的统帅和调控，同时，它们的不足或过极，也会反过来影响“神”。

人的七情喜、怒、忧、思、悲、恐、惊，皆是人的“神”接受外界刺激而产生的情志变化。其中肝在志为怒，发怒时就会气血上逆，损伤肝脏；心在志为喜，喜极则会伤心智；脾在志为思，思则伤脾；肺在志为悲，悲则伤肺；肾在志为恐，主前后二阴，控制大小便。总之，神只宜安，不宜乱；神只可养，不可失。

（三）如何养神

由于“神”具有任万物而理万机的作用，因此常处于难静易动的状态。所以，要想真正达到“内外合一”的高度，只有从思想高度认清了“养生”与“养神”的关系，才能克服种种困难，得以养神调神。“养神”以中国传统哲学和中医基本理论为基础，汇集道、儒、佛及诸子百家的思想精华。“善养生者养内，不善养生者养外。养内者以活脏腑，调顺血脉，使人一身流行冲和，百病不作”。历代典籍中关于养神的精华及名人养生的成功经验可以归纳为养神的八道功夫——仁爱善良、童心童趣、安静收敛、安神静卧、乐以养心、以和为贵、博学向上、调息凝神。

二、练形

（一）什么是练形

《钟吕传道集》云：“人之生也，形与神为表里。神者，形之主。形者，神之舍。形中之精以生气，气以生神。”形，指的是人的形体；练形，即锻炼人的形体。中医学认为，人体是一个有机的整体。“形”不仅仅包含我们肉眼可见的外在形体，它还包括我们看不见的，而又与外在形体功能密切联系的五脏六腑、气血津液、经络等，他们共同构成一个整体，充满活力而又运作不休。若人体的组织器官发生病变，除了其本身的功能异常外，还常常影响到别的脏腑，甚至造成整体功能的紊乱。

《道德经》云：“人法地，地法天，天法道，道法自然。”把人的养生放在宇宙、自然界这个大系统中去认识，是中医学最根本的宇宙观，也是中华民族最基本的宇宙哲学。中医学养生理论体系的指导思想，认为自然界是物质的，在不断地运动变化着，只有运动才能产生变化，只有变化才能产生万物。《黄帝内经·素问》“六微旨大论篇”说：“天气下降，气流于地；地气上升，气腾于天，故高下相召，升降相因，而变作矣。”说明万物得以滋生的关键在于天气地气一升一降的运动变化。因此人想要健康长寿，当然也需要不停地运动。

通过形体、筋骨关节的运动，使周身经脉畅通，达到调节心、肺、脾、胃、肾等脏腑功能的相互协调与平衡，修养身心的效用，并在疾病防治中发挥积极的作用。

（二）为何要练形

人是由形与神共同组成的一个不可分离的整体。所谓形，主要是概括人的外在表现，它包含人体的五脏六腑、经络穴位、骨骼肌肉等身体组织结构和气血津液等基本营养物质。而神主要是指精、气、神，包括人的精神、意识、思维、性格、情感等活动。道教以天人合一之道观察自身，对形神关系、身心结构、生命本原有独特的解释，它强调“形与神俱，不可分离”。养生既要养神也要练形，二者不可偏废，只有这样才是真正的养生。

依据《黄帝内经》的观点，养生主要是用来维护形神关系的和谐稳定，并长久持续地保持这种状态。因此，养生方法不外乎养神和练形两大类：一方面，神的旺盛建立在形体强健的基础上，“故养神者，必知形之肥瘦，荣卫血气之盛衰。血气者，人之神，不可不谨养”。另一方面，练形又必须调神，“其知道者，法于阴阳，和于术数，食饮有节，起居有常，不妄作劳，故能形与神俱，而尽终其天年”。形与神两者相辅相成，相互为用，缺一不可。

俗话说：“筋长一寸，寿长十年。”《吕氏春秋·尽数》云：“流水不腐，户枢不蠹，动也，形气亦然。形不动则精不流，精不流则气郁。”静而乏动则易导致精气郁滞、气血凝结，久即患病损寿。《修真秘要》指出“人欲劳于形，百病不能成”，形体的运动可使精气流通，气血畅达，增强抗御病邪的能力，提高生命活力。药王孙思邈认为，练形能使“百病除行，补益延年，眼明轻健，不复疲乏”。

（三）练形与五脏

练形能益五脏，若气血畅通、五脏安和，则不生病痛。

（1）心主神。中医练形能够稳定和维持人体的有氧代谢水平，改善心肌供血供氧，调节血管紧张度，对防治心脑血管疾病起着积极作用。练形能缓解抑郁情绪，改善睡眠障碍。

（2）肺主气，司呼吸，主通调水道，朝百脉而主治节。主动深呼吸能宣畅肺气，且肺主降浊，深呼吸不仅有助于缓解紧张、焦虑等情绪，更有助于排出因抑郁、忧愁、生气、怨恨、烦恼等不良情绪所导致的痰浊、水饮、瘀血等的留滞。

（3）脾主四肢、肌肉，脾胃为“水谷之海”。脾主运化水谷精微和津液，以化生气血，并将其输送布散到全身各处的肌肉中去，以供应肌肉的营养，保持肌肉活动的充足能量，使肌肉发达丰满，壮实有力。若脾的运化功能失职，肌肉失去滋养，则肌肉逐渐消瘦，甚至痿软松弛，内脏平滑肌也松软无力，进而引发内脏下垂、气虚无力等各种症状或疾患。练形能使身体强壮有力，亦可加强胃肠道肌肉的功能，增强肠胃的消化能力，从而起到健脾养胃的作用，滋养着我们的脏腑和身体。

（4）肝主筋。肝主全身的筋膜，与肢体运动密切相关。“筋长一寸，命长十年”，筋膜是一种联结关节、肌肉，具有维持肢体的伸、屈、展、旋等活动的作用的组织。全身筋膜依赖于肝血的濡养，因此，练形虽然是作用于筋，但却关系到肝血的盛衰，只有肝血充足，才能“淫气于筋”，使肢体的筋膜得到充足的营养，从而维持正常的活动。练形对于肝功能异常的患者有一定的恢复作用，但不可剧烈运动。

（5）肾主藏精、主骨、生髓。肾为先天之本，肾气充盈则精力充沛，筋骨强健；肾气亏虚易精神萎靡，腰膝酸软。肾中精气是身体生命活动的根本，对身体各种生理活动起着极为重要的作用。从阴阳属性来分，精属有形，为阴；气属无形，为阳。肾阴对身体各脏腑组织器官起着滋润、濡养的作用。肾阳是一身阳气的根本，它对身体各脏腑组织器官起着温煦，对其功能起着推动作用。肾之阴阳是人体各脏腑阴阳的根本。顾护肾精可延缓智力衰老，滋养骨骼，使运动轻捷矫健，提高人们的生活质量。

（四）练形与精、气、神

从中医来看，阳气为生命之本，练形可升阳，阳气升发，则生命力自然旺盛。形体的动静状态与精、气、神的生理功能状态有着密切关系。《文子·下德》所说“太上养神，其次养形”。神与人体健康密切相关，认为神气得养，可健康长寿。“百病生于气也”。当气失调和，百病乃变化而生。运动太少，阳气不升，易使人的元气不足，使气的推动、固摄、防御、气化等功能失司，导致气虚，出现神疲乏力、气短、头晕目眩、少气懒言等症状，易生病，且多发慢性病。而运动太过，又会使得阳气损耗太过，《黄帝内经》提到“阳者，卫外而为固也”，人体抵御疾病的能力依靠的是阳气，因而过量运动易损耗阳气导致阳虚，阴阳失衡易使人体发生疾病。因此，万事万物以中正平和为好。

（五）如何练形

“形象，阴也，阴则有体。以有为无，使形化气而超凡躯，以入圣品，乃炼之上法也。因形留气，以气养形，小则安乐延年，大则犹留住世。既老者，返老还重。未老者，定颜长寿。”由此可见，练形可强壮身体，甚至达到益寿延年的作用。

练形既有中国古代养生思想，如儒家的形神兼俱、养心与养德并重，道家的人与自然和谐相处，佛家的调身、调息、调心的禅修等的精髓之处，又有西方“生命在于运动”“用进废退”等养生思想，它将针灸、按摩、导引、武术等和现代有氧运动汇聚成一个整体，最后融合成了具有中国特色的强身健体、预防疾病、延长寿命的养生方法。古人将运动称为导引。晋代葛洪《抱朴子》认为：导引可以健身疗病，一则以调营卫，二则以消水谷，三则排却风邪，四则长进血气。

在导引功法方面，最常见的是《易筋经》《八段锦》《五禽戏》等。《易筋经》以“筋”为核心，把中医的基础理论和导引实践相结合，提出“筋弛者易之以和，筋挛者易之以舒，筋靡者易之以壮，筋弱者易之以强，筋缩者易之以长”的“易筋”理论，让通讨“筋、气、膜”的锻炼达到从“内壮”到“外壮”的目的。《八段锦》的功法具有“柔和缓慢，圆活连贯；松紧结合，动静相兼；神与形合，气寓其中”的特点。通过“学姿势、求其形似，锻炼筋骨、疏通气血，使气血运行周身、不通的经络逐渐打通”三个阶段，达到“筋骨顺而气血行，气血顺而脏腑调”的目的，进而产生防病健身和治疗康复的作用。《五禽戏》则是华佗通过研究虎、鹿、熊、猿、鸟的活动特点，配合中医脏象学说，意随形动，气随意行，来调理脏腑，输通气血。

现代医学研究表明，导引之法是一种物理疗法，通过活动对身体的刺激，激发能量、信息的吸收、转换和传递，从而引起身体生物物理和化学的反应，对身体的效应、局部组织超微结构、神经生理和生化及内分泌等产生系统性的影响，对许多顽固性、慢性疾病有着积极的康复治疗作用，对亚健康人群也可以起到养生保健的作用。传统的导引之法以其简便易行的操作、独特显著的功效而备受医家学者的重视，其理论体系和临床应用在中医养生学的产生和发展中都占有非常重要的地位。

当然，练形要有度，过度运动反而会耗伤阳气。孙思邈建议：“养性之道，常欲小劳，但莫大疲及强所不能堪耳。”阳气为生命的根本，过度耗阳，即是耗损生命。五劳所伤为久视伤血、久卧伤气、久坐伤肉、久立伤骨、久行伤筋。如果运动过度，大量消耗体力，虽颇益于培养意志，却无助于保养肾精。秋冬时节，阳气潜藏。若在秋冬季节从事大量运动，即是违背四时规律。中医养生，主张适度运动，以微汗为宜，而不主张大汗淋漓。合适的运动最养生，使阳气升发而不耗，周身气血运行略加快，脏腑功能趋于平衡，即是最佳的状态。

运动需选择适合于自己的运动方式。真正的练形之道，它是适应自身的心理与生理需求的良性运动，并自然地将其融入生活中，成为一种生活方式和锻炼方式。形体的运动可使精气流通，气血畅达，五脏六腑运行正常，增强抗御病邪的能力，提高生命活力。

三、防病

在中医的治疗和养生方面，依据《黄帝内经》的观点，可以把治疗理解为修复被破坏了的形神关系，使其回到阴阳协调平衡的状态。而养生则是用来维护形神关系的和谐稳定的，并长久持续地保持这种状态，诸多的治疗和养生方法不外乎养神和练形两大类，两者相辅相成，相互为用，缺一不可。但是，如果只将养神与练形合起来就称为“养生规律”这还不够完整，还需要加上“防病”，才足以将广博而丰富的养生“细流”汇聚其中。

（一）什么是防病

防病是指防治疾病的发生和发展，用中医的专业术语来讲，叫做“治未病”。《黄帝内经·素问》“四气调神大论篇”中提到：“圣人不治已病治未病，不治已乱治未乱。”《黄帝内经·素问》“刺热篇”中提到：“病虽未发，见赤色者刺之，名曰治未病。”当下，治未病所包含的“未病先防、既病防变、瘥后防复”等方面的内容，也与《黄帝内经》一脉相承。治未病的前提是对健康状态的认知，既包括了疾病状态，也包括了未病状态、欲病状态和病后状态。

未病先防，治在生病之先。这意思是说人们在没有患病的时候，就要积极预防疾病的发生。中医从饮食、起居、劳作等方面要求人们要“顺应天时，天人合一”，积极消除致病因素，避免或减少外邪对人体的侵害，就可保证不发病或虽病亦不重，而且未病先防还与现代“预防为主”医学模式相吻合，足见中医先辈们的良苦用心和智慧。

既病防变，治在发病之初。这是说在患病以后，要积极采取治疗措施，预防疾病加重。一般来说，疾病的转变是由表入里、由轻变重、由简单到复杂的过程，因此，在防治疾病过程中必须掌握疾病的发生、发展规律及其转变途径，做到及早发现，尽早就诊，有效治疗，治在疾病加重之先；并且还要定期复查，以达到除邪殆尽，病不复发的最终目的。

瘥后防复，治在发病之后。这是指经过合理治疗后，病情得到有效控制，但仍正气不足，病根未除，余邪未尽，处于缓解阶段或近期治愈阶段时，采取相应措施，预防原发病的复发，以收全功。因此，瘥后防复的原则就是防止死灰复燃、杜绝病根。

总之，治未病的目的在于调整身体整体功能，使身体内外协调统一，以达到“天人合一”“阴阳自和”“形与神俱”的健康状态。

（二）为何要防病

随着现代社会节奏的加快，亚健康人群的增多，“欲病”成为普遍存在的客观事实。目前医学科学在世界水平上不能解决的问题，科技发展造成的环境污染等，对人类健康的损害越来越凸显，传染病如新型冠状病毒感染、艾滋病，高血压、高血脂、糖尿病等，预防更比治疗重要，单纯的病后的医学治疗已经很不适应今后的医学发展，治疗和防护两手抓才是上策。国家倡导逐渐从“以治疗疾病为主导”向“以维护和促进健康为主”转变，卫生工作的基本方针坚持“预防为主”。预防为主医学理念的转变，为中医治未病奠定了良好的社会基础。

中医“治未病”，以增强体质为核心的健身、防病思想，以适应自然变化，增强身体抗病能力来治未病的基本原则，可以从功能的、整体的变化来把握生命，未病先防，既病防变，瘥后防复。所以，将中医治未病的特色和优势加以发扬，在人们未病之前即采取应对措施而不是病后用药，将会给民众带来更多的健康利益，也将节省更多的医疗资源。中医学“以人为本”“天人相应”“形神统一”的健康观念及“治未病”的主导思想和养生保健方法能够更好地适应这种健康需求的转变。

（三）如何防病

正气的强弱，由体质所决定。一般来说，体质壮实者，正气充盛；体质虚弱者，正气不足。《黄帝内经 · 素问》“刺法论篇”说：“正气存内，邪不可干。”因此，增强体质，是提高正气抗邪能力的关键。增强体质要注意调摄精神、锻炼身体、调整饮食起居和避免过度劳逸、适当药物预防等方面。

1. 调摄精神

中医学认为精神情志活动，与人体的生理、病理变化有密切的关系。突然强烈的精神刺激，或反复、持续的精神刺激，可使人体气机逆乱，气血阴阳失调而发病。情志刺激可致正气内虚，招致外邪致病。在疾病过程中，情志波动又能使疾病恶化。而心情舒畅，精神愉快，则气机调畅，气血平和才有利于恢复健康。正气存内，对预防疾病的发生和发展有着积极的意义。《黄帝内经 · 素问》“上古天真论篇”说：“恬淡虚无，真气从之，精神内守，病安从来。”思想上安定清静，不贪欲妄想，真气和顺，精神内守，可以防治疾病。所以，调摄精神，可以增强正气抗邪能力，预防疾病。

2. 加强锻炼

要经常锻炼身体，能增强体质，减少或防止疾病的发生。汉代医家华佗根据“流水不腐，户枢不蠹”的道理，创造了“五禽戏”，即模仿虎、鹿、熊、猿、鸟五种动物的动作来锻炼身体，促进血脉流通，关节流利，气机调畅，以增强体质，防治疾病。此外，后世的太极拳、八段锦、易筋经等多种健身方法，不仅能增强体质，提高健康水平，预防疾病的发生，而且还对多种慢性病的治疗有一定的作用。

3. 生活起居应有规律

《黄帝内经 · 素问》“上古天真论篇”说：“其知道者，法于阴阳，和于术数，饮食有节，起居有常，不妄作劳，故能形与神俱，而尽终其天年，度百岁乃去。”意思是说，要保持身体健康，精神充沛，益寿延年，就应该懂得自然的变化规律，适应自然环境的变化，对饮食起居，劳逸等有适当的节制和安排。

不要“以酒为浆，以妄为常，醉以入房，以欲竭其精，以耗散其真，不知持满，不时御神，务快其心，逆于生乐，起居无节”。

4. 药物预防及人工免疫

《黄帝内经·素问》“刺法论篇”有“小金丹……服十粒，无疫干也”的记载，说明我国很早就开始了药物预防的工作。发明于16世纪的人痘接种法预防天花，是“人工免疫法”的先驱，为后世免疫学的发展做出了极大贡献。此外，还有用苍术、雄黄等烟熏以消毒防病等。近年来运用中草药预防疾病也收到了良好的效果。如用贯众、板蓝根或大青叶预防流感，用茵陈、栀子等预防肝炎，用马齿苋等预防细菌性痢疾等，都有较好的效果。

5. 定期体检

若想做到“未病先防”，除了注意日常的起居、饮食、运动等，定期体检也是一项重要的手段，以及时了解自己身体的状态、发现身体中的小问题，才能将疾病消灭在萌芽时期。

防病，其实就是见微知著、防微杜渐的一个过程，它是中医一贯强调的预防思想，代表着中医学的特色和精髓。《黄帝内经》倡导的未病先防和既病防变的独特医学理论，已成为确立和采取各种养生保健措施及防治疾病方法的指导原则。尤其是当今大力提倡的中医学治未病，对于预防疾病的发生，提高人民的身体素质，完善具有中国特色的医疗卫生事业具有非常深远的意义。

第二节 “法阴阳，和术数”的中医养生法则

中医养生是历经几千年实践，逐步产生诸多养生方法的总结和归纳。其主要研究和阐述人类生命发展规律，探索疾病，了解疾病本质从而达到预防疾病、增强体质、益寿延年的目的。中医养生已逐步形成了完整的理论体系，是中医药学的一个重要组成部分，为解决人类健康问题提供新方向。

首先，中医养生提倡“治未病”。古人云，“上工治未病，不治已病”，“良医者，常治无病之病，故无病。”中医认为人是一个有机的整体，在探索疾病的发生发展及预防的基础上提出了“治未病”思想。“治未病”有三个方面的内容：一是防病于未然，二是既病防其传变，三是病瘥防其复发。现随着人们知识水平的提高，健康意识的普及，人们对治未病的需求日益增加，也促进了中医药文化的传播发展。

其二，调摄七情，阴平阳秘。中医学论述七情包括喜、怒、忧、思、悲、恐、惊，七情是五脏生理活动的外在表现，太过或者不足皆可致病。故调摄七情对预防疾病发生、防止疾病进展的作用不可小觑。养生者应尽量减少剧烈的情绪变化，防止过度的情志变动，保持积极乐观向上的生活态度。中医养生学提倡适度、节制、平和、乐观等理念，达到“阴平阳秘”“精神内守”的状态。正如《黄帝内经·素问》“上古天真论篇”所说“恬淡虚无，真气从之，精神内守，病安从来。是以志闲而少欲，心安而不惧”。魏代嵇康所著的《养生论》是我国最早的养生学专著，它突出强调了练神的重要性，从《黄帝内经·素问》“移精变气论篇”中“得神者昌，失神者亡”的高度来认识七情调摄、保持良好精神状态的重要性，使之成为养生保健的论著之一。

一、适度喜悦

乐观开朗的心态，可以对抗不良情绪的伤害，促进人体的身心健康。《黄帝内经·素问》“上古天真论篇”说：“以恬愉为务，以自得为功，形体不敝，

精神不散，亦可以百数。”表明乐观能够促使形体健壮，精神内守，阴平阳秘，益寿延年。一个人如果心情愉悦，生命体征、内分泌、新陈代谢都会处于一种平稳、相互协调的状态。性情开朗，保持乐观的生活态度，才能使自己能遇事神悦而不恼，心悦而不烦。当然，喜也要有其限度，暴喜过度，易耗气伤心，使神不内守、精神涣散，甚至可出现精神错乱死亡。生活中我们提倡适度喜悦，平衡心理，但切忌过度喜悦，保持乐观的情绪，要学会苦中作乐，在逆境中觅快意，每遇不如意的事情，牢记福祸相倚。

二、戒躁戒怒

中医认为，怒为肝志，有发泄之意。《黄帝内经·素问》“本病论篇”“人或恚怒，气逆上而不下，即伤肝也。”人暴怒，从而使气上逆而不下，伤害人的肝脏。《黄帝内经·素问》“举痛论篇”云：“怒则气逆，甚则呕血及飧泄，故气上矣。”怒则人的气逆乱，严重的话则可让人吐血。遇事保持冷静，自我调养，提前做好规划，考虑问题要符合客观规律，学会自我反思觉察，及时进行自我放松，保持镇定，修心修身，增强自控能力，克服焦躁情绪，用理性克服情志上的冲动，适当舒缓愤怒情绪，使情志舒畅而不过激。

三、乐解悲忧

悲伤是一种正常的情绪，合理发泄，有助于身心健康。《黄帝内经·素问》“举痛论篇”云：“悲则心系急，肺布叶举，而上焦不通，荣卫不散，热气在中，故气消矣。”过度悲忧则易导致肺气耗伤，从而出现情绪低下，遇事落泪，精神萎靡等。减少悲伤情绪可用各种正当方法去宣泄，以免气机郁遏而生疾患。树立正念思想，通过做自己感兴趣的事情，转移注意力，避免寂寞独处。悲伤只是人生的一小部分，没有必要无限度的放大它，相反的，接受它、拥抱它，用成长治愈它，才是最好的解决方式。

四、开朗解思

“思则气结”过度思虑，最易影响脾胃的运化功能，脾失健运，脾不升清，胃不降浊，临床上常见食少纳呆，脘腹胀闷等。开朗解思，保持开朗乐观的情绪，退步思量，消除忧虑和烦恼，避免消极思考，树立积极思想。可多与人吐露交谈，听取别人的劝慰以消除心中的烦恼，也可适当活动，以缓解持续思虑后的紧张和疲劳，要养成按时作息的好习惯。

五、防惊避恐

中医学认为：恐则气下，临床常见二便失禁、遗精、阳痿。惊则气乱，是指突然受惊，心气损伤，则可出现心悸、怔忡，甚至惊厥。避免惊恐可适当改变周围环境，或学习或训练等，转移和分散精神心理活动，借以缓解或消除精神刺激。排遣惊恐，避免不良刺激，调适性情，改易心志。

人的情志活动皆应保持适中平和，发泄情绪也要有节有度，从容中道，避免太过。情不可不动，亦勿过也，情志活动贵在调和适中。遇事不为一得而过喜，也不为一失而过忧，切勿太过注重得失，宜平衡心态，学会取乐，知足常乐，自得其乐，没有过多不切实际的奢望，量力而行，适可而止，常保持轻松愉悦的心情，以得常欢乐，这样才能促进人的健康长寿。

六、劳逸结合

提倡运动健身，劳逸适度。中医学认为，人是一个有机的整体，运动锻炼可以更好地使形与神俱，增强体质、预防疾病。坚持运动有恒、有度、有序。老当益壮，延年益寿，都要靠运动。运动要达到健身之效，贵在坚持。当然，合适的运动强度对于身体的健康至关重要。运动强度过大，会给身体带来损伤。所以，要想有一个好的身体，就要选择合适的运动强度。运动强度要根据自身的年龄、身体状况、有无基础病、平时运动量的多与少来决定。普遍适用的原则是循序渐进、量力而行。不管选择何种运动方式，运动过量都会导致心率增快，疲劳感不易缓解。因此，除了循序渐进地增加运动量外，主要应关注心率和身体的疲劳感，这既简单易行又比较准确。以跑步为例，随着运动者逐渐适应合适的运动强度，跑的距离会越来越长，跑的配速会逐渐增快。这时，心率并没有随着跑步的距离增加和配速的加快变得更快，疲劳感也消失得很快，这就是合适的运动强度。

不同的人群不同的身体状况，应选取适合自身的运动项目。刚开始运动的人可选择强度低、方便可行、易于坚持的项目，例如快走、游泳、登山、跳广场舞、太极拳、八段锦、五禽戏等，可以按照自己的兴趣和身体条件加以选择。在进行必要的剧烈运动前，应该先做一些有氧运动（慢跑、游泳等）再开始高强度运动，避免因为突然大量运动而导致肌肉拉伤或关节损伤等情况。

配合中医传统运动养生法锻炼形体，可达到活动筋骨，调匀气息，宁心安神、益气活血、调整脏腑、益寿延年的目的。古人经过几千年的养生实践，形成了一套较为养生方法，是古人的智慧结晶。

明代医学家胡文焕有养生要诀——“四宜”：发宜多栉（常梳头），手宜在面（按摩面部），齿宜数叩（叩齿数千次），津宜常咽（吞下唾液）。亦即“梳头法”“叩齿法”“咽津法”。

咽津，此法亦称“赤龙搅海”，即闭合口唇，将舌头伸出齿外唇内，上下左右搅动，令津液（唾液）盈满口腔，然后鼓漱 6~9 次咽下。也可将舌抵上腭，意想肚脐，待口内充满津液，再缓缓咽下。总之，可动用多种方法使口腔唾液增多，并将唾液缓缓地、一口一口地咽入腹中，咽时有声音则效果更好。一般每次 15 分钟，每日早晚各 1 次。

叩齿是传统的运动养生方法。叩齿时应排除杂念，放松思想，口唇轻闭，然后上下牙齿有节律地轻轻相击，每次连续叩齿 36 次或 72 次，早晚各 1 次。叩齿后，将口腔中的唾液慢慢下咽，如此便可强肾固齿。

梳头是我国特有的一种传统运动与按摩养生方法。古代养生家在《养生十六宜》中提出“发宜常梳”。梳头的具体方法是：选择一把好的梳子，最好是牛角或桃木质的梳子，梳齿宜稀疏而秃短。梳头时梳齿要紧贴头皮，着力适中，从前额开始向后梳，一直梳到枕部，像耙地一样，顺着头发平梳。每次梳 5~8 分钟不等，以舒适为度，当头皮有热、胀、麻的感觉时，说明已达到要求，即可停止。梳头最好在早晨起床后或白天进行，入睡前不宜梳头。平时亦可用双手十指梳头，自额部前发际开始，由前向后梳到后发际。动作以缓慢柔和为佳，可以边梳边揉擦头皮，效果更好，次数不限，每次 10 分钟左右。

提肛是主动地、有规律地收缩和放松肛门部肌肉，即肛门有规律地一提一松，交替进行，10~20 次一遍，每日可做数遍。提肛时应精神放松，一次缩提肛门的时间可由几秒至数十秒，但不宜过长，以免造成疲劳不适而影响效果。提肛的姿势不拘，可坐可站，也可以行走中进行。提肛时可加入意念，即眼唇微闭，舌抵上腭，心静神宁，意守丹田，也可以不加入意念随意进行。提肛法可防治痔疮、肛裂、腹泻、便秘、慢性前列腺炎等疾病。

此外，“导引术”“按摩术”及登山、走步等健身运动，都能起到增强体质、提高免疫力、调和阴阳、延年益寿的作用。

七、合理饮食

中医学十分重视饮食养生。《黄帝内经·素问》“上古天真论篇”说：“饮食有节，起居有常，不妄作劳，故能形与神俱，而尽终其天年，度百岁乃去。”说明饮食与健康养生密不可分。《吕氏春秋》说“食能以时，身必无灾”，主张饮食要定时、定量；《黄帝内经》说，“……饮食自倍，肠胃乃伤”，“膏粱之变，足生大丁”，反对暴饮暴食，提倡“淡而有味”“淡而轻身”“淡而益寿”的清淡素食；宋代养生学家刘词在《混欲颐生录》中提到不宜吃得太饱，宜细嚼慢咽；明代养生学家王蔡提出“咸多促人寿”，主张不要吃太咸等，都说明中医养生很早就提倡应当养成良好的饮食习惯。中医学将食物分为寒、热、温、凉、平五性与辛、甘、酸、苦、咸、淡、涩七味，并根据食物的性味归纳为补阴、补阳、补血、补气、清热、散寒、除湿、驱毒等作用与辛散、甘补、酸收、苦泻、咸软等功效，以便人们在日常膳食中加以选择。此外，合理饮食还强调饮食调配，《黄帝内经》论述“毒药攻邪，五谷为养，五果为助，五畜为益，五菜为充，气味合而服之，以补精益气”，说明中医养生学早就对饮食要营养全面、搭配均衡有一定的认识，为营养学研究积累了丰富的资料。

（一）宜饮食清淡，少油腻厚味

清淡饮食的标准是：少油、少糖、少盐，以及正确的烹饪方式。清淡饮食不拘泥于清蒸、水煮、焖炖等方式，也不等同于食不知味或食如嚼蜡，可以利用调味品调节口味，但应尽量避免高油高糖的摄入。食物五味皆不过极，故不能伤五脏，反而可调节五脏六腑的平衡。反之，若嗜食肥甘厚腻，则容易伤损脾胃。

（二）宜温熟松软，少生冷黏硬

中老年人饮食宜温热松软，松软食物则更容易消化，可以减轻胃肠的负担。温熟松软是指食物宜温不宜过冷，食物要烧熟煮透，容易咀嚼消化。黏硬生冷的食物多属阴性寒助湿，会刺激胃黏膜。

（三）宜三餐合理，少过饥过饱

一日三餐的食物量应合理分配，通常以膳食能量作为分配一日三餐进食量的标准。一般情况下，早餐提供能量应占全天总能量的25%~30%，午餐占30%~40%、晚餐占30%~35%为宜。种类应粗细搭配，种类多样，有荤有素。一日三餐中两餐时间应间隔4~6小时为宜。三餐定时定量，进食时间应控制在15~30分钟，不宜过短或过长。在合理饮食的前提下，切忌暴饮暴食，以免加重胃肠负担，诱发疾病。在合理饮食的前提下，切忌过饥过饱。长期进食不足，营养缺乏，气血生化无源，就会导致脏腑组织失养，容易继发其他疾病。饮食过饱，暴饮暴食，或中气虚弱而强行大量进食，就会导致脾胃负担加重，食物难以消化，进而损伤脾胃功能。

（四）宜细嚼慢咽，少五味偏嗜

细嚼慢咽，顾名思义就是要控制和减缓进食速度。中医认为“脾开窍于口”，从现代医学的角度来说，进食速度太快会导致食物在口腔中咀嚼不够，生成的唾液淀粉酶不足，容易造成新陈代谢速度降低，食物中营养物质无法得到充分吸收，影响身体的生理功能。老年人牙齿衰退、消化液分泌减少，身体各项生理功能下降，更需要小口进食，细嚼慢咽，不可囫囵吞枣。细嚼慢咽还能有效地减少食物的摄入量，缓解胃肠道压力，防止体内积食，帮助消化吸收，不仅有助于控制体重，还能预防胃食管反流病等消化道疾病的发生。人们的口味各有所好，酸、苦、辣、甘、咸，各不相同，五味偏嗜会引起脏腑的偏盛，从而引起阴阳失衡，故应合理膳食，均衡营养，科学搭配。

（五）顺应自然规律，人与天地相应

中医养生学提出顺应四时阴阳变化规律，结合自身的特点，合理安排饮食起居和生活劳作以适应自然界的变化，以达到人与自然和谐统一。正如《黄帝内经·素问》“四气调神篇”所说“阴阳四时者，万物之终始也，死生之本也，逆之则灾害生，从之则苛疾不起”。宋代养生学家陈直在所著的《养老奉亲书》中说：“人能执天道生杀之理法，法四时运用而行，自然疾病不生，长年可保。”养生学家积累了许多顺应四时变化来调节身体的方法，为人类健康长寿积累了十分宝贵的经验。

1. 春宜养阳，重在养肝

寒冬刚过，体内阳气消耗较多，处于蛰伏、压抑状态，因此会出现春困的现象，此时需要补充、唤醒体内的阳气，令其生发，此之为“养”。人体阳气春季五行为木，木对应肝，肝之木逢春而生，肝主疏泄，喜条达而恶抑郁，要控制情绪，避免忧郁、暴怒等不良情绪，做到乐观开朗、心情愉悦。饮食宜辛温升散。适当吃辛温升散的食物，诸如葱、姜、蒜、香椿等；尽量少吃生冷寒凉的食品，避免伤害脾胃。睡眠一定要充足。春季养生，宜夜卧早起。熬夜会过分消耗身体的阳气，睡懒觉则不利于阳气生发，这都会导致阳气不足、身体新陈代谢减缓、有损寿命。衣着宜上薄下厚。春季容易出现乍暖还寒的气候变化，加上皮肤腠理舒展，对寒邪抵抗减弱，所以《千金方》主张“上薄下厚”，养阳收阴。春后应加强运动。春天应该多去空气清新的公园、树林、河边、山坡等地运动，按照自己的喜好多活动，让阳气有序升发，补养身体。

2. 夏季养心，顾护脾胃

夏季暑气当令，阳气最为旺盛，生机最为蓬勃，是一年中阴阳转化的重要时节。此时人体新陈代谢旺盛，汗多易伤阳气，暑气耗伤津液，容易出现各种虚证。所以，夏季养生要顺应气候变化，注意顾护阳气，夏气通心气，更要益气养心。中医认为夏日要“使志无怒”，保持“心地清凉无热恼”。在炎炎夏日，人体新陈代谢旺盛，如若不加以调摄情志，人暴怒，可使气上逆，阳气外泄，心火上亢，神气涣散，心神被扰，心阳极易受损伤。中老年人应使情志平和不燥，心情条达舒畅，切忌发怒。饮食上避免温热性食物，应以清淡新鲜食物为主，控制盐、油的摄入，宜多吃新鲜蔬菜、水果，勿贪凉，忌生冷。夏季应依照昼长夜短的自然特点，夜卧早起，顺应阳气的生长。清晨空气新鲜，出门适量运动，呼吸吐纳，使心旷神怡，“心静自然凉”，让身体与自然相适应。

3. 秋宜养收，重视津液

俗话说“一夏无病三分虚”，夏季过多的耗损应在秋季及时补充。秋天天气由热转寒，阳气始收，处于阴阳转变的关键时期，人体的阳气亦开始收敛。故秋季养生，凡七情变化、生活起居，皆以养收为原则。秋季属燥，燥易伤肺，五志属忧，所以秋天容易使人感到悲伤忧愁，耗伤肺气。因此，在七情调摄上也应顺应季节特点，以收为要，情绪不宜过度激动，做到心态平和。秋天阳消阴长，应收敛肺气早卧早起，免受肃杀之气的戕伤。秋季应少辛增酸、养阴生津、润燥止咳，饮食调养应遵循“养阴防燥”的原则进行调整，饮食宜多喝粥、多吃鱼，泻秋凉、防秋燥。锻炼时应根据气候变化适时调整，要充分拉伸，减少肌肉关节的损伤。

4. 冬练三九，敛阳护阴

冬季是一年当中最为寒冷的季节，阴气最为旺盛，昼短夜长，土气凝寒，草木凋零，万物冬眠，阳气封藏。人体顺应四时气候变化，新陈代谢也随之变缓，以养精蓄锐，安度寒冬，以更好地迎接来年春天。冬季养生应防寒御暖，收敛阳气，顾护阴气，注意闭藏，维持阴阳平衡。在精神调摄方面应注意情绪安宁平静，固护心志，避免劳累紧张和情绪激动。起居应早卧晚起，早卧可养人体阳气，使身体保持温热，维持生命功能；晚起可养阴气，可使人体阴平阳秘，养精蓄锐。穿着应注意保暖，随气候变化适当增减衣物。冬季应该多进食有助于温补阳气，健脾益肾的食物，少食生冷寒凉、过于辛散温燥的食物。俗话说：“冬天动一动，少闹一场病；冬天懒一懒，多喝药一碗。”冬日在三九天应进行适当的运动，锻炼中要注意精神内守，充分热身，避免强度过大的剧烈运动，锻炼后要及时擦干汗液更换衣物，以免外邪趁虚而入，阴精阳气外泄。

5. 注重房事有节，节欲保精

男女两性的性生活是本能，中医养生学家历来注意房事养生。《素女经》曾提出“幽、闲、怨、旷多病而不寿”之说，说明正常的性生活能促进人的健康长寿。从马王堆出土的竹简《合阴阳》《天下至道谈》中谈及要注意“性爱前奏”和选择性生活体位，以达到性生活的和谐。《广嗣纪要·协期篇》谈及性生活禁忌和适度性生活。此外，众多涉及强身健体、增强性欲方法等在古代文献中都有相关记载。中医对性养生的研究内容是十分丰富的。

适度和谐的性生活即性养生，有利于健康长寿。实践证明，适当的性生活是天性所需，独身或禁欲不利于健康长寿。但性生活不节，纵欲无度，没有掌握性生活的度会引起多种疾病；不懂得掌握性生活的科学方法和选择适合的体位，则难以达到和谐和性满足。了解掌握性生活的禁忌，不乱用壮阳药，才能使性生活不会损伤身体、影响健康，这一切都是性养生的具体内容。适度的性生活应以夫妻双方感到精神和通体舒畅为宜。夫妻双方在性生活过程中，互相交流，摸索、掌握性反应周期变化的差异，主动地使自己的行为适应对方，和对方保持同步，就会和谐，从而达到性满足。节欲保精是养生的重要一环。肾为一身阴阳的根本，肾精充足，五脏强盛，则身体强壮。反之，肾精不足，则五脏衰虚，百病丛生。“纵欲催人老，房劳促短命”，节欲保精对于中老年尤为重要。

了解性生活的禁忌，也是性养生的重要内容。《三元延寿参赞书》云：“大醉入房，气竭肝伤，丈夫则精液衰少，阳痿不起，女子则月事衰微，恶血淹留。”醉酒后同房，酒精使人兴奋难以自持，此时性生活难免行为失控，动作粗暴，随之可能会出现超出双方可容忍范围的行为，导致性生活不和谐。《千金要方·房中补益》指出：“人有所怒，气血未定，因以交合，令人发痈疽……运行疲乏来入房，为五劳虚损，少子。”七情过极行房事时亦耗伤阴精气血，引起各种病变。患病期间或大病初愈时慎行房事。患病期间，正邪交争，正气抗邪于外，气血亏虚；大病初愈时，正气未复，或余邪未尽，如若进行性生活，轻者旧疾复发，重者甚或丧命。

医案篇

第一章 肺系病证医案

第一节　感　冒

张某，男，43 岁，晋江人，1989 年 4 月 26 日初诊。

患者反复畏冷寒战 2 天，发热头痛，四肢酸楚，尤以头顶及枕部抽痛为甚，自服感冒药，发热无缓解。症见发热、头痛、胸闷、口渴不多饮，骨节酸楚，舌尖红，苔黄厚，脉浮数，乃风热感冒挟湿。中医诊断为感冒。西医诊断为流行性感冒。治宜辛凉透表、清热利湿，方拟银翘散加减。

处方　金银花 10g，连翘壳 10g，香豆豉 10g，薄荷叶 6g（后下），川厚朴 6g，淡黄芩 10g，白芷 10g，生薏苡仁 30g，芦根 30g，淡竹叶 10g，生甘草 3g。2 剂，水煎频频呷服。避风，注意休息。

二诊　发热退，上症减轻，苔黄略腻，脉象滑数。再拟宣气化湿，疏风清热，桑菊饮加减。处方：冬桑叶 10g，杭菊花 10g，苦桔梗 10g，连翘壳 10g，苦杏仁 10g，薄荷叶 6g（后下），滑石块 30g，淡竹叶 10g，香白芷 10g，淡黄芩 10g，生甘草 3g。2 剂。

三诊　诸症大减，唯微咳，关节略有酸痛，苔黄微腻，脉数。风热邪气未尽，应以解肌清热。处方：净蝉衣 3g，嫩前胡 10g，川桂枝 6g，北杏仁 10g，枇杷叶 10g，淡黄芩 10g，嫩桑枝 10g，生甘草 3g。

按　《医学源流论》云："凡人偶感风寒，头痛发热，咳嗽涕出，俗语谓之伤风……乃时行之杂感也。"本例伤风，现代医学谓之"流行性感冒"，可见中医学对本症病因病机已早有认识。"治上焦如羽"，药取轻清，故取辛凉轻剂或辛凉平剂治之。风为六淫之首，常夹时气而入，且患者常居潮湿处，辨证处方，须参照季节主气酌情加减。本证风热夹湿，湿浊缠绵，故于辛凉透表之中，兼以疏风利湿，因而取效。

第二节 高 热

李某，男，34岁，农民，晋江人，1991年6月10日初诊。

患者以“畏冷发热，伴咳嗽胸痛4天”为主诉于1991年6月8日入院。患者于6月4日受凉后，自觉头痛，畏寒发热，体温39.5℃，咳嗽少痰，于当地诊所治疗，发热反复，伴咳嗽胸痛加剧，由急诊入院。查体：神志清楚，面色潮红，急性病容，体温39.7℃，心率98次/分，右下肺闻及湿性啰音。血常规：白细胞（WBC）1.4×10^9/L，中性粒细胞（N）百分比92%，淋巴细胞（L）百分比8%。胸部X线摄片示：右下肺块状阴影，诊断为右下叶大叶性肺炎。入院后经补液抗菌治疗2天，仍高热持续不退，乃请会诊。症见高热，咳嗽，痰色黄稠、胸痛，面红，口干引饮，小便黄赤，舌红，苔黄腻，脉数。中医辨证属风热之邪壅滞肺经，肺气不得宣降。治宜宣肺清热，化痰止咳，方拟麻杏石甘汤加味。

处方 蜜麻黄10g，北杏仁10g，生石膏30g，生甘草3g，鱼腥草20g，鲜球兰叶30g，金银花10g，连翘壳10g，桑白皮10g，生薏苡仁30g。2剂。

二诊 体温正常，诸症减轻，上方去石膏加黄芩10g。再服2剂。

三诊 体温未再上升，但咳嗽痰少，胸部尚有痞闷感。舌红少苔，脉象细数，乃高热之后，耗伤阴液，治宜养阴润肺，佐以清热止咳，方拟沙参麦冬饮加减。处方：北沙参10g，麦冬10g，北杏仁10g，嫩前胡10g，牛蒡子10g，鲜球兰叶30g，金银花10g，连翘壳10g，生甘草3g。2剂。

四诊 诸症均减，偶有咳嗽，舌红少苔，脉象细弦。上方去前胡、牛蒡子、球兰叶，加茯苓10g。服2剂。

按 患者罹病，正值夏日，感受风热之邪，邪热内盛，阳气一时被遏，不能达于表，故先有畏冷，后但热不寒，是人身之阳气奋起与病邪相搏，“阳盛则热”，故高热，咳嗽痰黄稠，是热邪袭肺，肺失宣降所致。痰热蕴结，气血阻滞则胸痛。针对风热之邪外袭，痰热壅肺，故选用麻杏石甘汤加味，方中辛温与辛寒相配，解表与清肺并用，相得益彰，既疏风清热，又宣肺化痰。选方用药，正中病机，故取速效。

第三节　咳　嗽

陈某，女，6 岁，学生，2014 年 4 月 6 日初诊。

患者 2 周来咳嗽阵作，夜间咳嗽加剧，喉中痰鸣，动则咳喘，咽痛，口干喜饮，厌食，大便正常。察其精神萎靡，舌淡红，苔微黄，闻其咳嗽连声粗浊，时有喘息声，脉浮弦。发作前曾有外感史，服西药无效。此为风热袭肺，肺失宣降之咳嗽。中医诊断为咳嗽。治宜宣肺化痰止咳，方拟三拗汤加减治之。

处方　蜜麻黄 4g，杏仁 4g，黄芩 4g，前胡 4g，苍耳子 4g，蝉蜕 3g，浙贝母 4g，桔梗 10g，苇茎 8g，甘草 2g。3 剂，水煎服，日服 1 剂。避风，劳逸结合，忌生冷、辛辣、肥腻之品。

二诊　服上方后咳嗽明显减轻，喉痛已消失，仍有口干，食欲渐增，舌淡红，苔白，脉沉弦。上方去桔梗，续服 3 剂，水煎服，日服 1 剂，而告愈。

按　本案小儿形体娇嫩，形气未充，肺气不足，卫外不固，感受风热之邪，肺气不清，热蒸液聚为痰，痰热蕴肺，肺失宣肃，故见咳喘阵作，喉中痰鸣，咽痛，口干喜饮，舌淡红，苔微黄，脉浮弦。本案三拗汤乃《伤寒论》麻黄杏仁甘草石膏汤去石膏而来，虽为主治感冒风邪、鼻塞声重、语音不出，或伤风伤冷、咳嗽多痰之剂，然三拗汤具有“宣、降、散”之功，用于小儿咳嗽，只要加减得宜，颇有奇效。方中麻黄蜜炙，取其润肺止咳平喘之功；杏仁味苦泄降，温发散，有下气定喘止咳之功，又有疏散肺经风邪，宣滞化痰之能。二者相配一升一降，使肺经气机调畅。前胡、桔梗、浙贝母助三拗汤解表宣肺化痰；蝉蜕疏风解痉；苍耳子散风通窍；黄芩、苇茎清泄肺热。如此一升一降，一润一燥，清温相宜，肺得宣降，痰浊得化，肺气安宁。加上甘草调药和中，补中有散，全方共奏祛风化痰，宣肺止咳功效。

第四节　哮　喘

田某，女，59岁，农民，2013年3月2日初诊。

患者反复气喘、咳嗽、咳痰50余天，加重2天。症见气喘，喉中痰鸣如水鸡声，不得卧，咳嗽，痰多、色白、清稀，口中和，胸闷，乏力，纳可，寐欠安，二便调，舌红苔白，脉弦滑。自服西药症状无改善而求诊。此乃寒饮郁肺，遇感复发，痰阻气道，气促痰升，肺失宣肃所致，法当散寒宣肺，化痰平喘，方拟射干麻黄汤加减。

处方　射干10g，蜜麻黄6g，细辛3g，紫菀10g，半夏10g，五味子10g，干姜10g，款冬花15g，茯苓15g，陈皮10g，半夏10g，大枣10g，炙甘草5g。3剂，水煎服，日服1剂。避风寒，适劳逸，忌辛辣、生冷之品。

二诊　服用上方后气喘有所缓解，喉中痰鸣减轻，尚不得卧，咳嗽，痰多、色白、质稀，胸闷，乏力，舌红苔白，脉弦滑。守上方，5剂。如上调护。

三诊　服用上方气喘明显好转，喉中时有哮鸣，能平卧，咳嗽，痰多、质稀，乏力，舌红苔白，脉滑。守上方，5剂，如上调护。

四诊　服用上方后气喘基本控制，咳嗽时作，痰多、质稀，乏力，舌淡红，苔薄白，脉滑细。此为肺脾气虚，痰湿内蕴之象，方拟六君子汤和补肺汤加减善后治疗。5剂，如上调护，嘱其加强锻炼，增强体质，防止复发，可于三伏天行“三伏灸”治疗。处方：党参15g，茯苓15g，白术10g，半夏10g，陈皮10g，黄芪20g，干姜6g，五味子10g，蜜紫菀10g，炙甘草5g。5剂，水煎服，日服1剂。

按　本案因素寒饮郁肺，遇感复发，肺气不宣，故喘咳，痰多、质稀；痰阻气道，气触痰升，故喉中痰鸣如水鸡声；舌苔白，脉弦滑，乃寒痰郁阻之象。《金匮要略》云：“咳而上气，喉中水鸡声，射干麻黄汤主之。”方中射干消痰开结，麻黄宣肺平喘，干姜、细辛温中散寒行水，紫菀、款冬花降气化痰，陈皮、半夏、茯苓健脾化痰，五味子收敛肺气，甘草、大枣安中，诸药同用，宣肺散寒、降逆化痰，使痰消气顺，散中有收，又不耗散正气。哮喘“发时治标，平时治本”，故以六君子汤和补肺汤健脾益肺，补土生金善后调护，以及行“三伏灸”治疗，寓有“治病求本、未病先防”“冬病夏治”之意。

第二章

脾胃系病证医案

第一节 痞 满

病案一

邱某，女，64岁，2014年9月10日初诊。

患者反复胃脘胀闷2年，嘈杂不舒，反酸嗳气，口干欲饮，胸部灼热，饥不饮食，二便尚调，舌红少苔，脉细涩。曾于某市医院做胃镜及病理示“慢性萎缩性胃炎伴轻度肠化”，多方治疗疗效差。此乃胃阴亏虚，虚热内扰，胃失濡养，和降失司，久病入络，胃络阻滞而致病。中医诊断为痞满。西医诊断为慢性萎缩性胃炎。治宜养阴益胃，调中消痞，理气活血，方拟益胃汤加减。

处方 生地黄15g，沙参15g，玉竹10g，枸杞10g，当归10g，玄参10g，麦冬15g，延胡索10g，川楝子10g，炒白芍15g，赤芍10g，枳壳15g，炒麦芽20g，炒谷芽20g，三七粉（冲服）3g，炙甘草6g。7剂，水煎服，日服1剂。嘱饮食有节，食易消化食物，忌肥甘厚味、辛辣及生冷之品。

二诊 诸症好转，口干咽燥大减，纳食渐增，舌红苔少，脉细。守上方，7剂，水煎服，日服1剂，如上调护。

三诊 服前方胃脘胀闷，嘈杂反酸，嗳气明显好转，服药偶见大便溏泻，舌淡红，苔少，脉细。守前方去玄参、延胡索、川楝子，加黄芪20g、化橘红10g。7剂，水煎服，日服1剂，如上调护。

按 素体阴液亏虚，胃阴不足，胃络失濡，和降失司，气机阻滞，故见胃脘胀闷，嘈杂不舒，嗳气；虚火内扰则口干燥欲饮，舌红，苔少，脉细；久病入络，瘀血阻滞，则病情日久迁延不愈。胃者五脏六腑之海，凡人之常气，皆禀于胃，胃中津液一枯，则脏腑皆失其润泽，当以甘寒润泽之品，以复其阴，胃络得濡，升降和顺，脾气始能散精，以滋五脏。故治以养阴益胃，调中消痞，理气活血为法。方取益胃汤加减，方中沙参、麦冬、玉竹、枸杞为养阴之品，滋养胃阴；玄参清虚火；延胡索、川楝子、枳壳理气止痛；白芍、炙甘草酸甘化阴，缓急止痛；当归、赤芍、三七粉活血化瘀通络；麦芽、谷芽消食导滞。三诊诸症好转，因见泄泻，虑苦寒、理气太过，故去玄参、延胡索、川楝子，加黄芪健脾益气生津，化橘红理气消滞。全方滋腻之中加以轻清理气之品，既能濡养胃阴，又防滋腻之性阻滞气机，令补而不滞。此方中，三七粉活血定痛，且有保护胃肠黏膜之功；化橘红甘、苦、平，行气而不伤阴，均为林禾禧治胃病常用之品。

病案二

林某，男，28岁，1992年10月3日初诊。

患者以胃脘胀闷不适半年余就诊。症见胃脘胀闷，嘈杂呕逆，时有疼痛，食欲不振，形体消瘦，面色萎黄，腹中肠鸣，二便调，舌质红，苔根腻，脉弦数。患者平素喜食香燥食物，半年前始觉心下痞满，不思饮食，经治疗时止时作。一个月前在某医院做胃镜检查，确诊为浅表性胃炎（中度），中、西药治疗未见明显好转。此乃湿热积滞、胃失和降所致。中医诊断为痞满。西医诊断为慢性胃炎。治宜辛开苦降，和胃泄热，化湿消痞，方拟半夏泻心汤加减。

处方 半夏10g，黄连6g，黄芩10g，党参15g，干姜6g，陈皮10g，川楝子10g，延胡索10g，厚朴10g，炙甘草3g。5剂。嘱饮食有节，忌肥甘厚味，辛辣及生冷之品。

二诊 疼痛嘈杂已除，呕恶痞满逐减，纳食不香，舌质红，苔薄黄，脉细数，原方去黄芩、川楝子、延胡索，加茯苓15g、炒白术10g，以健脾和胃。再服3剂。

三诊 食欲增加，脘闷呕恶已除，以香砂六君子汤善后。

按 《金匮要略·呕吐哕下利病脉证治》篇说：“呕而肠鸣，心下痞者，半夏泻心汤主之。”胃居中焦，以通为用，以降为和，为体内气机升降之通道。脾胃素虚，湿热犯胃，湿性黏腻重浊，与热交结，导致中焦痞塞，使胃一反降逆之常而变为阻塞，气机紊乱，因此患者出现胃脘痞胀、呕恶嘈杂。同时，脾胃虚弱、运化无权故纳差消瘦。半夏泻心汤是林禾禧治疗脾胃病常用方，取苦寒之黄连、黄芩苦降泄热以和阳，配辛温之干姜、半夏辛开散痞以和阴，同时振奋胃阳、宣开湿郁而达热于外；配党参、陈皮、甘草以补脾和中。湿热阻中，气滞难解，故方中加厚朴，黄连、厚朴相配能通能泄，疏通壅滞，痞症自解。总之，全方辛苦合用，以奏降逆止呕，开结散痞之功。

第二节 呃 逆

病案一

陈某，男，68岁，退休教师，2014年3月10日初诊。

患者3个月来反复发作，喉间呃呃连声，持续数日不止，呃声低长无力，泛吐清水，脘腹时感胀闷不舒，喜温喜按，手足不温，伴动则气喘，食少乏力，大便溏薄，日行2~3次，夜尿偏多，察其面色苍白，神疲懒言，舌质淡，苔薄白，闻其呃声低长无力，脉沉细弱。曾行胃镜检查示慢性浅表性胃炎，B超示肝胆脾未见异常，胸片示未见异常。服西药无效。此为脾肾阳虚，中阳不足，胃失和降，虚气上逆之呃逆。中医诊断为呃逆。治宜温补脾肾，降逆止呃，方拟六君子汤合温补肾阳之品治之。

处方 党参15g，白术10g，陈皮10g，半夏10g，茯苓15g，补骨脂10g，吴茱萸2g，肉豆蔻10g，巴戟天10g，姜炒竹茹10g，甘草3g。4剂，水煎服，日服1剂。嘱避风寒，适劳逸，宜饥饱有常，饮食宜清淡易消化食物，忌生冷、辛辣、肥腻之品。呃逆发作时含服生姜片1片，日可数次。

二诊 服上方后呃逆明显缓解，已2日不作呃逆，无吐清水，仍脘腹不舒，神疲乏力，纳少，大便软，日行2次，小便清长，舌淡红，苔白，脉沉细弱。守上方，4剂，水煎服，日服1剂。

三诊 呃逆未再发作，脘腹不舒好转，食欲改善，精神状态佳，大便成形，日行1次，夜尿比以前好转，舌淡红，苔薄，脉沉细。守上方去竹茹、半夏，再服5剂以巩固疗效。

按 本案素体不足，年高体弱，中气不足，脾胃阳虚，健运失司，病深及肾，肾气失于摄纳，浊气上乘，上逆动膈，故见呃声低长无力，脘腹时感胀闷不舒，喜温喜按，手足不温，泛吐清水，神疲乏力，面色苍白，纳呆，大便溏薄，夜尿偏多，舌质淡，苔薄白，脉沉细弱。 本案为虚呃，大多为脾胃阳虚所致，然患者年高体弱、四肢不温、大便溏薄、夜尿多、脉沉细弱，此乃命门火衰、脾失温煦、脾肾阳虚之征。《金匮要略》云："干呕哕，若手足厥者，橘皮汤主之。"该方乃治胃寒气逆、寒气阻滞、阳气不能外达之呃逆、手足厥冷之证，然本案之手足不温、呃逆当为肾阳亏虚、阴寒内盛所致，故方中六君子汤加含服生姜寓有"橘皮汤"之义，加补骨脂、吴茱萸、肉豆蔻、巴戟天温补肾阳、温中散寒，配以姜炒竹茹、二陈汤化痰止呃，补中有清，全方寓有辨证求本之妙也。

病案二

曾某，男，42岁，医生，1992年11月20日初诊。

患者反复上腹部隐隐作痛多年，痛有定处，多在受凉或饮食生冷之后发作，得热缓解或减轻，畏寒肢冷，时呕清水。胃镜提示十二指肠球部溃疡。经常自行服用奥美拉唑。近日来不思饮食，胃脘胀痛，呃逆频频，不能自止，恶心欲呕，疲乏无力，大便溏软，舌淡，苔薄白，脉沉细。此为脾虚气滞，胃失和降之证。中医诊断为呃逆。治宜温中健脾，和胃降逆，方拟香砂六君子汤合旋覆代赭石汤加减。

处方 木香6g，砂仁6g，炒白术10g，陈皮10g，茯苓15g，盐旋覆花10g，代赭石15g，党参15g，姜半夏10g，炙甘草6g，炮姜10g，大枣6枚。3剂。避风寒，适劳逸，禁生冷饮食。

二诊 呃逆消除，无恶心呕吐，纳食渐增，仍有胃脘胀满，疲乏无力，不思饮食，舌淡，苔薄白，脉沉细。改用香砂六君子汤加味。处方：木香6g，砂仁6g，党参15g，炒白术10g，茯苓15g，姜半夏10g，制陈皮10g，炙甘草6g，炒麦芽10g，鸡内金10g，炮姜6g。5剂。如上调护。

按 患者平素脾胃虚寒，中阳不足，脾胃气滞，故胃痛反复发作；脾虚失健，水湿失运，痰湿阻滞，胃失和降而上逆，故呃逆连声，恶心欲呕。神疲乏力，舌淡，苔薄白，脉沉细，乃脾胃虚弱之征。张仲景治噫气不除，以旋覆代赭石汤为主方，林禾禧临证常用之，然脾胃虚寒乃致本病之本，故取香砂六君子汤加炮姜合方为治，切合病机而取效。

第三节 呕 吐

郭某，男，31岁，农民，1991年9月15日初诊。

患者近2年来，胃脘经常胀闷，遇劳或精神刺激加剧。2周前开始出现恶心呕吐，食入即吐，食纳减退，胸肋满痛，曾在某医院行生化检查未见异常。胃镜示糜烂性胃炎。予西药治疗无效。症状反复，甚则饮水亦吐，伴胸胁闷痛，苦不堪言，舌红，苔薄黄，脉弦。此乃肝气犯胃，痰浊内蕴，胃气上逆之证。中医诊断为呕吐。治宜泻肝理气，化痰和胃，降逆止呕，方拟旋覆代赭石汤合左金丸加减。

处方 盐旋覆花10g，代赭石15g，党参10g，姜半夏10g，吴茱萸3g，川黄连6g，紫苏梗10g，黄芩10g，生姜3片，大枣4枚，炙甘草3g。2剂。水煎，少量频服。宜清淡、少量饮食。

二诊 药后，食入未再呕吐，胁痛略减，患者自觉胃脘部尚有灼热感，时而嗳出酸水，苔薄黄，脉弦缓。宜辛开苦降，调和肝胃，改用半夏泻心汤加味。处方：姜半夏10g，川黄连6g，黄芩10g，党参10g，海螵蛸15g，炙甘草3g，厚朴10g，干姜10g，大枣4枚。3剂。

三诊 呕吐酸水已止，胁下尚有隐痛，口苦，苔薄黄，脉弦，再拟调和肝胃，用四逆散加味。处方：柴胡10g，炒白芍15g，枳壳10g，甘草3g，川楝子10g，木香6g，制香附10g，黄芩10g，炒白术10g，制陈皮10g。服3剂。诸症皆除。

按 患者脾胃素弱，运化不健，故常饱闷不舒。脾胃气虚，健运失常，水湿内停，痰浊内生，胃失和降则呕。土虚木乘，肝胃不和，则兼见脘胁疼痛，苔薄黄，脉弦。《伤寒论》曰："伤寒发汗，若吐若下，解后，心下痞硬，噫气不除者，旋覆代赭石汤主之。"以旋覆花下气化痰为君，合代赭石重镇降逆。肝气犯胃，引动痰饮，故食入即吐。故佐以泻肝和胃之左金丸，再加紫苏梗、黄芩以增强和胃止呕之功。方中沉降相须，消补相伍，切合病机而取效。呕吐之症，有虚实之分，实者易治。唯痰饮与肝气之呕，每易复发。故再以寒热互用、苦辛并进之半夏泻心汤，以调和肝胃之四逆散加味，使其肝气条达、脾气健运、胃气和降。

第四节　胃脘痛

黄某，男，44岁，1992年5月4日初诊。

患者反复胃脘疼痛2个多月，无规则发作，伴腹胀，恶心欲呕，口干而苦，纳谷不香，时作嗳气，舌红，苔黄厚腻，脉弦滑数。胃镜示慢性浅表性胃炎伴糜烂。曾服过泮托拉唑、丽珠得乐、三九胃泰及中药柴胡疏肝散，未见好转。此乃肝胃不和，痰热阻滞而致病。中医诊断为胃脘痛。治宜化痰清热、理气和胃，方拟温胆汤和小陷胸汤加减。

处方　瓜蒌15g，黄连6g，半夏10g，茯苓15g，枳实10g，陈皮10g，竹茹10g，川楝子10g，延胡索10g，甘草3g。3剂，水煎服，日服1剂。嘱忌辛辣、肥厚、滋甘之品。

二诊　呕吐消失、胃脘胀痛、口干口苦均减轻，食纳增进，舌红，苔薄腻微黄，脉沉滑。守上方加紫苏梗10g，再服3剂。

三诊　胃脘痛消失，进食后仍觉胀滞感，舌红，苔微黄，脉沉滑。再将上方去川楝子、延胡索，加麦芽15g、谷芽15g、香橼干10g，再服3剂。

四诊　上述诸症基本消失，舌淡红，苔薄，脉细弦。方拟六君子汤加味。处方：党参10g，茯苓15g，炒麦芽15g，陈皮10g，半夏10g，白术10g，枳实10g，炒谷芽15g，甘草3g。5剂，水煎服，日服1剂，以巩固疗效。

按　本案由饮食失调，嗜食烟酒，内生痰湿，湿浊困脾，健运失常，聚湿生痰，痰郁化热，痰热阻胃，气机郁滞，升降失司所致。方用小陷胸汤和温胆汤治疗，既能清化痰热，又能和胃疏肝。以辛开苦降、润燥相得之小陷胸汤，合理气化痰、和胃利胆之温胆汤，相得益彰，使痰热得清，胃气得降。

第五节 泄 泻

病案一

钟某，男，38岁，2014年7月21日初诊。

患者反复出现腹泻2年多，大便稀溏，伴有黏稠白冻，日行4~5次，且左下腹疼痛，痛时欲解，便后痛减，腹胀纳呆，小便黄。察其舌红，苔黄腻，诊其脉濡数。曾于某医院行结肠镜检查，示“溃疡性结肠炎”，并多方为治，未根治。此乃肠道湿热蕴结，损伤脾胃，气机阻滞，传化失常，清浊不分之证。中医诊断为泄泻。治宜清热化湿，调气导滞，方拟芍药汤加减。

处方 炒白芍20g，槟榔10g，生大黄6g，黄芩10g，黄连6g，甘草6g，肉桂粉3g（冲服），当归6g，木香6g，枳壳15g，炒麦芽20g，炒谷芽20g，白及15g，马齿苋15g，三七粉3g（冲服）。5剂，水煎服，日服1剂。嘱饮食有节，忌辛辣生冷、肥甘厚味之品，起居有节，调畅情志。

二诊 服上方后泄泻减轻，大便质软，伴少许黏液，日行2~3次，腹痛缓解，纳少，小便清长，舌红，苔薄黄腻，脉濡。守上方，5剂，如上调护。

三诊 服上方后，因不慎饮食，复现大便次数增多，大便溏软，夹有少许血丝，日行4次，肛门灼热，舌红，苔薄黄腻，脉滑。守上方加槐花20g，5剂，如上调护。

四诊 服上方后大便质软，日行1~2次，腹痛时作，纳食正常，舌淡红，苔薄黄，脉濡。此湿热已渐清，故易法为健脾化湿，为善后之治。方拟七味白术散加减。处方：党参15g，炒白术10g，茯苓15g，藿香10g，木香6g，葛根12g，甘草6g，黄连6g，白及15g，枳壳15g，炒麦芽20g，炒谷芽20g，三七粉3g（冲服），大枣3枚。5剂，如上调护。

按 “湿盛则濡泄”，本案泄泻因湿热蕴结大肠，传化失常，清浊不分。故见大便溏泻，伴有黏液；湿浊阻滞，气机不畅，则腹痛腹胀；湿热蕴结，脾失健运，则纳呆，小便黄，舌红，苔黄腻，脉濡数，乃湿热蕴结下焦之象。治疗泄泻要以脾胃为本，旁及他脏，辨清虚实，注重兼挟，故治以清肠化湿，调气导滞为法，方取芍药汤加减，方中重用芍药配当归、三七粉，活血和营；黄连、黄芩清热燥湿解毒；木香、槟榔、大黄行气导滞；少佐肉桂辛温通结，意反佐之功；加马齿苋清热解毒、凉血止血、止痛之功，为林禾禧常用的经验用药，尤其对大便挟有黏液者更有奇效；枳壳、麦芽、谷芽理气消食；白及具有保护肠道黏膜之功，也是林禾禧治疗胃肠疾病常用之品。全方辨证与辨病相结合，针对肠道生理特点加减用药，确有良效。湿热祛除后，易取七味白术散健脾化湿，机转合理，方药丝丝入扣，治病求本。

病案二

吴某，男，50岁，工人，2013年8月12日初诊。

患者下痢脓血便伴腹痛，里急后重，复作1个月。症见反复腹痛，腹泻，痢下赤白脓血便，日行8~10次，伴里急后重，胃脘痞闷，纳呆，口干欲饮，小便黄。察其形体消瘦，舌质红，苔厚黄腻，诊其腹软，无肿块，左下腹触痛，脉沉弦稍滑。3年前曾就诊某综合性医院，行结肠镜检查诊断为溃疡性结肠炎，并多方采用中、西药治疗，效差，症状仍反复发作。此为湿热内蕴肠腑，腑气壅滞，气滞血阻，闭塞滞下，气血与湿热相搏之证。中医诊断为大瘕泄。西医诊断为溃疡性结肠炎。治宜清热化湿，调气行血，方拟葛根芩连汤和白头翁汤加减。

处方一 葛根18g，黄连6g，黄芩10g，白头翁10g，秦皮10g，马齿苋12g，木香6g，藿香10g，神曲15g，生白芍30g，延胡索12g，甘草5g。5剂，水煎服，日服1剂。嘱忌辛辣、生冷、酒、滑肠之品。

处方二 白头翁15g，马齿苋15g，黄连6g，仙鹤草15g。水600mL煎至200mL，适温，取内服之赛霉胺4粒研粉，溶入汤剂中，混匀，保留灌肠，日1次，5剂。

二诊 服用上方及灌肠治疗后，腹痛好转，里急后重减轻，大便溏软伴黏液，日行 2~3 次，未见脓血，食欲渐增，口干欲饮，小便黄，舌质红，苔黄腻，脉弦滑。守上方，5 剂，灌肠方，5 剂，如上调护。

三诊 服用上方及灌肠治疗后，诸症均渐好转，大便溏软伴黏液少许，日行 2~3 次，纳可，口和，小便清，舌质红，苔薄黄腻，脉弦滑。续以上法，口服、灌肠同步治疗 20 天。

四诊 服用上方后症状基本消失，大便成形，日行 2 次，舌淡红，苔薄，脉细。此乃脾胃气虚，湿浊余邪未清，故予健脾化湿，调理脾胃，以固其效。处方：生黄芪 18g，生淮山药 18g，薏苡仁 24g，芡实 15g，茯苓 15g，莲子肉 15g，扁豆仁 10g，甘草 3g。7 剂，水煎服，日服 1 剂。嘱避风寒，适劳逸，忌辛辣、生冷、酒、滑肠之品。

按 本案患者素体湿热内蕴，腑气壅滞，气滞血阻，湿热腐破血络，故见腹痛、腹泻、下痢赤白脓血；"有一分里急就有一分热；有一分后重，就有一分湿"，故见里急后重；湿热互结，津不化，则见口干欲饮，尿黄；湿热郁遏，熏蒸上焦，故见舌红，苔黄厚腻，脉弦滑之象。"调气则后重自除，行血则便脓自愈"，故立以清热化湿，调气行血之法，方中以白头翁、秦皮、黄连、黄芩清热燥湿，坚阴厚肠；葛根起阴气、升津液而止利；木香、芍药、延胡索理气活血，缓急止痛；藿香、神曲芳化湿浊，行气导滞；马齿苋清热解毒，凉血止血，具有散血消肿，利肠解毒之功，为治疗湿热痢之佳品，配以仙鹤草收敛止血，又能治泻止痢。本案内服与灌肠协同治疗，体现"调整体、敷局部"的辨治观点。

病案三

纪某，女，25 岁，1991 年 11 月 14 日初诊。

患者反复腹泻 2 年多，大便溏薄，夹有黏冻，时有脓血，每日 4~5 次，稍进生冷油腻或劳倦后诱发，发作时伴有腹痛。经某医院电子结肠镜检查提示溃疡性直肠炎。经中、西药治疗未见显效而求诊。症见大便溏薄，每日 4~5 次，伴有黏液夹有脓血，肠鸣，腹痛，神疲倦怠，面色萎黄，舌淡苔白，脉象弦细。

此乃脾胃虚寒，湿浊阻滞，郁而化热，湿热壅阻肠道血络之故。中医诊断为泄泻。西医诊断为慢性非特异性溃疡性直肠炎。治宜温中健脾，清热化湿，理气止痛，拟连理汤加味。

处方 党参 10g，炒白术 10g，黄连 6g，干姜 10g，黄芩 10g，木香 6g，白头翁 15g，防风 10g，白芍 15g，川楝子 10g，延胡索 10g，甘草 3g。3 剂，水煎服，日服 1 剂。嘱饮食有节，忌辛辣生冷、肥甘厚味之品，起居有节，调畅情志。

二诊 肠鸣腹痛已减，大便日 2~3 次，脓血未见。上方去白头翁，再服 5 剂，如上调护。

三诊 肠鸣腹痛已减，大便日 1 次，质软，少许黏液，时腹胀。舌质淡红，苔薄白，脉细。上方去川楝子、延胡索，加川厚朴 10g、槟榔 10g。5 剂。

四诊 大便成形，日行 1 次，余症消失，服六君子丸调理而愈。

按 脾胃属土，职司运化，脾胃虚寒，则运化无权，清浊升降之机受阻，湿浊内生，日久湿郁化热，湿热下注，搏及血络，则腹泻、便黏液夹有脓血。湿热交炽，积滞内阻，气机不畅而致腹痛、肠鸣、腹胀。本病属虚实夹杂、寒热交错之证。治宜苦降辛开、补泻结合。黄连、黄芩泻热燥湿，坚阴止利；干姜、木香其性辛温，振奋阳气，宣开湿郁。黄连配木香、槟榔使壅于胃肠之湿热得以宣泄；党参、干姜、白术温运中焦，补益脾胃，则中运有权，升降复常，腹泻自止；大便中杂脓血，用白头翁配黄芩、黄连清热燥湿解毒。方中防风性温，味甘辛，取其升阳散湿之功。诸药寒温并用，以达苦泄辛通，健脾和中，燥湿止泻之效。

第六节　便　秘

吴某，男，68岁，退休工人，2014年4月18日初诊。

患者多年来便秘反复发作。症见大便干结，如羊屎状，4日1行，伴腹胀纳少，口干欲饮，头晕耳鸣。察其舌质红，苔少，诊其腹软，无肿块，脉沉弦细。曾就诊某综合性医院，结肠镜检查示慢性结肠炎，无糖尿病，予“福松”或增液承气汤等，未能完全改善。此为肠腑阴津亏虚，虚火内灼，肠失濡润，气滞不畅之虚实夹杂证。中医诊断为便秘。治宜滋阴润燥，清热导滞，方拟生白术散加减。

处方　生白术30g，草决明子24g，枳实10g，厚朴10g，桑椹子12g，女贞子18g，连翘10g，蜜枇杷叶10g，火麻仁12g，甘草3g。5剂，水煎服，日服1剂。嘱清淡饮食，多食果蔬，定时排便，服药后若出现大便日3次，可停服中药，依大便的次数为度，选择服药的次数。

二诊　服上方后第2天，解下大量宿便，腹胀消失，然便时腹痛，便后痛减，隔日遂停药，然未解大便，复服药，当日解羊屎状粪便3次，此后复停药隔天再服，如此断断续续，均能保持解便1次，且粪软，但仍时有厌食，舌红，苔少，脉细弦。故上方加炒麦芽15g，谷芽15g。5剂，水煎服，日服1剂。嘱其依大便的次数，延长停服中药的天数，以每日1~2次成形之软便为度。

三诊　家属来诊，诉患者已停服上方多日，目前大便每日1解，饮食正常，要求自行饮食调理观察。

按　本案患者素体阴虚之质，肠腑阴津亏虚，虚火内灼，肠失濡润，故大便干结，如羊屎状，口干欲饮，头晕耳鸣，舌红苔少。此案诸症虽合增液承气汤之治，然未能根治，究其因，其脉沉弦，弦主气机不畅，且便秘多时，当有宿便，故为虚实夹杂之证。《景岳全书·秘结》篇曰：“阳结者邪有余，宜攻宜泻者也；阴结者正不足，宜补宜滋者也。知斯二者即知秘结之纲领矣。”因此，本案当攻补兼施，消积润肠通便为其治，立以滋阴润燥，清热导滞。生白术散乃林禾禧的经验方，生白术具有促进肠胃分泌作用，使肠胃蠕动增快，润滑硬便，消除腹痛腹胀，且不致腹泻，配以草决明、火麻仁增加润肠之效；枳实与厚朴合用，下气宽中，消积导滞，合以连翘清热导滞；桑椹、女贞子滋阴清热，生津润肠，配以蜜枇杷叶寓有提壶揭盖之意。年老便秘者，当养成定时解便之习惯，切忌抑制便意，有便不解；饮食调理尤为重要，当时时顾护阴津。

第七节　便　血

吴某，男，52岁，农民，1992年5月8日初诊。

患者有十二指肠溃疡病史。近几天来，先胃脘剧烈疼痛，后疼痛减轻而觉胃脘胀闷，头眩晕，神疲乏力，心烦，口渴，面色少华，动则气喘，尿量偏少，大便如柏油状。舌淡红，苔微黄腻，脉沉细带数。察其腹软，肠鸣音存。胃脘部压痛，无黄疸。大便隐血阳性，血红蛋白80g/L。此乃脾阳不足，不能统血，血溢于外。中医诊断为便血。西医诊断为胃出血。治宜温阳健脾，养血止血。

处方　熟地黄12g，阿胶10g，白术10g，黄芩10g，熟附子6g，白及15g，紫珠草15g，蒲黄炭10g，五灵脂10g，灶心黄土60g，甘草3g。先将灶心黄土煎汤，澄清后，取2杯，纳入其他药后，煎成1杯，温服。

二诊　上述症状明显好转，觉疲倦无力，面色无华，纳差畏冷，大便隐血阴性。舌淡红，苔薄白，脉沉细。再拟益气健脾止血之剂。处方：黄芪20g，党参15g，紫珠草15g，茯苓15g，白及15g，白术10g，陈皮10g，炙甘草5g。服3剂，以巩固疗效。

按　黄土汤是张仲景《金匮要略》用为治远血之主方。胃出血是内科常见急症之一，迅速止血是医者当务之急。张仲景设立黄土汤治远血，从组方而言是严密的。方中灶心黄土温中收涩止血，为主药；附子、白术、甘草温阳健脾，以复脾阳统摄之权；但温阳之药，易耗阴血，故阿胶滋阴养血止血，与白术、附子配伍，一阴一阳，温而不燥，阴阳并调，体现阳生阴长之意；佐入黄芩之苦寒，可与地黄、阿胶共同制约白术、附子之性。全方具有温阳健脾、养血止血之功，为治远血之主方。林禾禧在运用本方时，常加紫珠草、白及、蒲黄、五灵脂4味止血祛瘀之药。紫珠草有活血、止血功用。药理表明，紫珠草止血作用“似在可收缩血管，便于血小板凝聚而止血，并降低血管的通透性”（见《中药大辞典》）。白及有止血、消肿之功用，以及在胃内形成胶状膜，修补血管缺损及胃十二指肠穿孔的作用。蒲黄、五灵脂具有活血行瘀、散结止痛的作用。

总之，在出血症中，已离经止血，终归属于污血，在止血时配活血之品，有免除留瘀之弊，整方具备了止血活血作用。运用于胃出血，止血迅速，无不良反应，故收效甚佳。

第三章 其他常见病证医案

第一节 胁 痛

病案一

邱某，男，36岁，渔民，2014年4月17日初诊。

患者右胁肋刺痛反复1年余，痛有定处，入夜更甚，常欲以拳头捣捶其胸而舒，伴胃脘闷痛，口干，纳可，大便干结，2日1行。察其舌质暗红，有瘀斑，苔薄微黄，诊其腹软，无肿块，右胁肋叩击痛，脉沉弦涩。曾就诊某综合性医院，行胃镜检查，诊为慢性浅表性胃炎。B超检查，肝胆脾未见异常。胸片检查，双肺未见异常。予中、西药治疗，效差，症状仍反复发作。此为肝郁气滞，久病入络，瘀血阻滞之证。中医诊断为胁痛。治宜行气活血，通阳散结，缓急止痛，方拟旋覆花汤加减。

处方 旋覆花10g，茜草10g，丹参12g，生黄芪18g，延胡索12g，川楝子12g，丝瓜络10g，蒲公英24g，生白芍20g，蜜枇杷叶10g，甘草5g，青葱10g（后下）。5剂，水煎服，日服1剂。嘱调畅情志，忌辛辣、生冷之品。

二诊 服上方后右胁肋刺痛有所缓解，胃脘闷痛，口干欲饮，纳可，大便干结，2日1行，舌质暗红，有瘀斑，苔薄微黄，脉沉弦涩。守上方去黄芪，加天花粉12g。5剂，水煎服，日服1剂。

三诊 服上方后右胁肋刺痛时有发作，痛有定处，以夜间为主，伴胃脘闷痛，纳可，大便正常。舌质暗红，苔薄，脉沉弦。守初诊方加刺猬皮10g。5剂，水煎服，日服1剂。

四诊 服上方后右胁肋刺痛及胃脘闷痛消失，纳食正常，舌暗红，苔薄脉细弦。立以疏肝理气，调和肝脾，方用四逆散加减，以固其效。处方：柴胡10g，茯苓15g，枳壳12g，白术10g，生白芍20g，延胡索12g，川楝子12g，甘草5g，生黄芪18g。5剂，水煎服，日服1剂。

按 本案因肝郁气滞，日久入络，瘀血阻滞，着而不行，故见右胁肋刺痛，痛有定处，入夜更甚，舌有瘀斑，脉沉弦涩；肝失疏泻，土失木疏，气壅而滞，则见胃脘闷痛；木郁化火，耗伤津液，故见口干欲饮，大便干结，舌质暗红，苔薄黄。此为肝着病，《金匮要略》云：“肝着，其人常欲蹈其胸上，先未苦时，但欲饮热，旋覆花汤主之。”方中以旋覆花、丝瓜络行气通络；茜草、丹参活血化瘀；青葱宣通散结；延胡索、川楝子理气止痛；生白芍、甘草柔肝缓急；蒲公英入肝经清热泻肝火；配以生黄芪乃林禾禧治胃炎验方“芪英饮”之主药，且生黄芪有补肝气之功，促进疏肝理气之效；随方加蜜枇杷叶降气通便，取“肺与大肠相表里”之意，乃林禾禧治便秘特色之一。

病案二

吴某，女，46岁，2014年10月17日初诊。

患者右肋疼痛隐隐已1年余，有胆结石病史。近1周右肋疼痛复作拒按，嗳气频频，恶心呕吐，饮食不振，察其舌暗红，苔薄黄，诊其右上腹触痛，脉弦涩，此为肝胆疏泻失常，木郁乘土，肝胃不和，湿热壅阻，气机阻滞之证。中医诊断为胁痛。西医诊断为胆石症胆囊炎。治宜疏肝利胆，和胃降逆，清热利湿，理气止痛，方拟四逆散加减。

处方 柴胡10g，枳壳10g，炒白芍24g，郁金10g，金钱草15g，鸡内金10g，海金沙10g，生大黄10g，延胡索10g，川楝子10g，炒麦芽15g，炒谷芽15g，甘草6g。5剂，水煎服，日服1剂。嘱调畅情志，清淡饮食。

二诊 服上方后胁痛缓解，嗳气除，无呕吐，食欲渐佳，大便已通，舌红，苔薄，脉弦。守上方，7剂，日服1剂，如上调护，嘱疼痛完全消除后，取四金汤水煎后代茶长期饮服，直至胆石排尽。

按 本案证属肝胆气机郁滞，肝胃不和之胁痛。因郁结少阳，肝失疏泻，肝络失和，胆腑不利，故右胁疼痛；肝胃不和，气机横逆，胃气不能敛降，故嗳气频作，恶心欲呕；胃气不降，肠腑不通，故大便干结；脉弦涩为气机阻滞不通之象；苔薄黄不腻为湿热不著之象。法当疏肝利胆，和胃降逆，清热利湿，理气止痛，方取四逆散合四金汤加减治疗。方中柴胡、枳壳疏解肝胆郁滞之气；

白芍、甘草柔肝缓急止痛；郁金行气活血，疏肝利胆，“六腑以通为用”；加大黄通腑以降胃气。合以四金汤意以排胆石，取辨病和辨证相结合之意。胆石症的病机主要是肝胆气滞，湿热壅阻中焦，四金汤在溶石、化石、排石等方面有独特的疗效，方中金钱草甘淡而平，为清利湿热，化石、溶石、排石之要药，本品能促进肝细胞分泌胆汁，使肝胆管内胆汁增多，内压增高，奥狄氏括约肌松弛，从而促使胆汁排出；海金沙甘寒，其性下降，既能通利水道，又能清化湿热；郁金辛苦而寒，为活血止痛，行气解郁，为治疗肝胆气滞血瘀之要药；鸡内金甘平，善于消食磨积，既能健脾消食，又能化坚消石。诸药合用，理法完备，相得益彰，具有清热利湿，通里止痛，化石、溶石、排石之功效，不失为疏肝理气，健脾和胃，利胆化石的良方。

第二节　头　痛

病案一

王某，男，28岁，工人，1990年3月2日初诊。

患者自诉偏头痛已3年，每年3~4月左偏头痛即发作，痛时剧烈，伴呕吐。3天前因情绪激动后，头痛又作，左侧尤甚，痛处固定，呈锥样加剧，伴有眩晕，手指抖动，夜寐不安，大便秘结。舌质稍红，苔薄黄，脉弦数有力。此乃风邪郁于少阳之经，气血运行受阻之证。中医诊断为头痛。治宜祛风行血，和解少阳，平肝潜阳，方拟散偏汤加减。

处方　川芎30g，白芷10g，羌活10g，柴胡10g，香附10g，白芍15g，双钩藤15g，郁李仁10g，珍珠母30g，白僵蚕10g，甘草3g。3剂，水煎服。嘱调情志，避风寒。

二诊　偏头痛顿减，睡眠亦佳，大便通利，舌质红，苔薄黄，脉弦。拟上方去郁李仁、珍珠母，加蔓荆子10g，黄芩10g。再服3剂。

三诊　头痛已除，但时有头晕眼花，手指抖动，舌质红，苔黄，脉弦细数。乃少阳邪郁已达，肝阳上亢之象渐露。治宜滋阴平肝，祛风潜阳，以善其后，方拟杞菊地黄汤加味。处方：枸杞15g，白菊花10g，熟地黄15g，牡丹皮10g，炒淮山药15g，茯苓15g，泽泻10g，白芍15g，山茱萸10g，双钩藤15g，川芎15g。5剂。患者服药后头晕眼花全除。随访2年，偏头痛未再发。

按　散偏汤出自陈世铎《辨证录》，主治少阳经气不利之偏头痛。本证患者素有肝阳上亢，复因风邪外袭，风阳上扰清窍而作，故立以祛风行血，和解少阳，平肝潜阳而为治。散偏汤中的君药川芎用量宜大，否则效差；方中郁李仁通利二便，药性主降，可防川芎量少，辛温升散太过。二药升降相因，乃配方之妙。本证风邪已除，故以杞菊地黄汤加味善后调理，体现治病求本之理念。

病案二

魏某，女，56 岁，农民，2013 年 9 月 15 日初诊。

患者反复头痛欲裂，伴呕吐，低热 18 天。症见头痛欲裂，头重如裹，不时以头撞墙，伴恶心呕吐，午后时有低热，无恶寒，纳呆乏力，大便溏薄，日行 2~3 次，察其形体肥胖，头发凌乱，痛苦面色，舌红，苔厚黄腻，诊其体温 38℃，脉弦有力。曾于综合性医院住院治疗，行头部 CT 及核磁共振检查均未见异常，服止痛剂可减轻，但停药后即疼痛。此为湿热之邪郁于三阳，蒙蔽清窍，清阳困遏，清阳不升，浊阴不降之头痛。中医诊断为头痛（雷头风）。治宜清散湿热，升清降浊，方拟清震汤加减。

处方 升麻 10g，苍术 10g，荷叶 10g，葛根 18g，黄芩 10g，黄连 6g，蔓荆 10g，柴胡 10g，白芷 10g，甘草 3g。4 剂，水煎服，日服 1 剂。嘱寒温适宜，起居定时，饮食宜清淡易消化，禁烟酒，忌生冷、辛辣、肥腻之品。

二诊 服上方 1 剂，头痛即减 3 分，2 剂减大半，3 剂几乎全消失，4 剂后身体如常人，头痛消失，体温正常，大便正常，饮食正常，舌淡红，苔微黄，脉弦。处方：升麻 10g，苍术 10g，荷叶 10g，茯苓 15g，薏苡仁 24g，葛根 15g，黄连 6g，甘草 3g。4 剂，水煎服，日服 1 剂，以巩固疗效，如上调护。

按 本案患者形体肥胖，痰湿内盛，复感风湿之邪，困遏清阳，清阳不升，头为诸阳之会，痰湿胶着缠绵，郁而化热，湿热郁遏三阳，故见头痛欲裂，沉重如裹；清阳不升，浊阴不降，则恶心呕吐，纳呆乏力；湿热郁遏，邪正相争，故发热，舌红，苔厚黄腻，脉弦有力。东垣曰：“邪在三阳，不可过用寒药重剂误伐无过，处清震汤升阳解毒，盖取震为雷之义。”本证以清散湿热，升清降浊之法，予清震汤加减治疗。清震汤原为治疗风邪外袭或痰热生风所致雷头风证所设，方中苍术辛烈，燥湿强脾；荷叶色青气香，形仰象震，能助胃中清阳上行；升麻性阳味甘气升，解百毒，葛根辛散升发清阳，二者合柴胡协同升举阳气；白芷辛散祛风燥湿，且葛根、柴胡、白芷乃太阳、少阳、阳明之引经药；黄芩、黄连苦寒清热燥湿，泻肺胃之热；蔓荆子疏散风热，清利头目。诸药配伍可使清阳得升，浊阴得降，湿热得化，实为湿热郁遏三阳之妙方。

第三节　眩　晕

高某，男，48岁，农民，2013年12月10日初诊。

患者发作性眩晕1年余。今复作，症见发作性眩晕，头重昏蒙，伴视物旋转，耳鸣如蝉声，恶心呕吐，纳少多寐，大便溏软。察其形体肥胖，舌质淡红，苔厚白腻中微黄，脉弦滑。曾就诊某综合性医院，血压正常，行颅脑CT、颈椎X线片等检查未见异常，予西药治疗，效差，未根治，时有发作。此为痰浊中阻，上蒙清窍，清阳不升之证。中医诊断为眩晕。西医诊断为美尼尔氏综合征。治宜化痰祛湿，健脾和胃，息风止眩，方拟半夏白术天麻汤加减。

处方　天麻12g，茯苓15g，白术10g，法半夏10g，陈皮10g，泽泻30g，双钩藤12g，蔓荆子10g，白僵蚕10g，生石决明20g，甘草3g。5剂，水煎服，日服1剂。嘱适劳逸，调畅情志，饮食有节，忌滋甘肥厚之品。

二诊　服上方后眩晕缓解，头重，昏蒙不眩，时有耳鸣，无呕吐，纳食渐增，大便溏软，舌淡红，苔薄白腻，脉弦滑。守上方去白僵蚕，加薏苡仁24g。5剂，水煎服，日服1剂。如上调护。

三诊　服上方后眩晕已止，耳鸣消除，纳食正常，大便正常，舌淡红，苔薄白，脉弦滑。守上方，5剂，水煎服，日服1剂，如上调护。此后续以健脾和胃，燥湿祛痰法，守上方加味，巩固治疗。

按　"无痰不作眩"，本案恣食肥甘，或劳倦伤脾，健运失司，脾不散精，聚液为湿，痰湿中阻，清阳不升，风痰上扰，蒙蔽清窍，故见眩晕耳鸣，头重昏蒙，呕吐纳少，舌质淡红，苔厚白腻中微黄。故方中以天麻息风化痰；陈皮、半夏健脾燥化痰；白术、薏苡仁、茯苓健脾化湿。《金匮要略》云："心下有支饮，其人苦冒眩，泽泻汤主之。"大剂量的泽泻有利水湿、泻相火之功，而使心下之水不致上冒而止眩。"诸风掉眩，皆属于肝"，眩晕之病与肝关系最为密切。本案虽为脾失健运，痰湿中阻，清窍失养之证，然"土壅木郁"，肝失条达，日久风阳易动，挟痰上扰清窍，故方中配以双钩藤、生石决明、白僵蚕、蔓荆子协同天麻平肝息风。

第四节 心 悸

王某，女，22 岁，1990 年 4 月 20 日初诊。

患者于 1989 年 7 月 20 日患感冒之后，即觉心悸，胸闷，气短，汗多乏力，心电图检查提示：室性心律不齐，期前收缩。西医诊为病毒性心肌炎，给予美托洛尔等治疗。8 个月来，虽然心悸好转，但劳累、运动、停药后易发作，故就诊。症见心悸，气短，神疲乏力，面色苍白，自汗，口渴咽干，二便调，舌质红，苔薄，脉细数而有结代。证属气阴两虚，心脉失养。中医诊断为心悸。西医诊断为心律失常。治宜益气养阴，通阳复脉，方拟炙甘草汤和生脉饮。

处方 太子参 18g，麦冬 10g，五味子 10g，炙甘草 10g，桂枝 9g，丹参 15g，生地黄 10g，生姜 6 片，大枣 6 枚。5 剂，水煎服，日服 1 剂。嘱避风寒，适劳逸，注意休息，饮食调补。

二诊 心悸、口渴咽干缓解，仍有气短乏力，面色苍白，自汗，舌质红，苔薄，脉细数而有结代。守上方加黄芪 20g，5 剂，如上调护。

三诊 药后心悸、汗多减少，气短乏力好转。效不更方，续以上方，先后治疗 3 个月，症状消失。后查心电图提示大致正常。心率恢复 76 次 / 分，基本痊愈。

按 《伤寒论》曰："伤寒，心动悸、脉结代，炙甘草主之。"本证是感受外邪，损伤心阳，耗伤阴血，心阳虚弱，不能温养心脉，故心悸、乏力、气短；阴血不足，血脉无以充盈，加之心阳不振，无力鼓动血脉，脉气不相接续，故口干、脉结代。治宜滋养心阴，温益心阳，以复脉定悸。方中太子参、黄芪、大枣配合炙甘草补气建中，以壮气血化生之源；桂枝与甘草合用，辛甘化阳，温通心阳；生地黄、麦冬、五味子滋养心阴；桂枝、生姜通阳气，行血脉。"一味丹参功同四物"，方中加丹参活血养血，增强滋养心血之功。"阴无阳则不生，阳无阴则不长"，本方甘寒养阴，辛温助阳，阴阳气血两补，滋阴养血而不凝滞，通阳行血而不伤阴，阴阳气血复原，阳通脉复，故有奇效。

第五节　梅核气

陈某，女，46岁，农民，1993年11月5日初诊。

患者5年来反复咽中如有物梗塞，吞之不下，咳之不出，咽干口苦，胸中闷塞，胁肋胀闷，纳食正常，大便干结，舌暗红，苔薄，脉弦滑。经多次胃镜检查排除食管疾患。此乃肝气郁结，气郁痰凝，阻滞胸咽，气机不畅所致。中医诊断为梅核气。治宜疏肝解郁，行气化痰，方拟半夏厚朴汤合逍遥散加减。

处方　柴胡10g，半夏10g，当归10g，茯苓15g，生白术30g，生姜6g，薄荷6g，厚朴10g，紫苏梗10g，枳壳10g，郁金10g，甘草5g。3剂，水煎服，日服1剂。嘱调畅情志，忌辛辣、生冷、厚味之品。

二诊　服用上方后仍觉咽部异物感，咽干口苦，但胸中闷塞，胁肋胀闷有气得到缓解，大便已通，舌暗红，苔薄，脉弦滑。守上方，5剂，如上调护。

三诊　服上方后咽中如有物梗塞明显缓解，咽干口苦消除，胸胁舒畅，二便正常，舌暗红，苔薄黄，脉细弦。守上方，7剂，巩固疗效。

按　本案因情志不遂，肝失条达，肝气郁结，故见神情忧郁，胸中闷塞，胁肋胀闷；气机不畅，津液失布，聚而成痰，痰气交阻，凝结胸咽，故见咽中如有物梗塞；气郁化火，故见口苦咽干，大便干结；舌暗红，苔薄，脉弦滑乃肝气郁结，痰气内阻之象。《金匮要略·妇人杂病脉证并治》篇曰："妇人咽中如有炙脔，半夏厚朴汤主之。"以方测证，法随方立，"木郁达之"，故法当疏肝解郁，行气化痰。取半夏厚朴汤合逍遥散加减。方中厚朴、紫苏梗理气宽胸，开郁畅中；半夏、茯苓、生姜化痰散结，和胃降逆；柴胡疏肝解郁，条达肝气以复肝用；当归、白芍养血和血，敛阴柔肝以养肝体；生白术健脾益气，且有通便之功，此乃林禾禧治便秘常用之药，合当归解大便之干结；加薄荷少许合枳壳、郁金，助柴胡疏达肝经之郁滞；甘草健脾益气，调和药性。诸药合用，使肝郁得舒，痰结得化，气机畅达而诸症自除。

第六节 消 渴

张某，男，54 岁，干部，1988 年 5 月 19 日初诊。

患者燥渴多饮，小便频数 10 余天。生化检验结果为血糖 21.4mmol/L，尿常规结果为尿糖（++++），血压 170/100mmHg。既往有高血压病史。入院诊断为 2 型糖尿病、高血压。住院后予苯磺酸氨氯地平降血压，注射胰岛素（每日 24IU)，血糖 10.8mmol/L，尿糖处于（++）至（+++）之间，血压 140/85mmHg。因患者要求服中药，故于 5 月 27 日延请会诊。症见口渴思饮，口干唇燥，善饥欲食，小便频数，色清量多，伴疲乏无力，头晕心悸，夜寝梦多，舌质红，脉弦数。此乃气阴两伤，阴虚火旺，肝阳上亢之象。中医诊断为消渴病、眩晕病。治宜益气养阴，清热平肝。

处方 太子参 15g，麦冬 10g，五味子 10g，玄参 15g，淮山药 15g，夏枯草 15g，双钩藤 10g，生白芍 15g，牡丹皮 10g，生地黄 15g，天花粉 15g。嘱适劳逸，适宜运动，调畅情志，糖尿病饮食。

二诊 上方加减服 10 剂后，头晕已除，夜寝已安，血压正常，血糖 6.8~8.3mmol/L。现肝阳已平，专以益气养阴，清热润燥为治。处方：太子参 15g，麦冬 10g，五味子 10g，生黄芪 25g，玄参 10g，淮山药 30g，苍术 10g，生地黄 15g，沙参 10g，天花粉 15g，牡丹皮 10g，石斛 10g。

三诊 上方服 10 剂后诸症均除，口干消失，小便调，食寝正常。化验尿糖阴性，血糖 6.2mmol/L 左右。遵上方再服 10 剂。

按 患者平素肝肾阴虚，肝阳上亢，致眩晕，血压升高。气阴两伤，阴虚火旺，津液暗耗，气阴两伤，故见口渴思饮，口干唇燥，善饥欲食，小便频数等燥热内盛之症。本症用生脉散合增液汤加味方，以益气养阴，清热润燥。中西医药联合治疗，以增速效。“治病求本”，中医药辨证治疗糖尿病是有一定效果的。方中沿用施今墨老中医的经验，用生黄芪配淮山药、苍术配玄参等降血糖药对，体现辨证与辨病相结合的治疗理念。

第七节　水　肿

江某，女，55岁，农民，2014年5月初诊。

患者3个月来反复眼面浮肿，以晨起为主，伴腰膝酸软，畏寒怕冷，倦怠乏力，时有腹痛，口淡，纳可，小便短少，大便溏泄，日行3次，脉沉细。察其眼睑浮肿，面色苍白，舌淡红、边有齿痕，苔白润，诊其双下肢无浮肿，脉沉细。曾就诊某综合性医院，行全身系统检查未发现异常，并多方行中、西药治疗，效差。此为脾肾阳虚，阳虚水泛所致。治宜温补脾肾，利水渗湿，方拟真武汤和五苓散加减。

处方　制附子6g，茯苓15g，白术10g，干姜10g，炒白芍15g，桂枝6g，泽泻15g，薏苡仁30g，猪苓10g，党参15g，炙甘草5g。3剂，水煎服，日服1剂。嘱避风寒，忌辛辣、生冷、酒、滑肠之品。

二诊　服用上方后眼面浮肿明显好转，腰膝酸软，畏寒怕冷，倦怠乏力，无腹痛，口淡，纳可，小便调，大便软，日行2次，舌淡红、边有齿痕，苔白，脉沉细。5剂。如上调护。

三诊　服用上方后眼面浮肿消除，腰膝酸软，畏寒怕冷，倦怠乏力，纳可，二便正常，舌淡红，边有齿痕，苔薄白，脉沉细。易上方为金匮肾气丸，善后，巩固治疗。

按　本案患者脾肾阳虚，阳不化气，水湿内停，泛滥肌肤，故见眼面浮肿；肾阳亏虚，命门火衰，不能温煦，故腰膝酸软，畏寒怕冷，倦怠乏力；肾阳不足，膀胱气化不行，则小便短少；脾肾阳虚，健运失调，清湿不分，故见大便溏泄；舌淡红边有齿痕，苔白润乃阳虚水盛之象。“主水在肾，制水在脾”，故治以温补脾肾，利水渗湿，方取真武汤温补肾阳，化气行水，合以五苓散增其化气行水之功。方中大辛大热之附子为君，温壮肾阳，以化气行水，亦即“益火之原以消阴翳”之意；脾恶湿，得阳则运，故又以苦甘性温之白术健脾燥湿，甘温之党参健脾益气，扶土以制水泛，合附子温阳健脾以助运化；易生姜为干姜，温补脾阳，助附子温化寒水；寒水既停，则当渗利以去之，故更配甘淡渗湿之茯苓、猪苓、泽泻，利水健脾，与白术相合，则健脾利水之力益著；佐以苦酸微寒之白芍利小便，益阴敛阴，与附子同用，破阴结而布阳和，使邪水去而真阴不伤；桂枝辛温，通阳化气，宣导疏利，助附子温化之力。诸药相伍，温中有散，利中有化，脾肾双补，阴水得制。

第八节　虚　劳

病案一

杨某，女，39岁，干部，2013年9月15日初诊。

患者2个月来面色苍白，神疲懒言，心悸乏力，头晕眼花，动则自汗，腹胀恶心，口淡纳差，大便溏软，夜尿频数，闭经3个月。察其形体消瘦，面色苍白，精神萎靡，言语低微，舌质淡，苔薄白，按其腹软，诊其脉沉细。7月因胃癌手术化疗，出现体力明显下降，心悸，恶心，呕吐等症状，且白细胞降至 $3.3 \times 10^9/L$，终止化疗。此为因病致虚，脾肾两虚，气血亏虚之虚劳。中医诊断为虚劳。西医诊断为粒细胞减少症。治宜补肾生髓，健脾益气，方拟黄芪鸡精汤。

处方　黄芪24g，党参18g，茯苓15g，白术10g，陈皮10g，鸡血藤15g，黄精15g，巴戟天10g，生淮山药18g，菟丝子10g，甘草3g。5剂，水煎服，日服1剂。嘱避风寒，适寒温，慎起居，适劳逸，注意休息，调畅情志，调理饮食，饥饱有常，以富有营养易消化为主，忌生冷不洁、辛辣及过于厚味滋腻之品。

二诊　服上方后上述症状有所好转，食欲进步，自汗明显减少，舌质淡，苔薄白，脉沉细。守上方，5剂，水煎服，日服1剂。

三诊　精神有所好转，头晕乏力，无腹胀恶心，纳食正常，二便正常，白细胞升至 $4.5 \times 10^9/L$，舌质淡，苔薄白，脉沉细。续以上方补肾健脾、益气补血治疗十几次，半年后体质基本恢复，全身体检相关指标未发现异常，已能正常工作。

按　本案因诸多病因致脾胃受伤，运化失常，失治误治，病情迁延，气血瘀结，痰瘀互结，日渐成积，复因手术化疗攻伐太过，脾胃亦损，因病致虚，脾胃阳虚，健运失司，气血生化无源，故见面色苍白，神疲懒言，心悸乏力，头晕眼花，动则自汗，腹胀恶心，口淡纳差，大便溏软；病深及肾，肾中精气亏虚，故见夜尿频数，闭经，脉沉细。黄芪鸡精汤常用于粒细胞减少症。本案虽表现为脾胃气虚、气血不足之征象，然久病致虚，“上损及下”，其病机当为脾肾双亏引起的虚劳。“虚则补之”“损者益之”，脾为后天之本，气血生化之源，肾为先天之本，生命的本元，当重视补益脾肾，使先后天之本不败，脏腑虚损的功能恢复。结合辨证与辨病的原则，方中以黄芪、党参、茯苓、白术、陈皮、生淮山药健脾益气，使气血生化有源，如《脾胃论》云，“血不自生，须得生阳气之药，血自旺矣”，“肾藏精，主骨生髓”。巴戟天、菟丝子、黄精补肾益阴，阴阳双补，促进骨髓的造血功能，鸡血藤苦甘性温，既能活血，又能补血，寓有“新血不生，恶血不去”之意。

病案二

王某，女，31岁，晋江人，1992年6月22日初诊。

近半年来，头晕目眩，腰膝酸软，健忘，睡眠不佳，多梦，咽干口燥，四肢乏力，五心烦热、耳鸣，月经量逐渐减少，舌红，苔少，脉沉细稍数。自服过太阳神、参茸蜂王浆，注射维生素 B_{12} 等，症状未见改善。患者在制鞋厂工作已3年，从事化学粘胶粘鞋工事。查血常规提示，白细胞 3.2×10^9/L、中性粒细胞48%、淋巴细胞50%。细胞行苏木精－伊红染色法检查，诊断为化学黏胶引起的白细胞减少症。辨证为气血两亏，肝肾阴虚。治宜补气益血，滋养肝肾。

处方 黄芪24g，党参18g，黄精16g，鸡血藤15g，生地黄15g，山茱萸10g，枸杞10g，酸枣仁15g，当归10g，麦冬10g。3剂。嘱不再接触化学黏胶，建议休息治疗。

二诊 服药后咽干、口燥、烦热、睡眠均有好转。药既应手，守上方，再服5剂。

三诊 咽干、口燥、烦热消失，睡眠正常，头晕目眩减轻，精神、体力有所恢复，但尚有腰膝酸软，胃脘不舒，时觉胀闷。再补气益血，滋养肝肾，佐补脾健胃。处方：黄芪24g，党参15g，鸡血藤15g，黄精15g，茯苓15g，白术10g，山茱萸10g，枸杞10g，桑寄生15g，菟丝子10g。3剂。

四诊 症状进一步改善，白细胞 $4.2 \times 10^9/L$，守上方加减，续服 20 剂后检查，白细胞已达 $6.8 \times 10^9/L$。

病案三

陈某，女，50 岁，1993 年 1 月 18 日初诊。

患者于 1992 年 11 月 2 日，因胃底贲门癌，施行胃、脾、贲门全切除，胰体切除部分，食管下段切除 3cm。11 月 20 日开始化疗，用氟尿嘧啶配丝裂霉素二联化疗。第一期化疗至第七期，白细胞降至 $3.4 \times 10^9/L$，消瘦，头昏乏力，面色白，腰酸软冷痛，口淡，腹胀纳差，大便偏软，夜尿偏多，脉沉细，舌质嫩，苔薄白，血压 82.5/56.3mmHg。中医诊断为气血两亏，脾肾阳虚。西医诊断为化疗引起白细胞减少。治宜补气益血，温补脾胃。

处方 黄芪 30g，薏苡仁 30g，党参 18g，鸡血藤 15g，黄精 15g，巴戟天 10g，紫河车 10g，茯苓 15g，淮山药 15g，白术 10g，陈皮 10g。5 剂。

二诊 服药后白细胞升至 $4.0 \times 10^9/L$，为保证完成化疗疗程。在第二次化疗中，患者以参芪鸡精汤煎代茶饮。化疗期间，白细胞总数保持在 $4.4 \times 10^9/L$ 以上。

按 病案二、三中的参芪鸡精汤是林禾禧的老师蔡友敬自拟的方剂，由党参、黄芪、鸡血藤、黄精 4 味药组成。临床用于治疗白细胞减少症，对升高恢复白细胞正常值，有较好的疗效。

白细胞减少症，一般是指外周血液白细胞计数持续低于 $4.0 \times 10^9/L$ 者，可由许多疾病原因引起，现代医学多认为与化学因素（如药物及化学物品）、物理因素（如各种放射物质）、感染因素（如细菌、病毒、立克次体、原虫感染）、其他疾病（如脾功能亢进、白血病、恶性肿瘤），还与遗传因素有关。传统医学多认为是各脏虚损，主要由气血亏虚而致，属“虚劳”范畴。其临床一般有头晕、乏力、四肢酸软、食欲减退、低热、睡眠不佳等非特异性表现，少数无症状。部分患者易反复发生各种感染。

白细胞减少症的治疗，应以补气益血为主，参芪鸡精汤主要功能正是补气益血。临床运用时，要注意分析各脏的虚损和阴阳偏衰，而适当配伍用药。以其临床表现，与肝、肾、脾三脏亏损有较密切关系，而肝肾阴虚、脾肾阳虚、脾胃虚弱3型较为常见。治疗时以参芪鸡精汤为主方，肝肾阳虚者，常配用熟地黄、生地黄、枸杞、石斛、山茱萸、麦冬、龟甲、当归；脾肾阳虚者，常配用巴戟天、肉苁蓉、紫河车、菟丝子、淫羊藿、鹿茸、杜仲；脾胃虚弱者，常配用茯苓、陈皮、白术、淮山药、扁豆、薏苡仁、砂仁、肉桂。另外值得一提的是，参芪鸡精汤对治疗低血压的临床疗效颇佳。

第九节　顽　痹

郑某，男，19 岁，工人，2013 年 7 月 12 日初诊。

患者双膝关节及腕关节红肿热痛 2 个月。症见双膝关节及腕关节肿痛，痛不可触，屈伸痛不可忍，由家人搀扶就诊，伴午后发热，口渴，纳少，小便黄，大便偏干。察其痛苦面容，面色潮红，精神疲倦，双膝关节及腕关节红肿，舌红，苔黄腻，诊其双膝关节及腕关节局部皮肤灼热红肿，按之局部疼痛，屈伸活动受限，体温 38.2℃，脉滑数。曾就诊当地医院，检查结果为抗溶血性链球菌素 O 为 850IU，红细胞沉降率为 75mm/L，诊为风湿性关节炎，经消炎止痛抗风湿治疗，疗效不佳且病情加重。此为风湿热邪痹阻经络，痰瘀互结，气血不通之风湿热痹。中医诊断为顽痹。西医诊断为风湿性关节炎。治宜清热除湿，祛风通络，活血止痛，方拟四妙丸加减。

处方　黄柏 10g，苍术 10g，薏苡仁 30g，川牛膝 12g，忍冬藤 18g，豨莶草 10g，海桐皮 10g，当归 10g，生地黄 12g，赤芍 12g，白僵蚕 10g，甘草 3g，桑枝 12g。5 剂，水煎服，日服 1 剂。嘱注意防风、防潮，避免居暑湿之地，切勿乘热浴冷。

二诊　服上方后关节肿痛明显缓解，局部灼热红肿减轻，可以触摸，未再发热，步态蹒跚，口不渴，小便微黄，大便正常，食欲渐进，舌红，苔微黄，脉弦滑。守上方去白僵蚕、桑枝。5 剂，水煎服，日服 1 剂。

三诊　病情好转，关节肿痛进一步缓解，红肿消除，纳可，二便调，自行就诊，舌红，苔微黄，脉滑细。抗溶血性链球菌素 O 在 500IU 以下，红细胞沉降率为 15mm/L。守上方，5 剂。

四诊　膝关节肿痛消失，活动自如，但下蹲时仍有酸痛感。舌红，苔薄白，脉沉细。治以滋补肝肾为主，佐以活血清热。处方：熟地黄 15g，淮山药 15g，山茱萸 10g，牡丹皮 10g，茯苓 15g，白芍 24g，当归 8g，黄柏 10g，牛膝 12g，忍冬藤 18g。7 剂，水煎服，日服 1 剂。

按 本案素体阳气偏盛，因感受风湿热邪，袭于肌腠，壅于经络，痹阻气血经脉，流注关节筋骨，故见双膝关节及腕关节红肿热痛，痛不可触，屈伸不能；久病入络，炼液成痰，痰瘀互结，则关节疼痛久治迁延不愈；发热，口渴，小便黄，大便干，舌红，苔黄腻，脉滑数，乃湿热郁遏，化火伤津之象。《丹溪心法》中的四妙丸具有清热利湿，通筋利痹之效，该方治疗下肢风湿热痹，颇有奇效，方中配以忍冬藤能清经络中风湿热邪，与豨莶草、海桐皮合用，祛风清热化湿、通经络止痹痛；《医宗必读》云“治风先治血，血行风自灭”，故方中加当归、生地黄、赤芍清热凉血活血；《本草撮要》云“桑枝，功专去风湿拘挛”，上肢风湿痹痛必用之；“虫类搜风”，白僵蚕增强祛风止痛之功。“肝主筋”“肾主骨生髓”“肝肾同源”，故以滋补肝肾善后调护，强筋壮骨，防止复发。

第十节　脱　发

洪某，男，52 岁，渔民，2013 年 11 月 15 日初诊。

患者平素经常性脱发，近一周加剧，多处秃发斑，无搔痒，伴夜寝不安，头昏头痛，心悸，疲乏无力。察其头发稀疏细软，干燥无光泽，头顶部及两侧可见三处圆形秃发斑，患部皮肤正常，舌质红，苔少，脉沉细。此为肝肾阴虚，精血虚损，头发失荣，发枯而脱之斑秃。中医诊断为脱发。西医诊断为斑秃。治宜滋补肝肾，养阴补血，方拟二至丸加减，外涂生发液。

处方一 女贞子 12g，墨旱莲 12g，生地黄 12g，制何首乌 12g，菟丝子 10g，当归 10g，枸杞 15g，黑芝麻 25g，生黄芪 18g，侧柏叶 10g。5 剂，水煎服，日服 1 剂。嘱适劳逸，调畅情志，忌生冷、辛辣、酒等刺激性食物肥腻之品。

处方二 生发液：鲜侧柏叶 80g，诃子 15g，补骨脂 15g，桂枝尖 15g，诸药浸入 75% 乙醇溶液 250mL，4 天后，去渣取液，用纱布或棉签涂擦斑秃处，每日 2~3 次。

处方三 新鲜侧柏叶 150g，适量清水煎煮 5min，去渣取汤液洗头，隔日 1 次。

二诊 11 月 28 日就诊，诉因工作繁忙，复自服上方 5 剂，同时按上法洗头及涂药，现可见斑秃处长出细毛，头晕，心悸、乏力好转，舌质红，苔薄，脉沉细。8 剂，水煎服，日服 1 剂。依上法续鲜侧柏叶煎汤洗头、生发液涂擦斑秃处。以此反复治疗 3 周，斑秃之处均长满头发，无再脱发，其他症状明显好转。

按 肾藏精，其华在发，头发的生长与脱落、润泽与枯槁，不仅依赖于肾中精气之充养，且“发为血之余”，亦有赖于血液的濡养，本案中年男性，未老先衰，头发枯萎脱落，伴夜寝不安，头昏头痛，心悸，疲乏无力，舌质红，苔少，脉沉弦细，此为肝肾阴虚，精血虚损，头发失荣，发枯而脱，故立以滋补肝肾，养阴补血之法。方中以女贞子、墨旱莲、生地黄、枸杞、黑芝麻滋阴补肾；菟丝子补阳益阴，阳中求阴；何首乌、当归、生黄芪益气补血；侧柏叶苦寒，入肝经，肝主风，主藏血，能凉血乌发，《日华子本草》有“烧取汁涂头，黑润髭发”之说，外用侧柏叶治脱发须生用，且外用方中加补肾壮阳之补骨脂、桂枝尖气味辛温，有引阳出阴之能，通达内外之功，与诃子一散一收，通达内外，促进头发生长。

第十一节　儿童多寐

施某，男，9岁，学生，2022年9月18日初诊。

患儿3年来经常昏昏欲睡，不分昼夜，倦怠乏力，神疲懒言，纳差便溏。察其形体肥胖，舌淡红，苔薄白，脉沉细。患儿系剖宫早产儿，从小体质虚弱、经常感冒。曾因腺样体肿大合并睡眠呼吸暂停综合征，于2022年8月初行腺样体手术史。术后患儿多寐没有改善，整天昏昏欲睡，严重影响学习生活而就诊。患儿身心发育正常。虑此乃先天禀赋不足，脾肾阳虚，气血不足所致。中医诊断为多寐。治宜温补脾肾，益气升阳。

处方　生黄芪10g，炒白术6g，防风6g，蔓荆子6g，枸杞6g，山茱萸6g，党参10g，茯苓10g，甘草2g。5剂，水煎服，日服1剂。嘱慎起居，避风寒。

二诊　服上方患儿昏睡状态无改善，倦怠乏力，纳可，大便调，舌淡红，苔薄，脉沉细。处方：生黄芪10g，炒白术6g，防风6g，蔓荆子6g，菟丝子6g，五味子6g，党参10g，补骨脂6g，炙甘草2g。5剂，水煎服，日服1剂。

三诊　嗜睡有所改善，唯午后易犯困，舌淡红，苔薄，脉沉细。处方：党参10g，炒白术6g，防风6g，生黄芪10g，五味子6g，蔓荆子6g，补骨脂6g，菟丝子6g，葛根8g，炙甘草2g。5剂，水煎服，日服1剂。

四诊　精神状态佳，白天基本不犯困，能正常上课学习，舌淡红，苔薄白，脉细。治宜调和阴阳，健脾升阳。处方：熟地黄8g，牡丹皮8g，茯苓8g，生淮山药8g，泽泻8g，菟丝子6g，巴戟天6g，枸杞6g，蔓荆子6g，桑叶6g，炙甘草2g。5剂，水煎服，日服1剂。

此后三诊，坚持以补脾阳为主，兼顾振奋肾阳，根据患儿情况，采用生淮山药、生地黄等适当加减，阴阳双补。通过随访，患儿多寐情况基本消除，作息如常人。

按　中医认为，正常的寐寤取决于阴阳二气的升降出入，阳入于阴则寐，阳出于阴则寤。《黄帝内经·灵枢》云："气留于阴，不得行于阳，留于阴则阴气盛，阴气盛则阴跷满，不得入于阳，则阳气虚，故目闭也。”多寐的病因不外二条，一是阴气盛，一是阳气虚。本案患儿嗜睡当属“多寐”范畴。儿童为纯阳之体，性喜好动。该患儿因早产先天禀赋不足，脾肾阳虚，气血不足。《黄帝内经》云：“阳气者，精则养神，柔则养筋。”阳气具有温煦推动之功，故该患儿治法上首先应从温阳入手，以升阳助阳为主，健脾以益气血生化之源，调气血以上荣头目、温煦四肢，从根本上逐步改善其精气神。《黄帝内经·素问》云，“四肢皆禀气于胃，而不得至经，必因于脾，乃得禀也”，“清阳实四肢”。《脾胃论》云：“脾胃之虚怠惰嗜卧。”《丹溪心法》云：“脾胃受湿，沉困无力，怠惰嗜卧。”历代医家经典著作皆认为，脾胃清阳与人的精神状态密切相关，至关重要。据此，本案诊治当从脾肾阳气入手，但应分清主次，以升脾阳为主，温肾阳为辅。患儿为稚阳稚阴之质，治疗应循序渐进，顺势而为。方向既明，主次既清，则遣方用药亦精矣！紧扣健脾升阳之一要旨，以黄芪、党参、白术、葛根等益气健脾，升提清阳；以巴戟天、菟丝子、补骨脂等振奋肾阳，温补命门；蔓荆子清利头目。因虑小儿为“稚阴之体”“壮火食气”，故在诊疗过程中适时加入生淮山药、生地黄、枸杞、茯苓、牡丹皮、泽泻等，寓“六味地黄丸”三补三泻之意，补泻兼施，阳中求阴，谨防温阳太过而伤阴。方中有桑叶一味，可增强儿童食欲，药理学研究表明，桑叶具有抗疲劳作用，能够明显增强机体耐力。这一药理作用对减少患儿睡眠次数具有针对性。如此调摄，以达阴平阳秘，精神乃治之功。

第十二节　产后腰痛

许某，女，28岁，1992年8月4日初诊。

患者产后腰背酸痛9个月。曾以为是产后护理不周，感受风寒湿邪所致，延请中医服用独活寄生汤、壮腰健肾丸及抗风湿灵等治疗，症状未能改善。近1个月来，腰痛加剧，尤其是久立或行动时疼痛更为明显，时觉疼痛难忍，伴有疲倦、眩晕、消瘦、饮食减少，睡眠欠佳，大便偏溏，舌淡，苔白，脉象沉细。此乃脾肾气虚，中气下陷之证。中医诊断为腰痛。治宜补肾益脾，温阳举陷。

处方　黄芪30g，炒白术10g，党参18 g，当归10g，升麻6g，桂枝10g，柴胡10g，陈皮10g，杜仲10g，续断10g，桑寄生15g，炙甘草5g。5剂，水煎服。嘱避风寒，适劳逸，注意休息。

二诊　腰痛稍有减轻，神疲乏力，舌淡，苔白，脉象沉细。药既应手，上方改黄芪45g，再加菟丝子10g。10剂。

三诊　腰痛明显减轻，精神状态良好，舌淡，苔白，脉沉细。续用补肾益气善后调护。处方：黄芪20g，党参15g，熟地黄15g，淮山药15g，茯苓15g，怀牛膝10g，桑寄生15g，山茱萸10g，桂枝10g，狗脊10g。

按　腰为肾之府，患者产后气血不足，脾肾亏虚，故久立或行动时腰痛，脾胃气虚，中气下陷，则表现为乏力、眩晕纳呆、脉沉细等症状，肾为先天之本，脾为后天之本，故须脾肾并治，方能取效。林禾禧重视命门，倡导以平补之道，将阴阳双补运用于脾胃病的论治，本案可见一斑。

传承篇

第一章

林禾禧之师蔡友敬学术经验

第一节　蔡友敬运用补法的经验

蔡友敬，教授、中医内科主任医师，福建泉州人。第一批全国500名老中医药专家之一，幼习经史，立志种身杏林。先受业于泉州名医汪培莲门下，后就学于上海丁甘仁创办的上海中医专门学校。毕业后返回故里行医、执教50余年。他早年受“丁氏学派”影响，临诊多以《丁氏医案》及《丁甘仁用药法》为准绳。中年以后，他加深了对经典著作，各家学说及现代医学的学习，古今医学兼收并蓄，学术思想大为开阔。特别是对易水学派学术思想颇有钻研，受其影响极深。他认为李东垣、李中梓各有所长，两者不可偏废。临床治病用药力倡既要顾护脾胃之气，又要注重肾的阴阳调节。晚年，他钻研命门学说后，更注重保护命门之火。因而他的学术思想注重脾肾命门学说。他娴熟应用中医传统的辨证，又能结合西医的辨病，强调发扬古义，融会新知，发扬辨证与辨病相结合的思想方法，于临床上匠心独具，创立诸多新方，别有新义。

蔡友敬尤其善用补法。古人云，“万病莫如虚证最难医”，“大实有羸状，误补益疾”。补法运用，贵在适当。蔡友敬临证，准确把握病情缓急，邪正盛衰，既注意补命门以调整阴阳，又强调补脾胃以协调气血，进退有据，法度井然，屡起沉疴，实为后学楷模。现将其补法经验整理如下。

一、缓补虚损，急固虚脱

虚损的证，有急有缓。急则气血暴脱，阴阳离决；缓则病势弛慢，病程迁延。蔡友敬临证，首辨缓急，权衡施治。对慢性虚损病证，采用缓补、平补方法，既守“形不足者，温之以气，精不足者，补之以味”之经旨，又注意损在何脏，针对性治疗；或直接补益虚损之脏，或间接补“母”脏而及于“子”脏，常用四君子、六君子、异功散、补中益气汤、黄芪建中汤、肾气丸、十全大补、归脾汤等方。注意守方，意在耐心。对急性虚损病证，气血暴脱等危候，则重剂峻补，振奋阳气，敛固脱散，常用独参汤、人参四逆散、参附汤、真武汤等方。

抢救虚脱后，续用补益正气之药，对症治疗。

蔡友敬曾治1例水肿患者傅某，男，56岁，农民。因心悸、气喘、双下肢凹陷性浮肿1周而急诊入院治疗，西医诊断为心力衰竭Ⅲ级，已下病危通知书。经综合治疗10天，症状未得改善，请蔡友敬会诊。患者心悸气喘，双下肢高度浮肿，按之凹陷不起，端坐呼吸，不能平卧，口唇紫暗，腹胀纳差，大便稀溏，日行5~6次，尿少色清，形寒肢冷，倦怠乏力，舌质淡红带紫，少苔，脉弦滑数，按之无力。证属肾阳虚衰，水邪上泛，凌心射肺。治宜温肾助阳，益气消肿。用真武汤加减，干姜6g、熟附子10g、白术10g、白芍10g、炙甘草5g、炙黄芪15g、茯苓15g、汉防己15g，服药1剂后病情好转。二诊时，加桂枝6g以通阳化气，病情进一步改善。三诊时，再加巴戟天10g、仙灵脾10g，以增强温肾助阳之力，先后服药5剂，病情明显好转。蔡友敬认为病证虽有转机，但肾阳虚惫，火不生土之象尚未恢复，再拟温补脾肾为治，用桂附理中丸合四神丸加减，服过12剂，浮肿消退。再拟调理脾胃，以善其后，用异功散加减。服药15剂，症状消失而出院。

二、攻补兼施，寓补于消

本虚邪盛，宜攻补兼施。但临床症状错综复杂，如何准确用补，扶正而不助邪，殊非易事。蔡友敬运用攻补兼施之法，注意3个方面：①分清虚损的性质及病位。辨阴阳气血之虚损，明何脏何腑之不足，针对性地扶正补虚。②灵机进退。在治疗过程中，各脏腑的虚证不断变化，扶正补虚用药也要随机改变。③权衡时势。扶正补虚以祛邪、扶正祛邪并举，或是扶正后攻邪，先攻邪后补虚都要合理安排，准确运用。注意到这些，攻补兼施即能得心应手。

蔡友敬曾治1例虚喘患者黄某，男，4岁，西医诊断为喘息型肺炎并发心力衰竭。用去乙酰毛花苷（西地兰）、异丙嗪（非那根）等治疗未见好转，认为患儿病危，急请蔡友敬会诊。患儿嗜睡，烦躁，喘息气短，口唇发绀，汗出，体温37.2℃，舌红少津，口舌糜烂，腹稍胀，脉细数，重按无力，呈雀啄之象。属正虚邪实之证，急宜扶正祛邪。用益气定喘之法，边条参1.5g，麦冬1.5g，五味子 3g，鲜球兰叶 15g，牡蛎 10g，川贝母 3g，黄连 1.5g，陈皮 2g，炙甘草 3g，服药 2 剂，喘息稍平，口唇发绀改善。但至下午突然高热 40℃，呼吸急促，心率 160 次 / 分。蔡友敬认为是正虚邪盛之故，仍守上方加银翘各 6g，改球兰叶 30g、苏子 5g，以加强清热降气之作用，症状明显改善。蔡友敬再诊，认为正气渐复，余邪未尽，上方加茯苓、杏仁，服 2 剂后症状基本消失而出院。本例以生脉散加牡蛎、炙甘草益气生津，强心固本，同时用球兰叶、川连、银翘清除肺热。是以攻补兼施治疗危重病的成功病例。

临证中有时亦会遇到另一情况，本虚确实存在，但邪气猖獗，只祛邪则会伤正，多补虚则会助邪，在这种情况下，蔡友敬每寓补于消，补药用得适当合理。曾治 1 例胸痛（右胸积液、脓胸）患者林某，女，28 岁，晋江人。畏冷发热，咳嗽 2 个月住院治疗，经胸透提示，右胸积液（包裹性），反复用中、西药治疗 1 个多月，病情未见好转，请蔡友敬会诊。蔡友敬认为患者发病 3 个多月，发热不退，午后尤甚，且咳嗽不已，咳吐黏稠脓痰，咳剧则胸闷不舒，神疲乏力，面色无华，舌苔薄黄，脉细数，邪热稽留既久，正气必伤，邪不去而正难复，攻消之下又恐伤正气，唯有寓补于消。处方：蒲公英 15g、败酱草 15g、鱼腥草 15g、冬瓜仁 6g，金银花 10g、连翘 10g、桔梗 10g、黄芩 10g、薏苡仁 10g、甘草 3g、太子参 15g。服药后病情逐渐好转，服药 10 剂，诸症消失，在大量清肺热脓痰药物之中，独加 1 味太子参，益气养阴，寓补于消。

三、注重命门，善补阴阳

蔡友敬认为，命门之用在火，既为周身各脏腑的“原动力”，又是人体生命的根本。因此，有一部分虚损病人与命门虚衰有密切关系。治疗上，温补命门是十分重要的。他常选用鹿茸、海狗肾等血肉有情之品，补元阳，生精血。又如命门火衰，下元虚冷之证，每用巴戟天、胡芦巴、附子、仙茅、仙灵脾、肉桂、肉苁蓉、锁阳之属以温阳散寒，“益火之源”。其次，参用平补阴阳气血之品，如蛤蚧、紫河车、冬虫夏草、胡桃肉、菟丝子等以补气养血，扶阳滋阴，对肺脾肾三脏之病变，尤为适宜。蔡友敬认为，张景岳所言“善补阳者，必于阴中求阳，则阴得阳生而泉源不竭”，是千古确论。因此，在补命门真阳之际，每选用熟地黄、生地黄、淮山药、甘杞、山茱萸、五味子之类以为佐使，相辅相成。蔡友敬运用补命门调理阴阳平衡，以达阴平阳秘的目的，治疗一些慢性顽固性疾病效果也较好。如病毒性脑炎、慢性腹泻、哮喘、慢性胃炎、再生障碍性贫血、骨髓空洞症、马尾神经综合征等。蔡友敬举例说，再生障碍性贫血，中医治疗大多依据“心生血，肝藏血、脾统血”的理论，侧重于心、肝、脾的调治。他则根据西医诊断为骨髓不能生血的原理，进一步从肾主骨，骨生髓的理论考虑，并因患者有形寒、面色苍白等阳虚现象，故常以温补命门为主，调整其阴阳偏盛偏衰。阳虚者以温补肾阳，佐以滋阴补血，如鹿角胶、巴戟天、肉苁蓉等，再配龟板、当归、黄芪、人参、熟地黄等以益气壮阳，补血扶正，疗效颇佳。

四、注重脾胃，善补气血

脾胃是后天之本，主腐熟和运化水谷精微，是气血生成的来源。而脾的运化又有赖于气的化生作用。其次，脾为三焦气化枢纽，是气血运行上下的通路，一旦三焦气化失常，不论肺、肾均与脾有关。再次，脾能统血，脾虚不能摄血，可造成出血而血亏，强调了脾胃与气血的关系。又指出“血之与气，异名同类，治气者，必以脾为主”。蔡友敬在临床上十分注重脾胃，善补气血，常用六君子汤、五味异功散等补脾健胃，扶正治疗。曾治1例肺痿患者吴某，男，50岁，教师。因患肺结核，既往曾行左肺尖后段切除术，感染后出现胸腔脓液，又行“支气管胸膜皮肤瘘修补术”。近日突然剧烈气喘，口唇青紫，不能平卧，心悸，胸闷，偶伴咳嗽，吐白色泡沫样液体，呈急性病容，急诊入院。体检见气管偏向左侧，胸部畸形，左侧因手术而塌陷，右侧稍膨隆，三凹征显著。胸透提示，右肺约25%~30%气胸，未见病灶，左胸变形。经用抗菌、补液、祛痰、吸氧等治疗，症状未见改善，反复出现发热、咳嗽、痰多、气喘、食纳减少。症见脉弦滑数，舌红、苔薄黄。辨证为肺津干枯，阴虚火旺，治当滋阴清热，益气润肺，健脾化痰之法。处方：鳖甲15g、党参15g、柴胡15g、青蒿15g、地骨皮15g、秦艽15g、黄芩15g、茯苓15g、陈皮15g、半夏15g、甘草3g。同时停用西药。

服药后病情稍有好转，从一诊到七诊，经过22天，蔡友敬始终运用六君子汤加清热养阴，化痰定喘之类药物治疗，患者临床症状消失，步行出院。

调补脾胃运用在疾病治疗过程的中后期，是蔡友敬运用补法较为突出的特点，有些医生忽视了疾病后期的治疗，造成疾病反复或出现其他疾病。蔡友敬对患者高度负责，他认为，补脾健胃，保持气机条畅，开降正常，是促进机体康复的关键，因此每用六君子、五味异功散巩固疗效，以图其本，防止反复。

林禾禧

第二节　蔡友敬治疗消化系统疾病的经验

蔡友敬重视顾护脾胃，临床经验十分丰富，尤其对消化系疾病的治疗，有着独特的经验。现介绍如下。

蔡友敬认为，疾病的发生有一个共同的根本因素，就是体内正气不足。人体正气的生成来源于水谷之精，也就是李东垣所强调的胃气、元气。消化系统疾病的发生和转归，无不与脾胃有关。蔡友敬强调："诊病者必先察脾气的强弱，治病者必先顾脾气之盛衰，维护升降、纳化、健燥平衡，以调理脾胃阴阳为要。"临床治病常用健脾益气法，授以四君子汤为主方进行化裁，以求平补；对于脾胃升降失调，中焦寒热交阻引起心下痞、呕逆、结胸等，常以辛开苦降法调之；对于胃阴耗损，或胃阴不足之症，善用叶氏养胃方，润而不腻，并注意在养阴滋润中加入健脾和中之药，以求阴阳协调平衡；对于临床急腹症，常以"六腑以通为用"作为治疗总则，采用"通里攻下"法治之。总之，蔡友敬治消化系统疾病处处顾脾胃之气，注意调理脾胃阴阳。如治一气虚便秘案患者许某，女，58 岁。因肝硬化并发消化道出血住院，经治疗后出血已止，但便秘 5 天，服润肠通便方仍未见效。症见神疲乏力，食欲不振，面色苍白，口淡腹胀，舌淡苔厚白，脉沉细。辨证为气虚便秘。此乃清气不升、浊气不降而腑气不通。药用黄芪、党参、茯苓、白术、陈皮、当归、升麻、柴胡、枳实、甘草，1 剂，大便即通。

脾胃升降失调，中焦寒热交阻所引起的消化系统疾病，辛开苦降法用之最宜。例如蔡友敬曾治一例患者林某，男，28 岁。平素喜食香燥之物，半年前始觉心下痞满，不思饮食，经治疗时止时作，1 个月前胃镜检查，诊断为慢性浅表性胃炎（中度），虽经中、西医治疗，未见好转而来求治。症见胃脘胀闷，嘈杂呕逆，时有疼痛，食欲不振，形体消瘦，面苍黄，舌质红，苔根黄腻，脉弦数。症乃湿热积滞，胃失和降，治宜苦降辛通，和胃泄热，化湿消痞。用半夏泻心汤加减，半夏、黄连、黄芩、党参、干姜、陈皮、川楝子、延胡索、厚朴。药后症状随之改善。临床上，蔡友敬常以厚朴与黄连相配，能通能泄，疏通壅滞，痞能自解。又如曾治一例患者纪某，女，25岁。2年来大便溏薄，夹有黏液，脓血，稍进生冷油腻或劳倦后，病即发作，发作时伴有腹痛。经肠镜检查提示，结肠12cm处有一如花生米大的溃疡面，有脓性分泌物，诊断为慢性非特异性溃疡性结肠炎。辨证为脾胃虚寒，肠中湿热滞下，气机下利而致虚实夹杂、寒热交错。治以苦泄辛通，健脾和中之法。选用《症因脉治》的连理汤加减，党参、黄连、黄芩、炮姜、木香、防风、白头翁、白芍、延胡索、川楝子、甘草。治疗1个月，症状消失，续以六君子调理而愈。此外，临床所见胃虚痰阻、气逆不降的呃逆、顽固性呕吐、幽门梗阻等，蔡友敬常用旋覆代赭石汤加减，或加左金丸，或加四逆散，或加公丁香、柿蒂、紫苏梗，灵活加减，可获良效。

脾胃运化失调，湿热蕴结，湿得热而益滞，热因湿而愈炽，六腑失其畅通，常见发生一些急腹重症，例如阑尾炎、肠梗阻、胆囊炎等。六腑有“泻而不藏”“以通为用”的生理特点，治疗上应采用清热利湿、宣通气机、通里攻下等方法。例如蔡友敬曾治一例患者洪某，女，46岁。右下腹剧烈疼痛，阑尾穴压痛明显，大便1周未通，小便短赤，舌红，苔厚黄，脉弦数。外科会诊，诊断为急性阑尾炎，建议手术治疗。患者要求中药治疗。证属脾胃失调，气血瘀滞，肠内郁热，尚未成脓，宜通腑散瘀清热法，方用大黄牡丹汤加减，生大黄、玄明粉、牡丹皮、败酱草、薏苡仁、金银花、川楝子、桃仁、延胡索、甘草，经治疗腹痛消失，阑尾穴压痛消除。又如曾治一例患者王某，男，20岁。因脐周持续疼痛伴呕吐5天，并出现发热，皮肤巩膜中度黄染，两肺底可闻及细小湿性啰音，腹部较膨隆。西医考虑: ①双侧肺炎; ②胆道蛔虫病; ③急性弥漫性腹膜炎; ④不完全性肠梗阻。行抗菌、抗感染、止痛治疗，但黄疸越来越深，腹部剧痛反复发作。遂请蔡友敬会诊，认为此属湿热蕴结于脾胃，气机不利。拟清热利湿，宣利气机，运用蔡友敬经验方两藤银翘汤加味，绵茵藤、白毛藤、栀子、金银花、连翘、黄芩、柴胡、厚朴、木香、川楝子、茯苓、枳实，服药1剂，病情好转，腹痛明显减轻。上方去枳实、川楝子，加蒲公英、泽泻、赤小豆，经治疗11天，黄疸消失，腹痛解除。

蔡友敬在数十年的临床实践中，认为辨证与辨病相结合的思维方法，是比较全面客观了解疾病的本质方法，在辨证与辨病中必须以唯物辩证法指导实践，才能提高疗效。蔡友敬这一思维方法，在治疗疑难杂症，经常体现出来。例如曾治一例患者林某，男，32 岁。患者大便溏泻，时作时止已多年。每次发作与饮食、气候变化有关。经多方治疗未见明显好转。症见神疲倦怠，消瘦，大便每日行 4~5 次、量少质黏，伴腹痛肠鸣，纳食减少，舌质淡、苔薄白，脉沉细。大便常规检查黏液少许。此乃脾胃虚弱，夹湿夹风，运化无权，病属过敏性结肠炎。治宜补脾健胃，祛风化湿，脱敏止泻。投香砂六君子汤合蝉衣防风汤加减，木香、砂仁、党参、白术、茯苓、陈皮、半夏、防风、乌梅、五味子、白芷、甘草、蝉蜕。蝉衣防风汤是蔡友敬经验方，由蝉蜕、防风、乌梅、五味子、甘草组成。该病有过敏这一特殊病因，蔡友敬针对过敏而采用脱敏，使多年腹泻获愈。

林禾禧

第三节　注重脾肾命门，发扬病证结合

一、注重脾胃

蔡友敬重视脾胃，是渊源于易水学派。在临床实践中他刻苦钻研古代医籍，如《黄帝内经》《难经》《伤寒论》《金匮要略》；还认真钻研张从正《儒门事亲》，李东垣《脾胃论》《内外伤辨惑论》。颇受易水学派的学术思想的影响，特别是李东垣的《脾胃论》。蔡友敬认为，李东垣阐发了《黄帝内经·素问》“土者生万物”“土常以生”之理论，正确论述了中土清阳在人体生理、病理变化中的重要地位，指出“人赖天阳之气以长，而此阳气须并于脾胃；人赖阴精之奉以寿，而此阴精必源于脾胃；人赖营气之充以养，而此营气必统于脾胃”。李东垣此精辟论点，是蔡友敬重视脾胃的主要理论基础。

（一）先培中土

脾胃主腐熟和运化水谷精微，是气血生成的来源；而脾的运化又有赖于气的化生作用。脾为上、中、下三焦气化作用的枢纽，是气血运行上下的通路，一旦三焦运化失常，不论肺、肾均与脾有关。脾能统血，脾虚不能统摄血液，可造成出血；脾不生血又可造成血亏。唐宗海的《血证论》对此均有精辟的论述。他说：“食气入胃，脾经化汁，上奉心火，心火得之，变化而赤，是之谓血。故治血者，必治脾为主……至于治气，亦宜以脾为主，气虽生于肾中，然食气入胃，脾经化水，下输于肾，肾之阳气，乃从水中蒸腾而上，清气升而津液四布，浊气降而水道下行……故治气者，必治脾为主。”《黄帝内经》云：“五脏者皆禀气于胃，胃者五脏之本也。”脾胃虚弱，生化不足，则肺、肾、心、肝诸脏及元气相继而虚。可见，气血虚证无不源于脾胃，而补气血之法也常从脾胃着手。张路玉曰：“气虚者，补之以甘，参、术、苓、草，甘温益胃，有健运之功，具冲和之德，故为君子，若合二陈，则补中微有消导之意。盖人之一身，以胃气为本，胃气旺，则五脏受荫，胃气伤，则百病丛生。故凡病久不愈，诸药不效者，惟有益胃、补肾两途。故用四君子随证加减，无论寒热补泻，先培中土，使药气四达，则周身之机运流通，水谷精微敷布，何患其药不效哉！是知四君、六君为司命之本也。”蔡友敬认为在临床实践中，凡遇气血亏损，要补气血的疾病，必须重视脾胃的调补。他喜以六君子汤随证加减使用，病证治疗均注重“先培中土”的旨要。特别是重危难治之症，更应注意到“有胃气则生，无胃气则死”。

调补脾胃运用在疾病治疗过程的中后期，是蔡友敬运用补法较为突出的特点。有些医生忽视了疾病后期的治疗，易造成疾病反复或出现其他疾病。

（二）把握脾胃升降盛衰，调整其平衡

脾胃为人体气机升降的枢纽，是指脾主升清，胃主降浊，这是脾胃生理功能的重要特性。李东垣对脾胃的升降功能概述：“盖胃为水谷之海，饮食入胃，而精气先输脾归肺，上行春夏之令，以滋养周身，乃清气为天者也。升已而下输膀胱，行秋冬之令，为传化糟粕转味而出，乃浊阴为地者也。”只有脾胃升降正常，人体才能升其清阳，降其浊阴，摄其所需，排其所弃，推陈出新，生化不息诚如《黄帝内经·素问》“六微旨大论”篇所云：“非出入，则无以生长壮老已；非升降，则无以生长化收藏。”反之，脾胃升降失常，《脾胃论》云“内伤脾胃，百病由生”。又如《临证指南医案》云：“升降二字，尤为紧要。盖脾气下陷固病，即使不陷，而不健运，已病矣。胃气上逆固病，即不上逆但不通降，亦病矣。”脾气不升，水谷精微不能升输，就会出现神疲、纳少、食则脘胀、便溏、肢肿等清阳不升，脾失健运的证候；若脾气反而下陷，则可发生脏器下垂、崩陷、久泄等中气下陷的见证；胃气不降，饮食不能下行，就会出现痞满、脘腹胀痛、纳呆、便秘等积滞中阻的症候；胃气反而上逆，则可发生呃逆、呕吐、胃失和降的见证。可见，脾胃升降对人体的生理、病理均影响极大，蔡友敬在临床实践中把握了脾胃升降之盛衰、调整使其平衡，维持了“清阳出上窍，浊阴出下窍，清阳发腠理，浊阴走五脏。清阳实四肢，浊阴归六腑”的正常生理功能，保证人体物质代谢及能量转换的动态平衡，从而解除临床出现的疑难病症。

1. 脾气下陷

蔡友敬常用李东垣创立的补中益气汤加减治疗，疗效颇佳。曾治一例患者许某，女，28 岁。就诊时患者产后已 9 个月，分娩后经常腰酸痛，逐渐加重。曾以为系产后护理不周，风湿侵袭所致，故用独活寄生汤、壮腰健肾丸及抗风湿灵等治疗，症状未能改善。近一个月来，腰痛加剧，尤其是久立或行动时疼痛更为明显，时觉疼痛难忍，伴有疲倦、眩晕、消瘦、饮食减少，睡眠欠佳，大便偏溏，舌淡苔白、脉象沉细。蔡友敬认为，腰为肾之府，久立或行动时腰痛加剧，疲倦、纳呆、脉沉细等症状，又发作于产后，乃属脾肾气虚。B 超提示右肾下垂Ⅱ度。诊断为脾肾气虚，中气下陷。用补益脾肾之气、升阳举陷之法。处方：黄芪 30g、党参 18g、柴胡 10g、陈皮 10g、杜仲 10g、当归 10g、续断 10g、寄生 16g、升麻 6g、炙甘草 5g。3 剂后，腰痛稍有减轻，精神较好，大便正常。药既应手，上方改黄芪 46g，再加菟丝子 10g。此方共服 12 剂，腰痛明显减轻，其他症状基本消失，饮食倍增，体重增加。继用补肾益气。处方：黄芪 20g、党参 15g、熟地黄 15g、淮山药 15g、茯苓 15g、牛膝 10g、寄生 15g、山茱萸 10g、牡丹皮 10g、桂枝 10g、狗脊 10g，共服 9 剂。后复查 B 超提示，双肾形态正常，未见结石，右肾下垂已恢复正常，临床症状消失，能正常工作。

2. 胃气上逆

蔡友敬常用旋覆代赭汤加减治疗胃气上逆。曾治疗一例顽固性呕吐患者郭某，男，27 岁，农民。患者近 6 年来，胃脘经常胀闷，遇劳或精神刺激加剧。入院前 10 多天，食欲减退，胸胁满痛，每餐食后 10 余分钟即呕出胃内容物，呕出物夹杂黄色苦水。曾在当地服 10 余剂中药未见好转，反日趋严重，甚则喝口汤水亦致胸胁绞痛而呕吐苦水黏沫。汗出淋漓，至欲虚脱，不胜痛苦。初步诊断：①幽门痉挛；②疑似胆囊炎。服用颠茄合剂，配合输液，呕吐仍未止。后请蔡友敬会诊，症见患者面色苍白，神情倦怠，无发热，时欲恶心，即入即吐，胸脘闷痛。腹软，肝脾未触及，仅胃脘及右胁下轻度压痛感，苔薄黄，脉弦，此乃肝气抑郁，用旋覆代赭汤合左金丸加减，处方：盐旋覆 10g、代赭石 30g、苏党参 10g、法半夏 10g、吴茱萸 1.5g、川黄连 4.5g、老紫苏梗 10g、淡黄芩 10g、生姜 3 片、大枣 4 枚，服 2 剂。药后，食入未再呕吐，胁痛略减，患者自觉胃脘部尚有灼热感，时而嗳出酸水，苔薄黄，脉弦缓。宜苦辛并进，调和肝胃，改用半夏泻心汤加味。处方：法半夏 10g、川黄连 4.5g、淡黄芩 10g、苏党参 10g、海螵蛸 16g、炙甘草 3g、生姜 3 片、大枣 4 枚，服 2 剂。三诊时，呕吐酸水已止，经胃肠造影，无异常发现，但胁下尚有隐痛，口苦，苔薄黄，脉弦，再拟调和肝胃，用四逆散加味，北柴胡 10g、炒白芍 16g、枳壳 10g、生甘草 3g、川楝子 10g、广木香 6g、制香附 10g、淡黄芩 10g、焦白术 10g 克、制陈皮 10 服，服 3 剂。诸症已除出院。

患者脾胃素弱，运化不健，致常饱闷不舒，为致病主要因素。脾胃功能障碍日久，水谷易于停聚化生浊饮，影响脾胃升降，故食入即吐，是胃失和降，浊饮上逆之征。治宜旋覆代赭石汤，以和胃降浊。但患者兼见脘胁疼痛，苔薄黄，脉弦，此乃肝郁化火，肝胃不和。《黄帝内经·素问》“至真要大论”篇云：“诸逆冲上，皆属于火。”故佐以泻肝和胃之左金丸，再加紫苏梗、黄芩，以增强和胃止呕之功。2 剂而奏捷效。

然呕吐之证，有虚实之分，实则易治。唯痰饮与肝气之呕，每易复发。故再以寒热互用，苦辛并进之半夏泻心汤，以调和肝胃之四逆散加味，使其肝气条达，脾气健运，胃气和降。

曾治疗两例呃逆患者。例一黄某，男，38 岁，干部。就诊时，有 5 年肝炎病史，劳累后胁肋隐痛，胸脘痞闷。次日呃逆频作，纳食减少，食多便感不适，伴烦躁易怒。舌质较红，苔白浊，脉弦细。据脉证合参乃属肝胃气逆，宜疏肝和胃，降逆止呃。处方：老紫苏梗 6g、杭白芍 10g、盐旋覆 10g、法半夏 10g、制陈皮 10g、生甘草 3g、柿蒂 10g，连服 2 剂，呃逆即止。例二杨某，女，34 岁，农民。就诊时，呃逆时作，历时二载。经在外医治无效。症见呃逆时作，声而不响。自觉呃逆后胃脘痞满则消，有时吐水。形体消瘦，舌淡，苔薄白，脉沉细无力。乃属虚呃，脾虚胃失和降所致。治宜补中和胃，降逆止呃。处方：潞党参 15g、代赭石 15g、盐旋覆 10g、法半夏 10g、炙甘草 3g、老紫苏梗 10g、公丁香 6g、柿蒂 10g、生姜 3 片、大枣 6 枚，服 3 剂。药后呃逆大减，上方加吴茱萸 6g。再服3剂，诸症已除。

呃逆为胃气失降、肝气上逆之故。首当分清虚实，呃声响而频为实，音低而时呃为虚。病例一胁痛脘胀，呃而频作，为肝胃不和，脉虽沉，纳虽差，而苔白浊，系属实呃。病例二呃声低，脉沉细，舌淡白，则属虚呃。蔡友敬均借用旋覆代赭石汤灵活加减而奏效。病例一因中气未虚，故去党参、大枣，加白芍、陈皮理气止呃。病例二重用党参，加丁香、吴茱萸，以温胃降逆。两个病例均加紫苏梗、柿蒂，柿蒂为降逆止呃较好之药物。经门诊中观察，不少呃逆病例蔡友敬都是灵活运用旋覆代赭石汤而获良效。

曾治疗一例幽门梗阻患者曾某，男，42岁，医生。患者上腹部时觉隐隐作痛，痛有定处多在受凉或饮食生冷之后发作，得热缓解或减轻，畏寒肢冷，时呕清水。近日来不思饮食，脘腹饱胀，恶心呕吐，疲乏无力。X线钡餐透视提示，十二指肠球部溃疡合并幽门梗阻。舌淡，苔白腻，脉沉弦。此属脾胃虚弱，气机失调，胃浊上逆。方用旋覆代赭石汤加减，盐旋覆10g、代赭石15g、苏党参16g、法半夏10g、炙甘草6g、生姜3片、大枣6枚，服2剂。并结合25%葡萄糖液静滴，恶心呕吐及脘腹胀满之症稍得缓解。随后上方再服3剂，症状大有改善，唯感疲乏无力，不思饮食改用六君子汤加味，苏党参16g、焦白术10g、云茯苓10g、法半夏10g、制陈皮10g、炙甘草6g、大麦芽10g、鸡内金10g，服3剂，药后食纳增，呕吐未再发，腹胀亦消。

张仲景治噫气不除，以旋覆代赭石汤为主方。本症虽非噫气不除，但脘闷腹胀、呕吐、苔白腻、脉弦，亦属胃气虚，肝木上犯。病机相同，故用之亦效。

3. 脾胃升降失调，积滞内阻

蔡友敬喜用辛开苦降法治疗脾胃升降失调，积滞内阻者。患者林某，男，28岁。以胃脘胀闷不适半年余就诊。患者平素嗜食香燥食物，半年前始觉心下痞满，不思饮食，经治疗，症状时作时止。一个月前经某医院行胃镜检查，诊为浅表性胃炎（中度）。虽经中、西药治疗未见明显好转而求诊。症见胃脘胀闷，嘈杂呕逆，时有疼痛，食欲不振，形体消瘦，面色苍黄，舌质红，苔根腻，脉弦数。此乃湿热积滞，胃失和降。宜苦降辛通，和胃泄热，化湿消痞。拟半夏泻心汤加减，半夏10g、黄连6g、黄芩10g、党参16g、干姜6g、陈皮20g、川楝子10g、延胡索10g、川朴3g，3剂，水煎服。复诊时，疼痛嘈杂已除，呕恶痞满逐渐，纳食不香，舌质红，苔薄黄，脉细数，上方去黄芩、川楝子、延胡索，加茯苓、炒白术，以健脾和胃，再服3剂。三诊时，食欲增加，脘闷呕恶已除，续以香砂六君子汤加减善后。

《金匮要略·呕吐下利病脉证治》篇说："呕而肠鸣，心下痞，半夏泻心汤主之。"胃居中焦，以通为用，以降为和，为体内气机升降之通道。脾胃素虚，湿热犯胃，湿性黏腻重浊，与热交结，导致中焦痞塞，使胃一反降逆之常，而变为阻塞，紊乱。因此患者出现胃脘痞胀，呕恶嘈杂。同时脾胃虚弱，运化无权故见纳差消瘦。治疗时用苦寒之黄连、黄芩苦降泄热以和阳，配辛温之干姜、半夏辛开散痞以和阴，同时振奋胃阳，宣开湿郁而达热于外。配党参、陈皮、甘草以补脾和中。湿热阻中，气滞难解，因此方中加厚朴，使连、朴相配，能通能泄，疏通壅滞，痞症自解。总之，全方辛苦合用，以奏降逆止呕，开结散痞之功。

（三）从痰论治

蔡友敬认为，痰病形成的病理生理基础，主要在于阴阳偏盛偏衰，脏腑功能失调。肺的通调阻滞、脾的转输无权、肾的蒸化失职，三者互相影响，而致气化失于宣通，水液输转调节失常，津液结聚而成痰，而三者之中，尤以中阳素虚，脾不运化最为重要。盖脾阳一虚，则上不能输精以养肺，下不能助肾以制水，必致水液内停，积聚成痰，潴留于脏腑组织间引起各种痰的证候。凭此作为临床辨证的依据，并以此为基础，确立治痰的种种法则是十分重要的。现举蔡友敬从痰治疑难病案几例说明。

1. 失眠

患者蔡某，男，39岁。就诊时，已失眠半年多，近日以来，夜间难以入睡，午间安然。曾服滋补肝肾，安神养心之中成药、汤剂，病情未见好转。服小剂量安眠西药仍不能入睡，服大剂量方能入睡片刻，整日无精打采，妨碍工作。心情烦躁，口苦目眩，头重而晕，时觉胸闷，恶心，厌食欲呕，嗳气，自觉喉中有痰梗阻，时有梦遗，舌偏红，苔厚黄腻，脉象沉弦滑稍数。辨证为痰热内扰。治宜化痰清热，和胃安神。处方：陈皮 10g、黄连 6g、枳实 10g、竹茹 10g、茯苓 16g、酸枣仁 16g、半夏 20g、生龙骨 20g、生牡蛎 20g、甘草 3g，3 剂，水煎服。服药后睡眠转佳，夜 10 时后已能入睡，其余诸症均有明显好转，遗精无再发作。舌偏红，苔薄黄腻，脉沉弦，上方再服 3 剂，诸症基本消失。

蔡友敬认为本案是因痰热内盛，扰乱心神，郁阻气机致神失所主，精失所藏而出现失眠、遗精等诸症。治以温胆汤加味，以达化痰清热，和胃安神。方中重用半夏 20g，即取《黄帝内经·灵枢》“邪客篇”半夏汤治失眠良方之意，半年多之久失眠证，以痰论治，6 剂就基本解除，辨证准确，疗效即著。

2. 胃痛

患者黄某，男，44 岁。就诊时，已胃痛 2 个多月。因海上作业，饮食不能按时，又嗜烟酒，胃脘疼痛，食后胀滞，恶心呕吐，口干而苦，纳谷不香。时作嗳气，舌淡红，苔黄厚腻，脉弦滑数。近 2 个月来服过枸橼酸铋钾（丽珠得乐）、三九胃泰、柴胡疏肝散，未见好转。辨证为痰热阻胃。治宜化痰清热，调气和胃。处方：瓜蒌 15g、茯苓 15g、半夏 10g、枳实 10g、白术 10g、竹茹 10g、川楝子 10g、延胡索 10g、黄连 8g、甘草 3g，服 3 剂。二诊时，呕吐消失、胃脘胀痛、口干口苦均减轻，食纳增进，苔薄腻微黄，脉沉滑。上方去竹茹，再服 3 剂。三诊时，胃脘痛消失，进食后仍觉胀滞感。再将上方去川楝子、延胡索，加麦芽 16g、谷芽 16g、香橼干 10g，服 3 剂。四诊时，上述诸症基本消失，改用六君子汤加味，党参 10g、茯苓 15g、麦芽 15g、谷芽 15g、陈皮 10g、半夏 10g、白术 10g、枳实 10g、甘草 3g，服 5 剂，以巩固疗效。

本案因饮食失调，嗜食烟酒，日久脾失健运，湿浊内停，聚湿生痰，痰郁化热，痰热阻胃，气机郁滞，升降失调所致。蔡友敬运用小陷胸汤清热化痰，消痞散结；枳术丸除胃中之积，补脾家之气；金铃子散调气止痛。全方既能清化痰热，又能和胃疏肝，使痰热得清，胃气得降。后又用六君子汤健运脾土，以巩固疗效。

3. 咳嗽

患者林某，男，52 岁。就诊时，咳嗽已月余，曾用中、西药治疗，病仍未愈，反而加剧。患者形体偏胖，嗜好烟茶，咳嗽痰多，色白而黏，但易咳出，胸膈闷满，热饮则痰更易咳出而稍觉舒服，倦怠嗜卧，四肢乏力，不思饮食，大便偏溏，舌苔厚白浊腻，脉沉滑。辨证为痰湿咳嗽。治宜宣肺化痰，健脾燥湿。处方：薏苡仁 30g、茯苓 15g、蜜麻黄 10g、杏仁 10g、陈皮 10g、半夏 10g、厚朴 10g、白芥 10g、紫苏子 10g、莱菔子 10g、甘草 3g，服 3 剂。服药后病情好转，二诊以上方续服。三诊则去白芥、莱菔子而加白术。四诊咳嗽基本消失，则用六君子汤加杏仁、薏苡仁以巩固疗效。

本案为痰湿咳嗽，系因素嗜烟茶又加体型肥胖，致使脾失健运，酿成痰浊，上渍于肺，阻碍气机，故咳嗽痰白而黏。“脾为生痰之源，肺为贮痰之器”，此之谓也。痰阻胸膈气机不畅，故胸膈闷满；脾胃虚弱，故四肢乏力，倦怠嗜卧，不思饮食，大便偏溏。痰湿内聚，故舌苔白厚浊腻。蔡友敬运用三拗汤宣肺止咳，二陈汤健脾燥湿化痰，三子养亲汤顺气化痰。三方合用以达到宣肺化痰、健脾燥湿之功。

4. 胸痹

患者庄某，女，60 岁。患者有冠心病史，就诊时，近 4~5 天来，心前区闷塞，隐隐作痛、口干、泛恶纳呆，脘腹胀满，眩晕疲倦，睡眠不佳，舌偏暗红，苔黄腻，脉沉细。心电图提示，ST Ⅰ、Ⅱ、Ⅵ下降，心肌供血不足。辨证为痰浊内阻，胸阳不振。治宜化痰泄浊，益气通阳。处方：瓜蒌 15g、茯苓 10g、黄芪 24g、薏苡仁 24g、薤白 10g、半夏 10g、川芎 10g、丹参 12g、黄连 8g、甘草 3g，服 3 剂。二诊时，心前区闷痛明显减轻，口干消失，泛恶纳呆，脘腹胀满稍减，大便通畅，苔薄黄腻，脉沉细，仍拟前法，上方去甘草，加白术 10g、麦芽 15g、谷芽 15g，服 3 剂。三诊时，心前区闷痛消失，其他症状亦明显好转。处方：党参 16g、茯苓 15g、瓜蒌 15g、薏苡仁 30g、黄芪 30g、丹参 12g、薤白 10g、半夏 10g、陈皮 10g、白术 10g、炙甘草 6g，服 3 剂。

本案为脾虚健运失调，痰湿内蕴，浊气上泛，胸阳痹阻而致心前区憋闷隐痛等诸症，蔡友敬运用瓜蒌薤白半夏汤，通阳化浊，加黄连清热化痰，加薏苡仁、茯苓健脾祛湿，取黄芪、丹参、川芎益气活血通络，能扩张冠状动脉，增加冠状动脉血流量，对改善循环，有独特效果。药后痰浊得除，气调血活，心脉自和，心前区闷痛等遂缓。

5. 癫痫

患者蔡某，女，46岁。患者18岁时，工作十分劳累，经常眩晕、失眠、心悸。又遇火灾受惊，后经常发作突然昏迷，不省人事，口吐涎沫，手足抽搐，语言错乱，每次发作长达十几分钟，清醒后十分疲倦。28年来，多方治疗，服过中、西药，仍未能控制发作，病情逐渐加重，有时一日发作2~3次，本月已发作2次。伴胸闷欲呕，舌苔微黄腻，脉沉滑数。辨证为肝气郁结，痰积生痫。治宜清热化痰，息风定痫。处方：天竺黄15g、龙齿16g、双钩藤16g，茯苓15g、胆南星10g、半夏10g、陈皮10g、枳实10g、竹茹10g、远志8g，服3剂。9个月来，取方回香港服，癫痫从未发作。精神好转，生活正常。近日来，操劳家务，口干，心悸加剧，舌红，苔薄黄腻，脉象沉弦滑数。蔡友敬认为，近日痰火偏盛，上方再加入黄连10g、珍珠母30g，以增强清热潜阳之力，再服3剂。后患者春节回乡，悉知患者自己用以上2张处方选择服用。持续发作28年的癫痫，已控制一年半未再发作。

癫痫的发作，主要是风、火、痰为患，积痰内伏，风阳挟火上扰，故以化痰、息风、清热、开窍、止痉为主要治法。

6. 头痛

患者彭某，女，20岁。就诊时，头偏右侧疼痛已半年。今年以来，经常发作昏蒙，胸中痞塞，欲呕吐，纳呆，月经退后，舌质红，苔白腻，脉象沉滑，在当地卫生院治疗未见好转。辨证为痰浊中阻，清阳祛遏。治宜化痰降浊。处方：天麻10g、白术10g、半夏10g、陈皮10g、白芷10g、柴胡10g、白芍16g、川芎24g、甘草3g，服3剂。头痛明显减轻，胸痞欲呕已除，舌质红，苔薄腻，脉沉缓，上方再服3剂而愈。

本案痰浊头痛，多因脾失健运，聚湿生痰，痰浊中阻，清阳被遏致头痛。故用半夏白术天麻汤加味，化痰降浊，半年头痛除矣。

7. 郁证

患者蔡某，女，43岁。一年前开始，始觉胸闷，咽喉似物梗阻，吞之不下，吐之不出。经钡透排除食道异常。服西药镇静安神之剂、中药逍遥丸未见好转。病情逐渐加重，并见两胁胀痛，睡眠欠佳，厌食，舌质暗红，苔薄腻微黄，脉沉细而微。心电图提示，窦性心动过缓加不齐，T波改变，请结合临床。辨证为痰气郁结，血行瘀阻。治宜理气化痰，活血解郁。处方：蒌实15g、茯苓16g、丹参16g、薤白10g、半夏10g、厚朴6g、紫苏梗10g、陈皮10g、川芎10g、赤芍10g、川牛膝10g，服3剂。药后症状明显改善，患者自加服2剂，两胁疼痛、咽喉中似有物梗阻消失，食纳增加，唯感胸中尚有塞感，守上方去川楝子，再服3剂。3个月后患者因感冒来诊，自诉上症服8剂后，未再发作。

本案病程较长，反复发作，逐渐加重，蔡友敬从痰论治，以半夏厚朴汤行气开郁，降逆化痰，瓜蒌薤白汤，除痰结，通气机，加用丹参、赤芍、川芎，活血祛瘀，使血随气行，郁结自解。一年之疾，8剂告愈，疗效甚佳。

二、注重肾命门

蔡友敬注重肾命门，是在注重脾胃学术思想的基础上发展起来的。医学史上，曾有补脾不如补肾，补肾不如补脾之争。蔡友敬在融会贯通李东垣《脾胃论》学术思想的基础上，认真阅读朱丹溪《格致余论》，薛已《内科摘要》，赵养葵《医贯》，孙　奎《赤水玄珠》《医旨绪余》，李中梓《医宗必读》，张景岳《景岳全书》，以及研究叶桂《临证指南医案》，徐大椿《医学源学论》等，称赞李中梓主张汇通众家之长，不偏不倚的观点。李中梓《医宗必读》云："肾何以先天之本？盖婴形未成……未有此身，先有两肾，故肾为脏腑之本，十二经之根，呼吸之本三焦之源，而人资之以为始者也，故曰先天之本在肾，脾何以为后天之本？盖婴儿既生，一日不食则饥，七日不食则肠胃调绝而死。经云：安谷则昌，绝谷则亡，胃气一败，百药难施。一有此身，必资谷气。谷入于胃，洒陈于六腑而气至，和调于五脏而血生。而人资之以为生者也，故曰后天之本在脾。"他认为李中梓所说正确论述了脾肾的重要位置及其作用。蔡友敬在临证时既注重脾胃，又注重肾命门，注重脾肾的思想逐渐形成。因而，其对许多疾病的分析、判断、论治，往往从脾肾之气血阴阳的盛衰着眼。

（一）命门位置的研究

首先，对命门位置的研究，蔡友敬提出命门包括上下两处。其论述的理由如下。

张志聪的《侣山堂类辨》根据《黄帝内经》以论督脉，指出："督脉之从上而下者，起于太阳之命门，上额交巅，络脑出项循脊抵腰，下膂入肾，是起于阳者，出于上之命门，而入于下之命门也。太阳与督脉乃阴中之生阳，本于先天之水火，为性命始生之门，故上下出入之处，皆名命门。"提出了上命门与下命门之说。

《黄帝内经·灵枢》"根结篇"说："太阳根于至阴，结于命门，命门者，目也。"此处所说命门，是指足太阳膀胱经的"睛明穴"。何以称该穴为"命门"？张志聪解释为"太阳为水火生命之源，目窍乃径气所出之门也"。其实从经络循行部位来看，督脉之别络"与太阳起于目内眦，上额交巅，上入络脑……挟脊抵腰中，入循膂络肾"，说明"睛明穴"，不仅是经气出入之门户，还是命门与督脉及脑的生理功能上的联系。因此，"睛明穴"被称为"上命门"。

何为下命门？《黄帝内经·素问》"刺禁论篇"有"七节之傍，中有小心"之说。一般注家均释"小心"为命门，张景岳《类经》解释说："人之脊骨共二十一节，自上而下，当十四节之间，自下而上是为第七节，其两旁者乃肾俞穴，其中则命门外俞也。人生以阳气为本……阳在下者谓之相火，相火在命门，皆真阳之所在也，故曰七节之傍，中有小心。"正因为下命门居于两肾之间，中医认为肾与命门的关系是不可分割的。习惯常引用坎卦来示意，意思是上下两短划代表阴，也即代表两肾，上间一长划代表阳，也即代表命门。张景岳所谓："肾两者，坎外之偶，命门一者，坎中之奇，一以统两，两以包一。"命门总主乎两肾，两肾皆实于命门。将肾与命门看作一个整体，总称为水火府，阴阳之宅。此后，有人以肾俞之间督脉命门穴的位置加以引申，两肾附脊，中前对脐，以此推论命门的确切部位，如徐春甫《古今医统》所说："命门在督脉十四推下陷下，两肾之间与脐相对。”即指命门当在脐后，或脐后附脊的上下左右。

上下命门之间的联系，主要依靠三焦的作用和功能。《中藏经》说：“总领五脏六腑、营卫经络、内外左右上下之气也。三焦通，则内外、左右、上下皆通也。其于周身灌体，和内调外，荣左养右，导上宣下，莫大于此也。”可见周身脏腑、经络的活动是受三焦所支配，而三焦的这种能力来源，则本于命门之火。喻嘉言说：“三焦取火能腐物之义，火之性自下而上。三焦者始于原气，由于中脘，散于膻中，皆相火之自下而上也。”李时珍《本草纲目》说：“三焦为相火之用，分布命门元气，主升降出入，游行天地之间，总领五脏六腑、营卫经络、内外上下左右之气，号中清之府。上主纳，中主化，下主出。”以上说明命门之火，通过三焦对周身各脏腑组织所发生的动力作用。

三焦如何联系上下命门呢？宋代陈无择《三因方》说：“三焦者，有脂膜如手大，正与膀胱相对，有二白脉自中出，夹脊而上贯于脑。”陈氏所指三焦的实质，其部位及其与脑的联系，正是两肾之间的下命门。而脑又为督脉经所属，督脉从上而下，起于太阳之上命门，上额交巅络脑。这样，通过三焦和督脉，就把上命门和下命门联系起来，发挥其动力作用。

（二）命门的生理功能

命门的生理功能，历代医家论述较多，各有所见，各有所偏。蔡友敬认真研究各名家的论述，并结合自己的实践体会，对命门的生理功能做出了比较系统的论述。

命门为生命的根本，《难经》说：“命门者，诸神精之所舍，原气之所系也。”又说：“所谓生气之原者，谓十二经之根本也，谓肾间动气也，此五脏六腑之本，十二经脉之根，呼吸之门，三焦之原。”又说：“脐下肾间动气者，人之生命也，十二经之根本也。”这些论述，说明命门是人生命的起点和生命的动力。张景岳更引申说：“命门者，为水火之府，为阴阳之宅，为精气之海，为死生之窦。”此谓性命之大本，强调了命门对人生命的重要作用。

命门包含着真阳（肾阳）和真阴（肾阴）。所谓真阳，即生命的根本动力；所谓真阴，即生命的根本物质。而命门即是生命的根本动力与根本物质。真阳属火，真阴属水。而水火阴阳的关系，周学海《脉简补义》说："水之体阳，其中下者，动乎左；火之体阴，其在下者，动乎右。右肾非无水，而火为主；左肾非无火，而水为主。"说明水火阴阳互根，不可分割。虞天民《医学正传》更引其义说："愚意当以两肾总号命门，其命门穴正象门中根？司开合之象也。惟其静而阖，涵养乎一阴之真水，动而开，鼓舞乎龙雷之相火。夫水者常也，火者变也。"后柯韵伯谓："命门之火，乃水火之阳，夫水体平静而川流不息者，气之动火气之用也。"以肾水为体，以命火为用。体为阴即物质，用为阳即动力。因此，命门本身即兼有水火，即物质和功能两方面。

历代都强调"命门之火"，有一部分医家认为命门就是命门之火的省略词，从而强调命门之火的重要性。如朱丹溪在《格致余论》就提出"天非此火，不能生物，人非此火，不能有生"。自后，张景岳说："命门有火，即元阳之谓也，即生物之火也。"又说："观灶釜之少一矩则迟化一顷，增一矩则速化一时，火力不到，则全然不化。"《齐氏医案》亦说："此火是人之命根，火旺则精神强健，火微则精神衰弱，火息则无生矣。"综上所述，命门之火是人体生命活动力，人体的脏腑经络、四肢百骸无不在命门之火的推动下分工协作，各尽其能，周流贯注，运行不息。

命门之火的实质是什么呢？自《难经》以命门为"原气之所系"。又说命门是生气之源，"肾间动气"，尤其"脐下肾间动气者，人之生命也"。孙一奎《医者诸余》直接指出："命门乃两肾中间动气，人之生命所司。"此后《医宗金鉴》云："命门之少火，即肾阳动气。"俞东扶《古今医案按》云："肾间动气即命门相火。"周举海《脉简补义》云："命门为相火之本，肾间动气者是也。"这些都说明命门之火的实质就是肾间动气。

命门之火与脏腑的关系。《难经》指出："命门者，谓精神之所舍也，男子以藏精，女子以系胞。"又说："十二经脉者，皆系于生气之原。所谓生气之原者，谓十二经之根本也，谓肾间动气也。此五脏六腑之本，十二经之根，呼吸之门，三焦之原。"说明由于命门之火的推动作用，促使周身脏腑经络发挥正常的生理活动。张景岳说："五脏之阴气非此不能滋，五脏之阳气非此不能发。”又说：“此命门之水火，即十二脏化源，故心赖之则君主以明，肺赖之则治节以行，脾胃赖之济仓廪之官，肝胆赖之资谋虑之本，膀胱赖之则三焦气化，大小肠赖之则传导自兮。”陈士铎《石室秘录》引申其义说：“心得命门而神明有主，始可以应物。肝得命门而谋虑，胆得命门而决断，胃得命门而能受纳，脾得命门而能转输，肺得命门而治节，大肠得命门而传导，小肠得命门而布化，肾得命门而作强，三焦得命门而决渎，膀胱得命门而收藏，无不借命门之火以温养之也。”说明命门之火为各脏腑活动的根本。

总之，命门为人生命的根本，它包含着真阳（肾阳）即生命根本动力，真阴（肾阴）即生命根本物质。肾间动气——原气，产生于命门，原气的实质就是命门之火。原气借阳气的作用，发挥其升降出入的功能，使机体得以保持均衡协调来维持人体基本的生命活动。

（三）命门学说的临床作用

蔡友敬晚年对命门学说基本理论研究，着意发挥，阐扬人身命门之火的重要作用。因而他在临床时对许多疾病的分析、判断、论治，既注重脾胃气血阴阳盛衰，更注重命门之火的盛衰。有许多危重病，疑难疾病，他注重补命门之火，常选用鹿茸、海狗肾等血肉有情之品，以补元阳，生精血，又用巴戟天、胡芦巴、附子、仙茅、仙灵脾、肉桂、肉苁蓉、锁阳之属以温阳散寒，益火之源。其次，参用平补阴阳气血，扶阳滋阴，对肺脾肾三脏之病变化尤为适宜。蔡友敬认为，张景岳言以“善补阳者，必于阴中求阳，则阴得阳生而泉源不竭”是千古确论。因此，在补命门真阳之际，每选用熟地黄、生地黄、淮山药、甘杞、山茱萸、五味子之类以为佐使，相辅相成，以达阴平阳秘的目的。兹举其临床运用数例如下，以见一斑。

1. 病毒性脑炎

有一大部分病毒性脑炎所致的半身瘫痪，或舌不语，二便失禁，倦怠怕冷，时有躁扰，舌淡脉沉。证属肝肾两虚，命门火衰，督脉阳气失其温通现象，治以温补肾命为主，采用地黄饮子加减，使症状逐渐减轻或消失，能独立行走。曾治疗一例患者杨某，女，突发神志不清，失语，大小便失禁，右侧上下肢肌力减退，口眼向左歪斜，但无畏冷发热，无呕吐、抽搐。入院后经各方面检查，诊断为散发性脑炎。用青霉素、地塞米松、加兰他敏等药治疗，再服中药安宫牛黄丸、牛黄清心丸、至宝丹等亦无效。一个月后改中医辨证施治。蔡友敬根据当时患者精神失常，似笑非笑，似哭非哭，舌暗，右侧上下肢偏瘫，大小便失禁、喉间有痰声，舌质红、苔薄黄、脉沉细数等症状，辨为肾阴阳两虚，痰浊蒙蔽心窍，气血不能流通，四肢痿废不用。故用滋养肾阴，补益肾阳，化痰开窍之地黄饮子加减，熟地黄、山茱萸、石斛、五味子、麦冬、巴戟天、肉苁蓉、桂枝、附子、远志、石菖蒲、胆星、茯苓等，服19剂。其间用郁金、桃仁、红花、赤芍等加减。症状得以减轻，不但神志安定，喉间痰除，语言清楚，上下肢能转动，并能坐起，而且二便能自理，再合补阳还五汤益气养阳，活血通络。服后上下肢恢复正常，能独立行走，痊愈出院。

散发性脑炎发生偏瘫、失语、昏迷的病机在于其本乃属于心、肝、肾阴阳虚衰，其标乃痰浊上泛，堵塞窍道。盖肝主筋、肾主骨、肝肾之阴精虚衰，肝肾之阳不足，不能滋润、填补、温煦筋骨，致筋骨痿软，足废不用。又舌为心之苗，肾络于舌本，心肾阴阳虚衰。舌窍失荣，同时痰浊堵塞络道，故舌强失语。又心主神明，阳气弱，痰蒙蔽，故神志昏迷。而心、肝、肾之中，又以肾为主。肾为水火之脏，藏真阴而寓元阳，而心、肝、肾之中，又以肾为主。肾为水火之脏，藏真阴而寓元阳，为人体阳气之根，阴气之源。肝肾同源，心肾相交，故肾病可累及心、肝。何况其兼症尚有二便失禁、嗜睡、舌质红或绛等阳气与阴精虚衰之证。故从肾论治，协调肾阴肾阳以治本，开窍化痰以治标，则阴阳可复，痰浊得降，而暗痱可愈。

地黄饮子是刘河间《宣明论方》中治喑痱的方剂，主治“肾虚弱厥逆，语声不出，足废不用”。喑，是指失音不能言；痱，是指足废不用。地黄饮子是滋养肾阴，温补肾阳，宁心开窍。方中熟地黄、山茱萸滋养肾阴；巴戟天、肉苁蓉、肉桂、附子温壮肾阳；石斛、麦冬、五味子滋阴敛液；石菖蒲、远志、茯苓交通心肾，化痰开窍。这个方剂对散发性脑炎中期或后期出现偏瘫、失语、昏厥为主证者，甚为适合。

当然，散发性脑炎发生发展过程中，症状的表现是复杂的，病机是多变的，辨证时要掌握不同的证候特点，施以不同的治则。在当某一过程中出现肾阴阳两虚时，即从肾论治，但不一定应用于全过程。如果病情复杂，用药也要根据辨证进行加减。如抽搐者应加平肝息风药，昏迷深者重用开窍涤痰药，二便失禁者加用益气固涩药等，方能显示临床疗效。

2. 心力衰竭

心力衰竭是在心脏病发展到一定程度时产生的病理生理综合征。其主要临床症状：呼吸困难、气喘、不能平卧、心悸、浮肿、尿少、食欲不振、疲倦、恶心、呕吐，或见咯血、肝区胀痛、黄疸、头颈静脉怒张。并经常出现其他的合并症，病情较为危重。对心力衰竭的危重患者，蔡友敬常先分析是否命门之火衰。他说，命门之火不足，不能资助心火，导致心阳不足，重者，可出现“出入废则神机化灭，升降息则气立孤危”的危候。所以这类病人，往往不能单纯以补心阳入手，而是要从补命门之火、温肾助阳入手。蔡友敬曾成功治疗一例风湿性心脏病心力衰竭合并肺部感染的患者。

患者傅某，男，56 岁，农民，西医诊断为风湿性心脏病心力衰竭合并肺部感染。收入内科后，已下达病危通知书。并立即进行抢救，采取综合措施，控制心力衰竭和肺部感染。先后吸氧、输高渗葡萄糖，先后给药洛贝林、可拉明、氢化可的松、强力霉素、卡那霉素、氢氯噻嗪、氨苯碟啶、呋塞米、毒毛花苷 K、地高辛、普萘洛尔、阿托品等治疗 10 天，症状改善不大，病情危重。请蔡友敬会诊。症见患者心悸气喘，全身高度浮肿，肿处凹陷不起，端坐呼吸不能平卧，口唇紫暗，腹胀纳差，大便稀薄，日行 5~6 次，尿少色清，形寒肢冷，倦怠无力，舌质淡红带紫，苔少，脉弦滑数，按之无力。证属肾阳虚衰，水邪上泛，凌心射肺。治宜温肾助阳，益气消肿，用真武汤加减，熟附子 10g、淡干姜 6g、云茯苓 10g、炒白术 10g、炒白芍 10g、炙甘草 3g、炙黄芪 25g、汉防己 1g，服 1 剂。二诊时，四肢浮肿较为减轻，余症同上，舌淡红，苔薄，脉弦滑数。上方再加桂枝 6g，以通阳化气，服 2 剂。三诊时，药后浮肿虽有改善，但腹胀、纳减、大便稀溏、形寒肢冷、腰酸腿软依然未减。此乃肾阳不足之征，再拟上方加巴戟天 10g、仙灵脾 10g，以增强温肾助阳之力，服 4 剂。四诊时，服温阳益气之剂后，浮肿明显消退，气喘已平，可以平卧。但大便稀溏，日行4~6次。自汗怕冷，舌淡带紫，苔少，脉象沉细。水邪上逆，凌心射肺之势虽有改善，但肾阳虚弱，火不生土之象却未恢复。再拟温补脾肾为治，用桂附理中合四神丸加减，熟附子15g、淡干姜10g、云茯苓15g、炒白芍15g、炙甘草3g、炙黄芪15g、汉防己15g、川桂枝6g、巴戟天10g、仙灵脾10g、潞党参30g、补骨脂10g、肉豆蔻6g、吴茱萸6g、炒白术10g，服7剂。五诊时，药后，仅下肢轻度浮肿，大便已成形，腹部胀满已除，患者可下地活动。舌红带紫，少苔，脉象沉细。上方去补骨脂、肉豆蔻、吴茱萸，改干姜为4.5g，再服5剂。六诊时，浮肿消退，大便正常，但尚纳差，尿少，舌淡，苔薄。脾肾之阳已复，再拟调理脾胃，以善其后。用异功散加味，潞党参15g、炙黄芪16g、炒白术10g、茯苓12g、制陈皮10g、炙甘草3g、淡干姜3g、肉豆蔻6g、福泽泻10g。后持续服用上方，症状已基本解除而出院。

本病例西医诊断为风湿性心脏病心力衰竭Ⅲ度合并肺部感染，病情危重。西医通过强心、利尿、抗感染等手段，取效不佳，而采用中、西医结合，中、西药并进，疗效显著提高。中医认为本例属“水肿”“心悸”范畴。病机是阳气衰弱，水邪上泛，凌心射肺，乃本展标实之征。病位在肺、心、脾、肾四脏，由于水邪上泛，阳气不足，故心悸；射肺，故气喘不得平卧；肾阳虚膀胱气化不利，故一身尽肿，小便不利；火不生土、釜底无薪，故纳差便溏，后淡少苔，脉沉细滑。均为上述四脏阳气虚衰之象。

除西医治疗外，中医主要是温运阳气，利水消肿。方用真武汤加味。附子、干姜温中散寒；茯苓、白术健脾利水；加汉防己、黄芪，益气健脾，利水消肿。因患者病属危重，阳气极度虚弱，故加重附子、干姜用量，并加党参、补骨脂、吴茱萸、巴戟天等温阳之品，即振奋脾肾阳气，又达到温通心阳的目的。通过一个月左右中、西医结合治疗，病人心力衰竭纠正，肺部感染消失，水肿消退，使临危重人得救，取得明显疗效。

3. 哮喘

对哮喘患者的治疗，蔡友敬尤具卓识。哮喘患者在发作期，通过辨证论治，往往可以缓解。然而，复发率高，乃临床之棘手问题。蔡友敬在脾肾命门的学术思想的指导下，自拟咳喘丸一方。对于控制哮喘病的发作，临床疗效佳。咳喘丸方药：人参 120g、胡桃肉 120g、补骨脂 120g、五味子 120g、黄芪 120g、紫河车 100g、茯苓 100g、陈皮 90g、半夏 90g、杏仁 90g、炒白术 90g、紫菀 90g、紫石英 130g、甘草 30g、蛤蚧 1 对。制法：以上药研细末，以蜜泛丸如绿豆大。用法：每次服 10g，每日 3 次，3 个月为一疗程。“气为人身至宝。气存则生，气亡则死”，哮喘一证缠绵难复，关键在于气之盛衰。根据“肺为气之主，脾为气之源，肾为气之根”的理论，在哮喘缓解后，必须注意肺、脾、肾脏之气虚。故咳喘丸以补肺气，健脾气，纳肾气为治疗原则，应用补肺汤以补益肺气，六君子汤以健运脾气，人参胡桃汤及青娥丸以摄纳肾气。肺气足则卫外固，邪未奏。脾气旺则运化如常，痰浊自化。肾气充则元气足，喘息必平。并加紫河车以大补元气，紫石英以固冲镇逆。本药丸若长期服用对根治哮喘有一定作用。临床疗效显著。蔡友敬曾治一例患者李某，女，21 岁，就诊时，反复哮喘，遇寒发作 15 年，近 3 年加剧。3 天前因食鳖后，当夜始觉胸憋闷胀，继而呼吸急促，喉间哮鸣，致成喘息不已，张口抬肩，不得平卧，大汗淋漓，双肺布满哮鸣音，小便短赤，大便干结，苔黄腻，脉数。此乃过敏性哮喘。因痰浊壅肺，肺失宣降，宜投宣肺降逆，化痰脱敏之剂。方选咳喘方，加枇杷叶 10g、葶苈子 15g，服 6 剂后，咳喘已平。后改服咳喘丸一疗程后，至今哮喘未作。

蔡友敬擅以注重命门之火为治则治疗一些慢性疾病，如慢性泄泻，阳痿，不孕、慢性胃炎等。此处不再一一举例。尤值得一提的是，对再生障碍性贫血，蔡友敬认为，中医治疗大法根据“心生血、肝藏血、脾统血”的理论，则重于心、肝、脾的调治。他则根据西医诊断为骨髓不能生血的原理，进一步从肾主骨，骨生髓的理论考虑，并因患者有形寒、面色苍白等阳虚现象，故常以温补命门为主，调整其阴阳偏盛偏衰。阳虚者常以温补肾阳，佐以滋阴补血，如鹿角胶、巴戟天、肉苁蓉等，再配龟板、当归、黄芪、人参、熟地黄等以益气壮阳，补血扶正，疗效颇佳。

三、病证结合

病证结合，是指以中医的“辨证”与西医的“辨病”有机结合，从而对疾病有比较正确的、全面的认识。是蔡友敬诊治疾病的思想方法。蔡友敬晚年既娴熟于中医传统辨证，又能结合西医对病的认识，厚古不薄今、集思广益、博采众长，使他在临证实践中，辨证更为精当，处方遣药更加灵活，治法别有一格，疗效更为显著。

（一）“辨证”与“辨病”的概念

首先，蔡友敬认为“辨证”与“辨病”要有机结合，必须弄清二者的概念。他说：中医对疾病的认识，着重于辨证。所谓证，并不是一个症状或一个综合症群，而是概括了疾病产生的因素和条件，结合着不同体质反映出来的各种不同的证。所谓辨证，就是运用四诊（望、闻、问、切）所得到的资料，全面了解病人所出现的症候（症状和体征），然后对症候进行分析，明确疾病发生的原因、部位、性质；探索其邪正的对比，从而掌握疾病发展过程中某一阶段的实质。

西医对疾病的认识着重于辨病。所谓病，就是运用现代科学方法，对某一种疾病所作出的具体诊断。所谓辨病，就是运用现代医学的各种诊查手段，获得临床资料，判断病情，明确具致病原因及其病理变化，从而对疾病整个过程的本质作出正确的诊断。

（二）“辨证”与“辨病”相结合的必要性

中医以朴素的辨证法为指导，以脏腑辨证为核心，对各种疾病进行分析归纳，着眼全局，注意病情演变，强调具体情况具体分析，有很大的优越性，但也存在一定缺点，如偏重于疾病所表现的全身变化，对局部的病理过程、实质性损害不能深入了解；对有些疾病的本质，不完全通过证表现出来时，就无法进行辨证，或仅表现出一些假象，本质的病理变化被掩盖时，就容易造成误诊；再如脏腑证候已消失，而病因继续存在时，也无法进行辨证。

西医注重病原和病因，对机体生理病理研究详细，对疾病的发生发展观察细致，检查手段多，诊断较准确，治疗针对性强，具备极大优越性。但也存在一些缺点，如有时忽视整体治疗，容易陷入机械的局部观点；或对于目前一些疾病的发病机制还未阐明，或检查不出明显器质性病变的疾病，就无法进行治疗。再如受局部定位等观点的影响，对机体的反应性不予重视。

因此，要充分认识中医的“辨证”和西医的“辨病”在现阶段各自的优越性和受历史条件限制所带来的不足。在临床实践中，既重视中医的辨证，也重视西医的辨病，将二者有机结合起来，才能弥补现代医学在诊断方面的不足，把疾病、患者比较密切地结合起来，得到一个比较正确、全面地反映出患者具体情况的准确诊断，从而使诊断学在现有的基础上提高一大步。也使患者得到更全面，更合理的治疗。

（三）病证结合的临床应用

在临床实践中，蔡友敬从 4 个方面运用病证结合的思想方法诊治疾病。

1. 结合中医理论的特点

中医理论的特点是，整体观念强，概括性较高，能够从运动的观点出发，认识机体和疾病的关系，既注意疾病的普遍性（共性），又注意疾病的特殊性（个性），在临床实践中，前者就是“异病同治”，后者就是“同病异治”。例如，蔡友敬对于各种原因所致的气阴两虚证，在辨证论治的基础上，应用生脉饮加味治疗一些西医所称的常见多发病，都获得显著疗效。例如，心肌炎多见病毒性心肌炎和风湿性心肌炎，属气阴两虚型者，临床表现为心慌心悸，自汗，胸闷，气喘乏力，舌质红，脉结代，临床运用益气养阴之生脉散为主治疗。蔡友敬对病毒性心肌炎常加板蓝根以清热解毒，对风湿性心肌炎常加丹参、川芎、桃仁、红花、防己等活血化瘀，祛风除湿。

失眠（神经衰弱），证属气阴两虚者，兼见肾阳不足，心肾不交，蔡友敬常用生脉散合六味地黄汤、二至丸以壮水制火。而见心火上亢之象，则用生脉散合柏子仁丸，或加远志、黄芩、百合等，以养心降火。

糖尿病，辨证属气阴两虚，燥热内盛之证，蔡友敬常用生脉散合增液汤加味，以益气养阴，清热润燥。

以上心肌炎、失眠、糖尿病等，蔡友敬以中医理论为指导，根据辨证论治的规律对西医所称的病，进行“异病同治”，临床疗效颇佳。

2. 结合西医理论的长处

西医理论的长处是对疾病的局部病理变化，有比较深刻的认识。所以治疗措施的针对性强。

例如，对脓疡的处理，西医的处理原则是“有脓必排”。复旦大学附属华山医院中医科运用“有脓必排”的理论，采用中药桔梗这一强有力的含皂素的祛痰药，结合中医的辨证分阶段地在X线配合下，对肺脓疡进行治疗。

蔡友敬根据这个原则，治疗一例患者苏某，女，在X线片上提示右肺下部有一直径5cm圆形透明区，壁厚光滑，中央一液平面诊断为肺脓肿，其临床症状亦符合此病诊断。第一阶段吐出大量脓血，发热，胸痛，属于热壅血瘀，即用大量桔梗12g，加金银花、连翘、鱼腥草、白花蛇舌草、三椏苦之类，清热解毒以消炎。第二阶段X线提示右下叶基底段有一空洞，脓腔显出，发热退，脓血减少，则以桃仁、薏苡仁、冬瓜仁等配合上述清热解毒药，以祛瘀化痰。第三阶段X线检查提示脓腔缩小，尚未愈合，面色萎黄，食欲减少，属正虚邪实，改用祛瘀化痰补肺扶正之法，用白及、白术、党参、黄精、薏苡仁之类。最后症状消失，X线检查提示肺部正常，达到痊愈，共治疗40天左右，说明以西医理论为指导，结合中医辨证的治疗方法是良好的。

3. 结合中西医理论特点

对某些疾病，单用中医辨证或西医辨病进行治疗，效果往往不佳。只有根据患者的不同体质、年龄，发病原因和机体对疾病反映的临床表现，充分发挥中医辨证和西医辨病的理论长处，互相取长补短，才能不断提高效用。前文命门学说的临床应用中所举的傅某风湿性心脏病心力衰竭合并肺部感染一例即可说明，不再重复举例。

4. 结合中、西医方药特点

中医用药处方的传统是按理法方药来制订的，是遵循中医辨证施治的规律从而发挥效用的。但事物总是在不断发展。临床工作中，一些疾病如果按照中医传统的方法来进行辨证治疗，有时不能取得明显的疗效。因此。在一张处方中，采用中医辨证和西医辨病相结合的方法，就可以提高处方的效用，发挥药物的职能。

例如，肾盂肾炎急性发作，过去如果按照中医辨证，认为属于下焦湿热而用八正散等为主进行辨证治疗，效果并不显著，症状消失较慢，蔡友敬在临床上结合西医辨证的观点，认为是细菌感染，自拟了一个处方。方由金银花、连翘、蒲公英、紫花地丁、黄柏、知母、柴胡、木通、车前子、滑石、淡竹叶等组成。金银花、连翘、蒲公英、紫花地丁对能致肾盂肾炎的大肠杆菌、链球菌、葡萄球菌有抑制作用；黄柏、知母、柴胡、木通能清下焦之热；车前子、滑石、淡竹叶能利下焦之湿。本方既能辨病，针对病原体，又能辨证，针对下焦湿热，处理了细菌与人体的关系，调整了局部和整体的关系。在临床实践中，取得了明显的效果。

林禾禧

第二章

林禾禧弟子跟师科研及临证心得

第一节 调气，理血，除毒
——多法复方治疗慢性萎缩性胃炎思路

慢性萎缩性胃炎为临床难治之疾，本病的发生多因各种不良因素长期的刺激导致胃黏膜反复炎症，继而出现胃黏膜上皮萎缩、固有腺体减少、伴或不伴有幽门腺化生和肠上皮化生及异型增生为特征的慢性消化系统疾病。慢性萎缩性胃炎作为一种癌前状态，早期干预治疗对胃癌的预防意义重大。根据国内多年随访资料分析，绝大多数慢性萎缩性胃炎预后良好，5~10 年癌变率 3%~5%，10 年以上 10%；轻度异型增生 10 年癌变率 2.5%~11%，中度异型增生 10 年癌变率 4%~35%，重度异型增生 10 年癌变率 10%~83%。

由于其发病机制还未完全清楚，现代医学对慢性萎缩性胃炎缺乏有效的根治方法，一般常规采用根除幽门螺杆菌、促进胃动力、保护胃黏膜，以及补充维生素等治疗，但难以改变或逆转胃黏膜的萎缩及肠上皮增生。随着胃镜检查的普及和病理检测技术的提高，萎缩性胃炎的发病率逐年升高，且呈现低龄化。历代中医在本病的治疗方面积累了丰富的经验，显示出独特的优势，但因慢性萎缩性胃炎中医病机较为复杂，诸多医家对本病认识各有异同，临床辨治无法规范、统一，疗效难以肯定。

一、病因病机

多数慢性萎缩性胃炎患者早期无明显症状，有症状者主要表现为胃脘隐痛、上腹痞满不适、纳呆、嘈杂、嗳气等非特异性消化不良，或消瘦、贫血、焦虑等症状，是一种多致病因素性疾病。中医学根据其症状表现归属于“胃脘痛”“痞满”“胃痞”“嘈杂”范畴。慢性萎缩性胃炎病因错综复杂，多数医家认为本病与外邪犯胃，饮食失调、情志内伤，劳倦过度，脾胃素虚有关，其病位在脾胃，与肝关系密切，本病病程迁延日久，病机多为本虚标实、虚实夹杂之证。

林禾禧认为，脾胃虚弱是慢性萎缩性胃炎的基本病机，是其发病和转归的根本内因，其虚主要表现为脾胃阳阴气血亏虚，阳气虚则寒邪内生，运化失职，阻滞气机，气机不畅，因虚成滞；阴血亏虚，则胃络枯萎，失于濡养，津液不能上乘，主要为气滞、湿热、痰浊、瘀血等，二者互为因果，相互作用，反复发作，终致因虚致实、因实致虚的虚实寒热错杂之证。

二、中医对本病的微观认识

（一）胃黏膜萎缩

胃黏膜萎缩与患者的年龄和患病时间相关。慢性胃炎致病因素长期不除，不良生活习惯日久不改、治疗用药不规范等，都会导致胃炎迁延反复，久治不愈，由非慢性萎缩性胃炎进展为萎缩性胃炎。“新病多实，久病多虚”，故慢性萎缩性胃炎多属虚证。脾胃虚弱是本病发生的重要基础。

（二）上皮内瘤变

上皮内瘤变与胃癌的发生有关，世界卫生组织将其定为癌前病变。中医认为，上皮内瘤变与胃络瘀阻有关。《圣济总录》曰：“瘤者，留也。滞而不去也，郁结壅塞，瘤所以生。”脾胃虚弱，运化无力，升降失司，气血不畅，或气滞郁热，损伤胃阴；或气滞血瘀，胃络痹阻，导致慢性萎缩性胃炎胃上皮内瘤变。胃上皮内瘤变还与肝失疏泄，肝气郁结，横逆犯胃有关，如《黄帝内经 · 灵枢》“五变”篇：“内伤于忧怒，则气上逆，气上逆则六输不通，温气不行，凝血蕴里而不散，津液涩渗，著而不去，而积聚成矣。”故内瘤变属于中医的瘀（郁）证。

三、辨证施治原则

关于本病的中医治疗目前多以辨证论治为主，根据中国中西医结合学会消化系统疾病专业委员会发布的《慢性萎缩性胃炎中西医结合诊疗共识意见（2017年）》分为6种主要证型，肝胃气滞证、肝胃郁热证、脾胃虚弱证、脾胃湿热证、胃阴不足证、胃络瘀血证。其中脾胃虚弱证最为多见，关于脾胃虚弱证的临床研究也比较多。

慢性萎缩性胃炎病情日久，缠绵难愈，其病理演变过程存在多种证型的病机表现，临床变证夹杂，既有脾胃气阴虚损的基础，又兼夹气滞血瘀湿阻、寒热错杂之象。脾胃虚弱为其根本，其中均夹杂有气滞、郁热、痰湿、瘀血等病理产物，这些病理产物互为因果，相互作用，使得病情迁延难治。构成慢性萎缩性胃炎的病机会因出现的先后、交叉、多少、轻重、隐显的不同而不同，这些病理产物难以量化。林禾禧认为，这些病理产物均存在于本病的病情演化过程中，其证候之间相互联系。因此，临床治疗必须立足整体，谨守病机，四诊合参，依照主症，确立主法主方，同时参照本病的病性特点、病理变化及不同时期的病理产物的不同，注意病机的转化，随证多法复方治疗，不能把一证一方孤立起来，方能施治不误，从而促进胃黏膜病变的恢复，萎缩腺体的再生，异型增生的逆转，提高临床治疗效果。

四、遣方用药原则

“奇之不去则偶之，一方不去则复之”。多法复方并不是杂乱无序的选药，应当在辨证论治的基础上，辨清病情的标本缓急、虚实寒热，有目的、按比例合理搭配、增减不同功效的药物，做到面面俱到，通过多个层面的综合调治，平衡脏腑生理功能。多法复方体现了寒温并用、攻补兼施的辨证遣方选药原则。林禾禧认为，治疗慢性萎缩性胃炎，要从根本上贯穿“调气、理血、解毒、养阴”的治疗理念。具体包括：①调理脾胃，注重气机升降。“脾宜升，胃宜降”，调畅脾胃气机升降是治疗本病的基本原则。②调理气血，强调活血化瘀。活血化瘀必须贯穿慢性萎缩性胃炎治疗的整个过程，是治疗该病的必用方法。③泄热解毒，祛邪以安正气。慢性萎缩性胃炎大多兼并存在着湿毒、热毒，清除燥热湿毒是治疗本病的常用方法。④温和平补，顾护脾胃。脾胃虚弱是本病的根本，因此治疗上要补虚健脾和胃，以促进脾胃运化功能。然而脾喜燥恶湿，恐补益药碍胃腻中，令人中满，不利于中焦展运，故取温和平补之道。⑤补血养阴，调和脾胃阴阳。补血养阴药物能增强胃动力，提高机体免疫功能，保护胃黏膜及黏液屏障，是治疗本病的重要措施。

五、辨证用药特点

（一）益气健脾法

“久病迁延，其气必虚”，脾胃虚弱，乃本病之根本。治疗上要益气健脾以补虚和胃，促进脾胃运化功能。常用黄芪、党参、白术、茯苓、淮山药。多用生黄芪、生淮山药。生黄芪甘温味薄，轻而不腻，补肺以利肝助脾生发之气；生淮山药性平味甘，入脾、肺、肾经，温补而不峻，滋养而不腻，具有健脾、补肺、固肾、益精的功效。“宜用生者煮汁饮之，不可炒用，以其含蛋白质甚多，炒之则其蛋白质焦枯，服之无效”。

（二）疏肝运脾法

气机阻滞是本病的基本病机，既而形成湿阻、食积、火郁、痰结、血瘀等。理气勿忘疏肝，采用疏肝运脾法。常用柴胡、枳壳、陈皮、香附、木香、厚朴、香橼干、沉香、绿萼梅或加用四逆散、枳术丸等。

（三）和胃降逆法

“脾宜升，胃宜降”。呕吐、呃逆、嗳气等一系列临床症状均是胃气上逆而形成的，仅用疏肝运脾法效果不著，必须选用降气之方药。常用紫苏梗、厚朴、旋覆花、代赭石、沉香、枇杷叶等。紫苏梗质重，有宽胸利膈降胃气之功；枇杷叶肃降肺气，协助胃气和降。

（四）养阴润燥法

清代吴澄在《不居集·论补脾阴法》云“古方理脾健胃，多偏补胃中之阳，而不及脾中之阴”，使“胃火愈旺，脾阴愈伤”，主张用药“忠厚和平之品，补土生金，燥润合宜，两不相碍”。清代叶天士治胃常用“甘平或甘凉濡润以养胃阴”，待“津液来复使之通降”。补脾阴与益胃阴之药因脾胃特性不同而有所差异。补脾阴常用生淮山药、黄精、生黄芪、白芍等，气阴双补；益胃阴常用沙参、枸杞、石斛、百合、太子参、白芍、麦冬、玉竹等。须加用理气轻扬之品紫苏梗、香橼干，使养阴而不腻滞。

（五）活血通络法

“久病致瘀、久痛入络”。活血化瘀药能改善微循环，促进胃黏膜修复。常用川七、莪术、丹参、五灵脂、蒲黄、仙鹤草。“一味丹参散，功同四物汤”，补血活血以助气，气血双生。

（六）芳化燥湿法

脾喜燥恶湿，湿为阴邪，易困脾土，须醒脾化湿，健运脾胃。常用茯苓、白豆蔻、佩兰、薏苡仁、半夏、苍术、藿香等。

（七）苦寒泻火法

湿浊郁遏、升降失调、气机阻滞，郁而化火，必然产生湿浊热毒，苦寒之品能燥湿泻火。常用蒲公英、连翘、黄连、栀子、白花蛇舌草等。其中蒲公英最常用，蒲公英味苦、甘，性寒，苦以泄降，甘以解毒，寒能清热兼散滞气，为清热解毒、消痈散结之佳品。连翘味苦，性微寒，具清热解毒、消痈散结的功效。

张闽光

第二节 调整体，敷局部——溃疡性结肠炎中医治疗理念

溃疡性肠炎是临床常见慢性消化道疾病，主要由肠道自身免疫功能障碍及感染等因素引起，临床表现为腹痛、腹泻、脓血便、里急后重等症状，病程较长者可出现体重下降、贫血等症状，隶属中医泄泻、痢疾、久痢、肠澼等范畴。特异性诊断以结肠镜检查镜下表现和病灶组织学结果为主，临床根据疾病发生病程分为初发型、慢性复发型，本病迁延难愈，反复发作，存在恶变的机会，为消化系统难治之证。中医对溃疡性结肠炎的认识，认为其病变部位主要在大肠，与脾、胃、肝、肾有关，其病因有外感时邪、饮食不调、内伤、情志失调和体质禀赋异常等。“无湿不成泻”，湿热蕴结是主要病理因素。本病活动期常呈实证，缓解期多呈虚证，反复难愈者皆为虚实夹杂。林禾禧认为，本病的治疗可以参照中医痈疡论治，提出宏观与微观互参，调整体，敷局部的治疗理念，采用整体辨证论治与肠道灌肠、局部敷药治疗，病因治疗与对症治疗相结合，局部治疗以锡类散、仙翁白及散保留灌肠。其治疗原则：急性期缓解症状、消除炎症、愈合溃疡、防止并发症；缓解期预防复发，改善患者生活质量。

一、临证辨治要点

（一）辨清湿热之权重

湿热蕴肠是溃疡性结肠炎的主要病理因素，湿为阴邪，胶结缠绵，可寒化、热化，当细审湿与热的偏重情况，分湿热并重、湿重于热、热重于湿而治。

（二）清热化湿为治，调气理血为要

脾喜燥恶湿，湿性黏滞。溃疡性结肠是湿毒热毒蕴结，搏及肠道血络，因此清除燥热湿毒是治疗本病的基本方法。其次，现代医学证实溃疡性结肠炎存在肠道微循环障碍，且中医也认为“久病入络”，因此，理气活血化瘀必须贯

穿治疗溃疡性结肠炎的整个过程，是治疗该病的必用方法。

（三）温和平补，顾护脾胃

溃疡性结肠炎缓解期当取温和平补之道，治以益气温肾，健脾化湿，促进脾胃运化功能，防止复发。

二、辨证施治，调整体

（一）大肠湿热证

1. 表现

腹泻黏液脓血便，里急后重，肛门灼热，身热，下腹坠痛或灼痛，口苦，口臭，小便短赤，舌苔黄腻，脉滑数或濡数。

2. 治法

清热利湿，凉血止血或解毒行血。

3. 方药

地榆散、芍药汤、白头翁汤加减，地榆、茜根、黄芩、黄连、栀子、白芍、生大黄、当归、槟榔、木香等。

（二）脾胃气虚证

1. 表现

腹泻便溏，有黏液或少量脓血，腹胀肠鸣，腹部隐痛喜按，肢体倦怠，神疲懒言，面色萎黄，食少纳差，食后腹胀，舌质淡胖或有齿痕，苔薄白，脉细弱或濡缓。

2. 治法

益气健脾，养血止血。

3. 方药

归脾汤、参苓白术散加减，黄芪、党参、当归、茯苓、木香、炒白术、扁豆、藿香等。

（三）脾肾阳虚证

1. 表现

久泻不愈，大便清稀或伴有完谷不化，五更泄或黎明前泻，脐中腹痛，喜温喜按，腹胀肠鸣，少气懒言，面色㿠白，腰膝酸软，形寒肢冷，食少纳差，舌质淡胖或有齿痕，苔白润，脉沉细或尺脉弱。

2. 治法

温补脾肾。

3. 方药

四神丸、附子理中丸加减补骨脂、吴茱萸、肉豆蔻、五味子、附子、干姜、党参、炒白术等。

（四）肝郁脾虚证

1. 表现

腹痛则泻，泻后痛减，大便稀烂或黏液便，腹泻前有情绪紧张或抑郁恼怒等诱因，胸胁胀闷，喜长叹息，嗳气不爽，食少腹胀，矢气较频，舌质淡红，苔薄白，脉弦或弦细。

2. 治法

抑肝扶脾。

3. 方药

痛泻要方加减，白芍、炒白术、陈皮、防风、柴胡、木香、党参、茯苓等。

（五）寒热错杂证

1. 表现

久泻不愈，腹泻黏液脓血便，里急后重，肛门灼热，脐中腹痛，喜温喜按，腹胀肠鸣，形寒肢冷，口干口苦，食少纳差，面色㿠白，舌质淡胖或有齿痕，苔黄腻，脉沉细。

2. 治法

辛开苦降，调和肝脾。

3. 方药

乌梅丸加减，乌梅、细辛、桂枝、黄连、黄柏、当归、党参、干姜、附子等。

三、保留灌肠，敷局部

局部治疗以锡类散、仙翁白及散保留灌肠，敷局部。

锡类散含有珍珠、青黛、牛黄、冰片、人指甲、壁钱炭等成分，具有消炎、收缩血管、镇静止痛等作用，采用锡类散保留灌肠治疗溃疡性结肠炎，可使药物直达病灶，提高局部药物浓度，有效保护肠道黏膜，促进其溃疡愈合。

仙翁白及散由仙鹤草、白头翁、白及、马齿苋组成。具有清热解毒化湿，活血凉血止血的作用。

张闽光

第三节　健脾抑激汤对腹泻型肠易激综合征患者血浆血管活性肠肽、5- 羟色胺水平的影响

肠易激综合征是一种以腹痛或腹部不适伴排便习惯改变和（或）粪便性状异常的功能性肠病，临床上以腹泻型肠易激综合征为多见。目前，本病病因、发病机制尚未完全明了，西医治疗疗效有限，基于林禾禧“病证结合，顾护脾胃”的理念，健脾抑激汤治疗腹泻型肠易激综合征在临床上已取得了良好的疗效。通过对血浆中的血管活性肠肽、5- 羟色胺水平的测定，以探讨健脾抑激汤对血管活性肽、5- 羟色胺的影响，为健脾抑激汤在肠易激综合征的临床应用提供实验依据。

一、临床资料

选取 2010 年 6 月—2012 年 3 月泉州市中医院消化内科门诊及住院患者，符合 2006 年罗马Ⅲ中的腹泻型肠易激综合征诊断标准的病例 34 例，其中男 15 例，女 19 例；年龄 21~65 岁。

二、治疗方法

采用健脾抑激汤治疗，处方：党参 15g，炒白术 12g，茯苓 15g，白芍 15g，陈皮 10g，防风 10g，藿香 15g，葛根 15g，木香 6g，薏苡仁 30g，芡实 15g，炙甘草 4g。随症加味：若兼有阳虚者加干姜 10g。每日 1 剂，分 2 次服。疗程均为 2 周，随访 3 个月。

三、观察指标

（一）检测指标及方法

检测治疗前及治疗后 2 周患者体内的血管活性肠肽、5- 羟色胺含量，抽取

外周静脉血 5mL，离心后，取上清液保存于 -70℃冰箱中待测。血管活性肠肽及 5- 羟色胺均采用双抗体夹心 ELISA 检测法。

（二）统计学方法

应用 SPSS 13.0 统计软件，计量资料采用 $\bar{x} \pm s$ 表示，符合正态分布采用 t 检验，不符合则采用秩和检验。

四、治疗结果

（一）治疗前后血管活性肠肽比较

34 例患者治疗前血管活性肠肽含量为（88.8 ± 73.0）IU，治疗后血管活性肠肽含量为（66.0 ± 30.9）IU。腹泻型肠易激综合征患者经健脾抑激汤治疗后血浆血管活性肠肽含量较治疗前明显下降，治疗前后的两组之间的血管活性肠肽，经秩和检验后有差异性（P=0.013）。说明健脾抑激汤可改善腹泻型肠易激综合征血浆血管活性肠肽水平。

（二）治疗前后 5- 羟色胺比较

34 例患者治疗前 5- 羟色胺含量为（2095.6 ± 604.7）IU，治疗后 5- 羟色胺含量为（1976.3 ± 473.8）IU。腹泻型肠易激综合征患者经治疗后血浆 5- 羟色胺含量较治疗前明显下降，经 t 检验后两组具有差异性（P=0.027）。说明健脾抑激汤可改善腹泻型肠易激综合征血浆 5- 羟色胺水平。

五、讨论

腹泻型肠易激综合征是以腹泻腹痛或腹部不适为主要特点的功能性肠病。目前其病因仍未能明了，发病机制复杂，近年多项研究已经表明腹泻型肠易激综合征患者体内确实存在着血管活性肠肽、5- 羟色胺的异常变化，血管活性肠肽作为抑制性神经递质在胃肠道发挥其局部作用；5- 羟色胺是调节肠道的动力、胃肠道的分泌和协调肠道的感知功能的一种重要的神经递质，也是参与脑 - 肠轴的重要神经介质。

根据腹泻型肠易激综合征临床症状，大多归属中医学“泄泻”“腹痛”等范畴，临床以肝气乘脾尤为常见。究其原因，现代人生活节奏加快，生活饮食无规律，思虑劳倦，情志不畅，肝气郁结，横逆犯脾，脾虚则运化失调，肠道清浊不分，传导失司而致本病发生。林禾禧认为，腹泻型肠易激综合征临床虽以肝木乘土多见，然脾胃虚弱乃其根本，“诊病者必先察脾气的强弱，治病者必先顾脾气之盛衰”，故当以扶脾抑肝为治则，健脾抑激汤由痛泻要方和七味白术散组方而成，治以健脾化湿、疏肝理气。方中以炒白术、党参、茯苓健脾渗湿；防风辛能散肝郁，香能舒脾气，具有燥湿以助止泻之功，又为脾经引经之药；白芍与炙甘草合用柔肝缓急止痛；薏苡仁、芡实助白术、茯苓以健脾渗湿；陈皮理气燥湿醒脾；藿香芳香化湿；木香行气止痛；葛根鼓舞脾胃清阳之气上行而止泻。诸药合用，可以健脾渗湿而止泻，柔肝理气而止痛，使脾健肝柔，痛泻自止。

综上所述，健脾抑激汤在治疗腹泻型肠易激综合征患者可显著减低血浆血管活性肽、5-羟色胺水平，从而达到治疗腹泻型肠易激综合征的目的。

李超群

第四节 健胃愈溃汤对脾虚型胃良性巨大溃疡黏膜愈合质量的影响

胃溃疡是临床极为常见的消化系统疾病，而胃巨大溃疡属于其中的一种特殊类型，是指病灶直径大于2.5cm的胃溃疡。根据性质不同可分为良性巨大溃疡和溃疡型恶性肿瘤，其病因往往与幽门螺杆菌感染、饮食习惯、饮酒、服用大量保健品及非甾体类药物的使用等有关。目前使用质子泵抑制剂治疗胃良性巨大溃疡的疗效有限。基于林禾禧“调整体，调气，理血”的治疗理念，采用健胃愈溃汤联合质子泵抑制剂治疗胃良性巨大溃疡在临床中取得了良好的疗效。本文探讨健胃愈溃汤对脾虚型胃良性巨大溃疡黏膜愈合质量的影响。

一、临床资料

选取脾胃科的门诊患者，所有患者均被确诊为胃良性巨大溃疡且中医辨证属脾虚型，共76例。采用随机数字表法分为2组，因患者未继续复诊而脱落5例，脱落率为6.5%，入选研究病例71例。实验组37例，对照组34例，其中实验组男性23例，女性14例；年龄31~68岁，平均年龄（54.84 ± 9.17）岁；溃疡直径2.5~3.8cm，平均溃疡面积（9.04 ± 2.39）cm^2；溃疡位置位于胃体3例，胃角15例，胃窦19例。对照组男性19例，女性15例；年龄35~67岁，平均年龄（55.82 ± 7.74）岁；溃疡直径2.5~3.6cm，平均溃疡面积（8.98 ± 2.28）cm^2；溃疡位置位于胃体2例，胃角17例，胃窦15例。两组之间的性别、年龄、溃疡面积、溃疡位置经统计学分析，差异无统计学意义（$P>0.05$），具有可比性。

二、治疗方法

所有患者均给予规范的质子泵抑制剂治疗方案埃索美拉唑每次20mg，口服，每天2次，合并幽门螺杆菌感染者予四联疗法治疗2周（PPI+ 阿莫西林 + 克林霉素 + 铋剂）。实验组加用健胃愈溃汤（炙黄芪30g，砂仁6g，半夏10g，陈皮

10g，党参 15g，茯苓 15g，炒白术 10g，丹参 10g，莪术 10g，炙甘草 5g），由中药制剂室使用中药自动煎药机煎成每剂 300mL，每剂中药分装成 2 袋，每次口服 1 袋，每日 2 次。对照组加用磷酸铝凝胶，每次 20g，口服，每日 3 次；替普瑞酮每次 50mg，口服，每日 3 次。实验组与对照组疗程均为 8 周。

三、观察指标

（一）观察指标及方法

观察两组患者的 8 周后的临床疗效（疗效标准参照《中医消化病诊疗指南》），对比治疗前、治疗中（治疗 2 周）、治疗后（治疗 8 周）胃镜下溃疡面积的变化。治疗前后均有完善血常规、尿常规、粪常规、粪隐血试验、心电图、肝功能、肾功能等检查。使用药物期间如果出现不良反应症状，需要如实记录症状所发生的时间、特点、名称及处理措施等，从而计算不良反应发生率。

（二）统计学方法

运用 SPSS 24.0 统计学软件分析数据，计数资料［n（%）］用 χ^2 检验，计量资料（$\bar{x} \pm s$）用 t 检验，$P < 0.05$ 为差异有统计学意义。

四、治疗结果

（一）临床疗效比较

实验组 37 例，治愈者 11 例（29.73%），显效者 19 例（51.35%），有效者 7 例（18.92%），无效 0 例；对照组 34 例，治愈者 9 例（26.47%），显效者 5 例（14.71%），有效者 20 例（58.82%），实验组临床疗效优于对照组，两组间经秩和检验差异有统计学意义（P=0.018）。

（二） 中医症候总疗效比较

实验组 37 例，治愈 21 例（56.76%），显效 10 例（27.03%），有效 6 例（16.21%），无效 0 例；对照组 34 例，治愈 12 例（35.29%），显效 11

例（32.36%），有效 9 例（26.47%），无效 2 例（5.88%），实验组中医证候临床疗效优于对照组，两组间经秩和检验差异有统计学意义（P=0.044）。

（三）溃疡愈合质量比较

两组治疗 2 周后的溃疡面积经比较，治疗 2 周后实验组比对照组溃疡愈合质量更佳。两组治疗 8 周后的溃疡面积经比较，治疗 8 周后实验组比对照组溃疡愈合质量更佳。

五、讨论

胃良性巨大溃疡在临床上大多以胃脘部疼痛、中上腹部胀闷等为主要表现，属中医胃脘痛、胃痈、痞证等范畴。林禾禧认为，消化性溃疡当从内痈论治，“久病致虚，久病必瘀”，脾胃气虚是胃良性巨大溃疡的根本病机，同时也存在着微循环障碍，因此，本病宜标本兼治，补益脾气，理气活血，健胃愈溃汤就是基于此理念而创立，方中以黄芪为君药，补中气，治内痈，敛疮生肌，气行则血行，促进瘀血消散；臣药茯苓、炒白术、党参健脾气，助君药黄芪健脾和胃；丹参、莪术活血化瘀；佐药半夏、陈皮化痰除湿；砂仁和胃行气止痛；甘草调和诸药为使。该研究结果表明，该方在促进溃疡愈合质量优于单纯使用西药组；同时，实验组的临床疗效及中医证候疗效均比对照组改善更明显。近代药理研究表明，黄芪、复方君子汤等具有改善胃黏膜屏障、修复损伤胃黏膜等作用。该研究结果体现了健胃愈溃汤在治疗胃良性巨大溃疡的优势。

综上所述，中医药治疗胃良性巨大溃疡疗效确切，安全可靠，能缩短溃疡的愈合时间，极大地改善胃良性巨大溃疡的黏膜愈合质量，促进溃疡的愈合，降低溃疡发生癌变的概率。

李超群

第五节　脾胃湿热证宜清化

脾胃湿热证是临床常见的脾胃实证。脾胃是中心，因脾主湿属阴脏；胃主燥为阳腑，脾胃相济共营。烂谷、运化、升清、降浊的生理功能失调，则导致“脾湿与胃热交蒸”。随着地球气候的转暖、生活水平的提高、饮食结构的变化、药物的滥用，以及生活、社会等压力的增大，本病证呈逐年上升趋势，主要以东南沿海多发。它不仅与消化系统疾病密切相关，也可出现于各个系统的多个疾病；很多难治性、恶性的疾病也见此证。脾胃湿热证病情较缠绵，治疗难以速愈，常可反复和复发。

一、脾胃湿热证的病因病机与治法

《黄帝内经·素问》中指出“脾”与“湿”的关系，并论有“湿热”的一些症状、病机、治法、药物。“六元正纪大篇”：“湿热相薄，争于左之上，民病黄疸而为浮肿。”“生气通天论篇”：“湿热不攘，大筋緛短，小筋弛长，緛短为拘，弛长为痿。”“至真要大论”：“湿淫于内……以苦燥之，以淡泄之。”

《银海精微》载的连翘药中“解脾胃湿热”。《太平惠民合剂局方》云：“脾胃受湿，瘀热在里，或醉饱房劳，湿热相搏，致生疸病。”《伤寒总病论》云：“病人尝伤于湿，因而中暍，湿热相搏，则发湿温……不可发汗。”《仁斋直指方论》认为“湿而生热”，“湿瘀热则发黄”，“治法纲领大要，疏导湿热于大小便之中”等。

脾胃湿热证的病因分为外因、内因；病机则有“因热致湿”、“湿热共致”和“湿热伤气”诸说。吴又可增“戾气”致湿热疫；叶天士述湿热邪气，认为外邪与环境有关，内邪与饮食有关。外邪的传入，吴又可主“从口鼻而入”，叶天士曰“下起”，薛生白认为“从表伤者十之一二，由口鼻入者十之八九”。现代很多医家推崇“由湿致热”的观点。关于脾胃湿热证的病机，盛寅主“脾胃虚而生湿热，是虚为本，湿热为标”。湿热的偏重，与体质有关，

“阳旺之躯，胃湿（应是热）恒多；在阴盛之体，脾湿亦不少”。薛生白认为“湿热乃阳明太阴同病也”，且可以从化。

脾胃湿热证治以虚实并治，三焦分治，创天水散、清暑益气汤、二妙散等名方。刘完素在《宣明论方》说，“凡病湿者多自热生”，“湿热之相兼……以辛苦寒药治之”，制天水散。李东垣在《脾胃论》述“长夏湿热困脾”之病，认为“皆有饮食、劳倦损其脾胃乘天暑而病作也”，创虚实兼治的清暑益气汤。朱丹溪指出，“六气之中，湿热为患，十之八九”，“东南地下多阴雨地湿，凡受必从外入……此皆自内也”，治法“去上焦湿及热，须用黄芩……若中焦湿热……宜黄连用姜汁炒；去下焦湿肿……必酒洗防己、黄柏、知母、龙胆草”，方有二妙散。治疗上张景岳重清利，伤阴则忌；吴又可创清热化浊，疏透育阴之达原饮；叶天士主分解湿热，而祛湿为先，且重宣通气机，制方甘露消毒丹；薛生白则分“湿多热少”“湿热俱多”“湿热化燥”而治，立有芳香宣透、辛开苦泄、苦温燥湿、清热利湿等法；吴鞠通亦分三焦论治，组有新加香薷饮、三仁汤、黄芩滑石汤、薏苡竹叶散、清络饮等方，国医大师杨春波擅长清化饮（清化胃饮、清化肠饮）。

二、脾胃湿热证首推“清化”

《黄帝内经》中早有记载，《黄帝内经·素问》“经脉别篇”言：“饮入于胃，游溢精气，上输于脾，脾气散精，上归于肺，通调水道，下输膀胱。水精四布，五经并行。”如此则脾胃功能（胃主受纳，脾主运化），脾胃关系（脾为胃行其津液），脾肺关系（土生金）一目了然。当脾胃受伤时，脾的运化功能即“脾气散精”功能异常，常使脾胃气机升降失调，水谷精微输运障碍。气机升降失调，水谷运化障碍，则水液内停，聚湿成邪。湿邪一旦形成，就会成为一种新的致病因子，湿邪壅滞则化热，湿热相搏则疾病迁延难愈。

湿热注于下则便溏、溲黄；蒸于上则清窍失聪，以致头晕头重，卧寐不安，梦魇连连；瘀于表则汗出溃溃，触之黏手；阻于中焦则碍脾运，脾不能为胃行其津液则胃纳受阻，食滞而为邪。外症则以少食不饥、食欲不振为主。湿热之邪，循经归肺则酿痰成饮，“肺为储痰之器，脾为生痰之源”即此之谓也，临床常见咳嗽、胸闷、心慌等。因此，林禾禧对于脾胃湿热证根据湿热权重，立足于“清化”并用，方可湿化热清。现将林禾禧“清化”脾胃湿热观点总结如下。

（一）清法

清法，亦称清热法。即通过寒凉泄热的方药和措施，使邪热外泄，从而清除里热证的一种方法。清热有苦寒、甘寒和咸寒之别，苦寒清热燥湿，直折火势，临床常用连翘、黄连、黄芩、栀子、白花蛇舌草等；若化热见燥伤阴，当用甘寒，甘以养阴解毒，寒能清热兼散滞气，如金银花、蒲公英、知母，或咸寒石膏、寒水石等。根据其病性、病位不同，选用不同方药，如肝胆湿热用龙胆泻肝汤，湿热黄疸用茵陈蒿汤，湿热蕴结膀胱之淋证用八正散等。湿热下利用葛根芩连汤、香连丸或白头翁汤等，还可清敛，如仙鹤草、地榆炭等。清法必须针对实热证，对于真寒假热证，尤须仔细观察和辨明，切勿被假象所迷惑而误用清法，造成严重后果。清热之剂，药物不同，煎药方法亦应有别。清热药物易伤脾胃，切务做到“中病即止”。

（二）化湿法

化湿法是采用芳香化湿、苦温燥湿和淡渗利湿的药物祛除湿浊的一种方法。它具有芳香化湿，宣通气机，调理脾胃，通调水道和化湿泄浊等作用。

1. 芳香化湿法

适用于邪在上焦，湿重于热的证候，治以芳化湿邪，宣透气机，代表方剂如藿朴夏苓汤、三仁汤。常用藿香、佩兰等。

2. 理气化湿法

适用于湿邪阻滞中焦湿重于热的证候。治以宣开气机，理气化湿，代表方如雷氏芳香化浊法。常用陈皮、苍术、厚朴、草豆蔻、蔻仁、草果、枳实、大腹皮、槟榔等。

3. 清热燥湿法

适用于湿温病湿邪逐渐化热、湿热留滞气分的病证。治以开郁燥湿泄热，代表方如王氏连朴饮。常用黄芩、黄连、黄柏、栀子等。

4. 淡渗利湿法

适用于湿温病湿邪留滞于下焦湿重于热的证候。治以淡渗利湿法，常用薏苡仁、滑石、芦根、猪苓、泽泻、通草等。

上述化湿四法虽各有一定的适应证，但在具体运用时多相互配合，如湿在上、中两焦者芳香化湿应配合理气化湿，以祛除上、中两焦之湿邪；湿在中、下两焦者，理气化湿又要配合淡渗利湿，以祛除中、下两焦之湿；湿邪留滞三焦者，则芳香化湿、理气化湿、淡渗利湿三者应联用，以祛除三焦之湿邪；湿邪逐渐化热，有湿有热，湿热相兼者，则配合清热燥湿。其次，化湿法的运用要依病情分清湿重于热、湿热并重、热重于湿这 3 种证候类型。湿重者要用辛温、苦温；湿热并重者要辛温、苦温与苦寒并用；热重者应以清泄热邪为主，温药应慎用。再者，化湿法只适用于湿热类疾病，若湿已尽化，或温热病不夹有湿邪者应当禁用，否则不仅易助热耗津，贻误病情，甚者招致它变；若湿已化燥或阴虚体质者使用祛湿法应谨慎，要防其损伤阴液。

"化湿必理气，气行湿易化"，化湿基础上均要考虑理气。肝主疏泄，全身气机之畅通都依赖肝木的条达，理气不可忘疏肝，多采用疏肝运脾法。疏肝则使肝气条达，疏泄正常；运脾是复脾之健运，使脾气升降运化正常。药物常选用柴胡、枳实、枳壳、陈皮、香附、木香、厚朴、香橼干、乌药、沉香、绿萼梅、薤白等。其次应注意依据病位来选用理气药，习惯脐以上用陈皮、木香；少腹用香附、乌药；两胁用香附。

（三）辨治要点

1. 脾胃是重点，勿忘其他脏腑

脾胃湿热证病位在脾胃，脾胃为后天之本，五脏六腑皆秉脾胃之气以生息，"有胃气则生，无胃气则死"。因此，要重视调理脾胃，治病以调理脾胃为首要。要调理好脾胃烂谷与运化、升清与降浊之能，勿忘脾胃与其他脏腑的关系，首先是肝、胆与肠，次则心、肺，还有肾、膀胱及女子胞。正确地掌握脾胃与五脏之间的辨证关系，调理脾胃以治五脏，或调五脏以治脾胃，审证求因，治病求本，辨证论治。

2. 清化为总则，尚须辨偏重

清热化湿是治疗脾胃湿热证的总则，但临床有湿热并重、湿偏重、热偏重的不同，应细辨而施治。

3. 辨明实与虚，方能立补泻

湿热证当属实证，应该用泻法，但也有兼见气虚、血弱、阳衰、阴亏等，还有因脾虚失运，导致湿阻热生等，应分清主次缓急，而立先泻、先补，或补泻间用、补泻兼施。

4. 发扬综合法，饮食需讲明

中医对脾胃湿热证的治疗，除汤药口服、灌肠外，还有针灸、外敷、推拿、刮痧等其他疗法。应依证、症需要结合采用。此外，饮食、劳作的宜忌，一定要告知患者，方可收事半功倍之效。

三、临证体会

脾胃湿热证的治疗难点是湿与热，湿一般要温化，温可助热，犹如“火上加油”；热通常要清，清可助湿，犹如“雪上加霜”，如何做到二者皆去，必须在选药、配伍、用量、服法、剂型等方面细酌，这就是清化的真谛。

湿邪具阴阳两性，故脾胃湿热证难清除、易反复，因此选方、用药，要守或换，应认真审定，无论用何治疗方法，都要十分注意脾胃运化功能，中病即止，勿病轻药重，病重药轻，勿妄利、妄消或妄攻。

治疗脾胃湿热证，尚须饮食调理。药可直达病所，然每日要进饮食，使胃肠不得闲，所以饮食的调理和宜忌十分重要，当然起居、作息、情绪的调摄，也不可忽视。

李文科

第六节 乙肝抗纤汤联合替比夫定治疗乙型肝炎后肝纤维化患者的临床疗效分析

乙型肝炎，是由乙型肝炎病毒引起的、以肝脏炎性病变为主的传染性疾病。随着病情迁延，病理的演变，可能发展成为肝硬化，甚至肝癌。现代医学除了抗病毒、保肝、抗脂质氧化等处理外，无特异性治疗方法。中医药采用补益肝脾，清热解毒，活血软坚等治疗有一定的优势。本研究基于林禾禧“病证结合，宏观辨证与微观诊治，调气、理血、除毒”等观点，探讨乙肝抗纤汤联合替比夫定治疗乙型肝炎后肝纤维化患者的临床疗效。

一、临床资料

110 例患者均为泉州市中医院 2013 年 10 月—2015 年 10 月期间收治的乙型肝炎后肝纤维化病例，所有患者乙肝病毒 e 抗原呈阳性，胆红素、转氨酶正常或经保肝治疗后恢复正常，目前，正在使用替比夫定抗病毒治疗。按照随机方法将其分为两组，每组 55 例。对照组 55 例患者男女分别为 2 例和 21 例，年龄在 44~75 岁，平均（59.5 ± 5.5）岁；观察组 55 例患者男女分别为 25 例和 20 例，年龄在 42~73 岁，平均（58.8 ± 5.7）岁。两组患者基线资料均衡可比（$P > 0.05$）。

二、治疗方法

对照组采用替比夫定联合丹参注射液治疗，口服替比夫定每次 600mg，每天 1 次，丹参注射液 4mL+50% 葡萄糖注射液 20mL 稀释后静脉注射。观察组采用替比夫定联合乙肝抗纤汤治疗。乙肝抗纤汤组成：丹参 20g，黄芪 20g，赤芍 15g，白芍 15g，虎杖 15g，制鳖甲 15g，党参 12g，当归 12g，郁金 12g，川芎 10g，柴胡 10g，白术 10g，莪术 10g，炙甘草 6g，以水煎煮，每日 1 剂，嘱患者分早、晚温服。如患者存在乏力、疲劳者加沙参、黄精；失眠、烦躁者加夜交藤、酸枣仁；胁痛者可加皂刺、枳壳；腹胀患者加木香、青皮等。15 天为 1 个疗程，连续服用 6 个疗程。

三、观察指标

（一）检测指标及方法

通过分析两组患者治疗前后 Fibroscan、PGA 评分、APRI 评分及 FIB 4 指数评分结果，评价两组患者治疗前后肝纤维化改善情况。根据《肝纤维化诊断及疗效评估共识》制定疗效标准，分为显效、有效、无效进行评价。显效：治疗 3 个月后，患者肝功能指标显著恢复，影像学检查提示，肝门静脉内径和脾脏均恢复正常。有效：治疗 3 个月，患者肝功能指标有明显改善，肝门静脉内径和脾脏有明显改善。无效：均未达到以上标准。

（二）统计学方法

本次研究数据计数资料［n（%）］用 x^2 检验，计量资料（$\bar{x} \pm s$）用 t 检验，$P < 0.05$ 为差异有统计学意义。

四、治疗结果

（一）治疗效果比较

疗程结束，两组肝功能、肝脾彩超结果比较：观察组 55 例，显效 35 例（63.64%），有效 16 例（29.09%），无效 4 例（7.27%），总有效率为 92.73%；对照组 55 例，显效 32 例（58.19%），有效 14 例（25.45%），无效 9 例（16.36%），总有效率为 84%。观察组患者治疗总有效率显著优于对照组，两组比较有差异（P=0.0073）。

（二）治疗前后肝纤维化程度变化

两组患者治疗前 Fibroscan、PGA 评分、APRI 评分及 FIB 4 指数评分无明显差异，但治疗后纤维化程度评分均有明显改善，且观察组显著优于对照组，差异有统计学意义（$P < 0.05$）。

五、讨论

乙型肝炎肝纤维化是一个慢性进展的过程，干细胞发生坏死和炎症刺激时，肝脏中的胶原蛋白等细胞外基质增生、降解，失去平衡，进而导致肝脏内纤维结缔组织异常沉积。这种过程是可逆的，因此，及早地诊断和治疗是可以抑制肝纤维化进展。在抗乙型肝炎病毒病因治疗基础上积极干预肝纤维化的演变发展，修复肝损伤，可以有效抑制肝纤维化的发展。

替比夫定是一种核苷酸类逆转录酶抑制剂，具有较强的抗病毒作用，对乙型肝炎病毒 DNA 多聚酶有强效抑制作用，可持久地抑制乙型肝炎病毒的复制，改善肝脏病理损害，减轻肝细胞炎症。替比夫定具有免疫调节作用，血清学转化率高，且对肾功能有一定的保护作用，对于一部分肾功能减退或不足的患者推荐使用。

中医学无肝纤维化的病名，根据临床四诊资料及现代医学微观检测结果，林禾禧认为，本病隶属中医“胁痛”“积聚”的范畴。由于湿热疫毒内侵，损伤正气，阻滞气机，气血不畅，复因湿毒壅滞成痰，邪毒入络，痰瘀内阻，故病机演变复杂多变，迁延难愈。林禾禧认为，本病为虚实夹杂之证，早期中医四诊征象不显，必须辨病与辨证相结合，结合现代医学理化检测结果及早辨证治疗，从补脾益气，疏肝理气，活血化瘀，化痰软坚入手。乙肝抗纤汤以黄芪、党参、白术健脾益气；柴胡、郁金理气疏肝；当归、白芍、制鳖甲柔肝散结；丹参、赤芍、川芎、莪术活血通络；虎杖清解湿浊痰毒。中、西医结合治疗，不仅可以增强抗病毒作用，抑制肝纤维化发生，改善患者的抵抗力和机体调节能力，亦可减少因服用替比夫定带来的肾脏副作用，从而逆转肝纤维化进展。

李文科

第三章 林禾禧的养生之路

第一节　撰写中医养生书籍

林禾禧深研《黄帝内经》，熟悉诸家，重视老中医学术经验的传承和闽南民间医药经验的发掘、整理，临床证治经验丰富，尤对消化性溃疡、慢性萎缩性胃炎的中医治疗有创新、有成果。他参与《现代中医消化病学》的编写，并任编委。对中医养生保健有独特的理论和有效的方法，退休后，他极力推动中医养生文化推广，编写了《中医养生与健康长寿》等科普书籍。并积极推广宣传，令本书在泉州地区大受欢迎，产生了较大影响。

中医认为"肾为先天之本"，人类的健康长寿虽然与先天禀赋有关，然而后天的调摄养护更为重要。林禾禧深谙"脾胃后天之本"内涵，倡导"三分医七分养"，凭借其对脾胃理论的理解和丰富的脾胃病治疗经验，林禾禧十分重视中医养生。退休后，林禾禧把中医养生作为一个新的"事业"，老骥伏枥、不断思考，致力于老年健康长寿方面的研究，继续发挥余热为周边朋友及患者的健康生活指点迷津。他先后在多所老年大学、老人活动中心进行公益性的讲学授课，传授养生知识，同时为《泉州晚报》海外版写专栏，担任《东南早报》健康专家顾问，担任电视台、电台中医养生节目嘉宾等。

一、《中医养生与健康长寿》

2003年，林禾禧曾在泉州电视台《健康视窗》节目担任嘉宾。在一次准备资料的过程中，他看到《健康报》上有一本名为《登上健康快车》的简介。该书的推介语是"讲课经典，健康行动"，林禾禧想如果将这本书作为讲座资料，内容一定很丰富。于是，他决定买一本来学习。他跑遍了泉州的书店，却发现此书还未上架，于是写信给当时中国中医学院西苑医院的院长唐旭东，请他帮忙买一本。很快，唐旭东便寄来这本书。抱着"求贤若渴"之心，当天晚上8点至次日凌晨1点多，林禾禧一口气将这本书看完。反复思索之后，总觉得这本养生书籍还是缺了点什么。书中鲜有关于中医方面的资料和介绍，作为一名已经有四十几年的学习与临床实践经验的医生，林禾禧深感中医在抗病、防病、养生等方面的重要，对百姓而言，更有水土民情方面的优势，人们更容易接受，于是决定从中医的角度入手，整理一本题为《中医养生与健康长寿》的书。

言出必行，这本书在林禾禧的笔耕不辍和亲朋好友的支持下，历时约半年写成。书中系统地介绍了中医养生和疾病康复的方法。全书共分 7 个部分，内容涉及七情调摄、运动强身、饮食调理、四季养生、性养生和老年人常见病、多发病的康复，使患者了解病后如何调养身心和运用药膳，促进疾病早日康复。也可以让读者主动掌握中医养生的方法，以达到健康长寿的目的。

全国名老中医蔡友敬在序言中写道："泉州市中医院林禾禧主任医师、全国老中医药专家、福建中医学院教授、硕士研究生导师编著的《中医养生与健康长寿》一书，其内容一为养生方法，一为疾病康复，对调摄七情，锻炼强身，饮食有节，四季适宜，强身养性以及老年疾病防治，均有指导意义。古称彭祖养生有术故寿高八百，孙思邈一百零二岁而终，可见养生之重要也。书中提倡的各类药膳，适宜各种疾病、各个季节，可资选用。饮食咸宜，以中土脾胃为本。盖林氏为脾胃专家矣，今撰本书，旨在启迪大众，造福人类。"

国医大师杨春波对该书如此评价："从中国医学发展历史看，大凡精于医者，多善于养。福建省中医脾胃学说研究会副主任委员、全国第三批带徒老中医药专家、泉州市中医院原副院长林禾禧主任医师，亦精医善养。他熟悉经典，深通理论，讲究辨证，擅长脾胃；年逾花甲，诊常晌午，教而不倦，伏案夜深，仍神炯慧敏。所著之《中医养生与健康长寿》，内容翔实，行之必果。该书的出版，将给人们增康添寿。"

2003 年 8 月，《中医养生与健康长寿》一书正式出版，十分畅销，第一次印刷 3000 册，一下售光，当年 11 月即重印，两年重印了 4 次。

全国名老中医吴光烈读完该书，表示从中得到很大的教益。他在读后感中评价该书"是继前人的研究而加以发展的"，"其内容谈及养生和疾病康复，是作者通过临床实践而整理总结出来，能够比较全面反映中医养生的临床经验。该论著内容丰富，选材适当，切实可行，提纲挈领，说理清晰，博而不繁，简明扼要，厚积薄发，深入浅出。最大的特点是继承而不泥古，发扬而不离宗。纵观全书，传统的医学特色浓厚，富有独见卓识的诊疗方法经验，是临证、科研、教学的结晶，有着较高的应用性、实用性、可信性。”当时国内尚未见此类书的出版，吴光烈评价该书是“中医养生与健康长寿方面又一大成”。

林禾禧的中医同窗学友、同事，全国名老中医张永树亦为本书做了评析文章，并发表在当时的《福建中医药》杂志上。张永树评价“林氏从精研的中医经典切入，纵论养生理念。如治未病”，重视情志调摄，运动健身，“饮食有节”，“天人相应”，“节欲保精”及“食疗药膳”。尤其在调摄七情、药膳及适量运动方面结合生活实践最为精彩。张永树认为，古之贤哲嵇康《养生论》及历代医家在养生方面都有许多散在论述，但比较集中在养生方面以中医理论来论及的少见，在中医学方面专门讨论养生也不多。可以说该书独树中医理论大旗，突出学术特点，开宗明义“中医养生”这平常又重要的课题。在实际工作中，临床工作者天天在做却又疏于系统总结，经常在遵循却又鲜有发扬光大。该书就对相关问题都做了明确的要求。提倡什么、反对什么、避讳什么都十分明了，类似现代的所谓“技术路线”明确。可贵的是，林禾禧在书中多处加注“适度”“合理”“实际应用时灵活掌握，切忌生搬硬套”等表述。辨证施治是中医的基础，养生的因人、因时、因地制宜则是“辨证养生”的精髓。

该书通俗浅显，易读易做，是一部优秀的科普作品。书中有名家大人物的警句、格言，有深奥的中医理论，却解读得十分易懂，读者可以根据需求择其所能去学习，很容易按作者指导的方法去实施，没有晦涩、可望不可及的内容。所以该书既适合中老年朋友自学，又可供医务人员指导保健、预防、养生，也适用于作为康复工作的指南，如书中关于传统运动养生一节中的咽津、叩齿、梳头、提肛诸法的描述颇为具体。应海外读者的要求，这本书还出版了繁体字版，传播到菲律宾、新加坡，以及中国香港、台湾等地。参加台湾图书交流会期间，引起很大的反响，台湾澎湖的媒体还刊发了台湾读者读完此书后写的读后感。菲律宾报纸也有相关内容的报道。

2008年，该书被中国书刊发行业协会评为“2008年度全行业优秀畅销品种”。

2010年，该书被中华中医药学会评为“新中国成立60周年全国中医药科普图书著作奖”。

二、《养神·练形·防病——养生规律论》

退休后，林禾禧在“著书”这件事情上锲而不舍，一来是希望多年的积累能够以文字形式保存下来，供后学参考借鉴；二来也是希望自己的生活能够过得充实而有意义。

随后十几年，他一直在反复思考一个问题：怎样才能让人们更多、更全面地掌握养生知识，以达健康长寿的目的。在长时间、多场合的养生知识传播过程中，林禾禧反复思索一个问题——养生是否有规律可循。从哲学的角度看，规律是客观存在的。规律是事物间存在的必然联系，它决定着事物发展的方向。

为寻找“养生规律论”，林禾禧经过反复斟酌，决定从古今中外长寿老人的实践生活经历来分析、研究，或许可以从中找到长寿者们养生的客观规律。在连林宇、吕书虹两位学生的帮助下，从报刊、网络、图书馆找了古今中外300多位长寿老人资料，综合研析，探索其中互通的长寿规律，并归纳整理。

在众多长寿老人的资料中，有几个方面的共性开始凸显出来，如仁爱善良、童心童趣、安静收敛、博学向上、以和为贵等。以养心神作为养生规律之首，正如《黄帝内经》云，“得神者昌，失神者亡”，“形与神俱，方能尽终其天年”。而只有形健，神才有所附，所以太极拳、步行、游泳、养生自创操等，一个个练形实例又跃然出现。此外，许多长寿老人都十分注重合理饮食，注意排便排毒，对疾病发生有正确态度，善于运用药膳调理补充身体不足，防止疾病发生，促进身体康复。至此，“养神·练形·防病”养生规律论基本形成。

林禾禧将该规律论整理编写为《养神·练形·防病——养生规律论》，该书采用162位长寿老人的226个最具代表性、鲜明真实的例子作为论据，进一步阐述养生规律。一来有说服力，有可学习、模仿的实例；二来读起来轻松，有趣味性。

书写过程中，林禾禧曾多次向泉州大开元寺释法一法师请教关于佛教在仁义善良、调息凝神促进延年益寿的知识；该书的写作过程还得到时任泉州市泉港区副区长肖惠中的支持，共同走访泉州的长寿老人，搜集第一手资料，不断完善书稿，使内容更加充实；成书过程，还多次得到福建科学技术出版社原副社长郑霄阳的热情指导。经过 5 次易稿，2013 年，《养神 · 练形 · 防病——养生规律论》一书终于出版。但书中的实例毕竟还只是养生大道上的冰山一角，而所提出来的养生规律论或许有所偏颇，错误难免，但林禾禧意在抛砖引玉，把老祖宗留下来的中医养生智慧变成老百姓喜闻乐见的生活指南，以期读者能掌握养生规律，以达健康长寿。

中国科学院院士、中国中医科学院首席研究员陈可冀教授为本书题词，福建中医药大学校长、博士生导师、中华中医药学会中医健康科普首席专家李灿东教授评价这本书时说："（这本书）详细而深入地谈出了自己的养生心得，道出了医者的仁心仁术。我很想用'老骥伏枥'来形容林师的精神境界和不懈的追求，但又始终觉得不甚恰当。因为，我的确从他的著作中感觉到他的童心童趣和青春活力，我终于还是明白了仁者不老的道理，何况本书的目的不就在于使黎民众生永不服老，健康永驻吗？"

泉州老年大学副校长庄晏成在序言中写道："这本书在向读者阐述养生规律的同时，结合了许多鲜明有趣的真实例子，使整本书轻松易读，不会显得枯燥无味，此写作思路可谓匠心独运，别具一格。林禾禧是第三批全国老中医药专家学术继承工作指导老师，他熟悉经典，精通理论，讲究辨证，擅长脾胃，精医善养。几十年来，在为患者解决病痛的同时，热情不减，笔耕不辍，已先后出版了多本养生专著，如今到了古稀之年，他又以充满激情、关爱人们健康和幸福的心情，奔走于电视台、老年大学、企事业单位，以及大、小社区向人们宣传健康讲座，已不下几百次。《养神 · 练形 · 防病——养生规律论》，其内容翔实，哲理性强，易于掌握，行之必果。"

三、《泉州口传 · 养生文化》

20 世纪 60 年代初，林禾禧在泉州市人民医院拜师学医时，不时听到启蒙老师洪丕焕老中医与患者交谈中讲“爱水无惊流鼻水”“未食五月节粽，破裘不甘放”“乾埔忌嗽，查某忌漏”等方言歌诀。他细心发现，医生这么一讲，患者很快就听明白了。这就是文化背景相同、方言母语相通的魅力！在后来半个多世纪的行医生涯里，林禾禧坚持将老师的方法继承下来。他深深体会到，这些泉州先民防病、治病、养生的带着泥土芳香的歌诀，是十分宝贵的闽南文化遗产。

古往今来，人们用通俗精练而生动有趣的语句表达出深刻的生活道理，成功地指导着乡野坊间芸芸众生的衣、食、住、行等生活各个方面。在泉州民间，有关养生的知识俯拾皆是，闽南先民积累了丰富的防病治病、健体壮体、增寿长寿的知识和经验，并浓缩成了母语歌诀，口口相传，世代留存下来。尽管这其中也有少数有悖现代科学原理或失去现实意义的内容，我们应去其糟粕，取其精华，让这些在民众中长期流传的内涵丰富、生动质朴、朗朗上口的养生知识延续其经久不衰的魅力，继续为我们及子孙后代的益体保健、生息繁衍服务。林禾禧一直很想把这些世代传承的养生歌诀加以整理，让其延续后人。

完成《养神·练形·防病——养生规律论》一书后，林禾禧便着手编写闽南养生歌诀，在学生林海云的帮助下，搜集了近200条闽南养生歌诀。在整理搜集歌诀中，因为记录的文字有所差异，对其含义理解也不尽相同。为此，林禾禧多次请教郑国权、傅孙义、陈立献等闽南文化的行家，从而选定了《泉州口传·养生文化》中的歌诀。为了使本书表现形式更丰富，林禾禧又请泉州师院陈学君教授创作水墨画图、泉州市文化广电新闻出版局林育毅副局长创作书法作品。经过大家的共同努力，以修身篇、食饮篇、应时篇、医解篇4部分组成本书，2013年经6易其稿而杀青问世。

泉州市非物质文化遗产保护专家委员会委员谢万智评价该书：“开创性地将方言（闽南语）、民间文学（泉州歌诀）、传统医药知识（中医养生），以及中国水墨画、中国书法合璧联珠，合而为一。此乃非物质文化遗产‘整体性保护’的鲜活案例！”

林东磊

第二节　传播中医养生文化

在泉州市中医院工作时，林禾禧已经有在泉州市广播电台“夕阳红”节目、泉州电视台“健康视窗”担任嘉宾的经历。退休后，电视台等媒体仍然常常邀请他去担任节目嘉宾。《中医养生与健康长寿》一书在市民中引发不小反响之后，也引起了电视台栏目编导的注意。经过策划与沟通，电视台邀请林禾禧做访谈嘉宾，以该书为内容为观众讲授养生常识，专门开辟一档中医养生节目。这个节目每期 5 分钟，每周 3 期，一年 156 期。

2004 年 8 月 1 日，闽南方言栏目《养生之道》在泉州电视台一套、二套开播，节目开播没多久，就引起观众的广泛关注，收视率不断攀升，深受广大观众的喜爱，不少观众每到“林禾禧谈养生”节目播出时，就准时守候在电视机旁，边看边记。

虽然是担任节目嘉宾，但林禾禧从不马虎应付，认真准备“课件”是每天晚上必做的工作。参与这档节目录制期间，林禾禧上午到医院的专科门诊上班，下午、晚上讲课、写稿子。几年下来都没有节假日，每天晚上准备到深夜，剪报、看杂志、找资料，为泉州电视台、报纸栏目的工作做准备。

完成一年节目的任务后，由于观众反响热烈，电视台又请林禾禧以“二十四节气”展开中医养生知识普及，每 6 期节目谈一个节气，这个节目共做了 2 年。很多市民通过电视节目学习了中医养生知识，林禾禧也成为了家喻户晓的中医养生专家。

电视台养生节目播出后，许多观众希望能将节目内容编辑成书，方便那些没有时间按时收看节目的观众利用日常时间学习。于是林禾禧又着手《林禾禧谈二十四节气养生》一书的写作，按照二十四节气的顺序，介绍节气与养生的关系、养生秘传、长寿补品、饮食治疗、保健药膳等各种实用的养生知识，作为电视节目的配套丛书，供市民朋友根据所处节气对照参考。

在确定要把近三年辛勤写作的节目讲稿编印成书后，林禾禧再次认真审阅讲稿，将电视节目中口语化的叙述修正为书面化语言，并进行补充完善，很快就写成了《林禾禧谈二十四节气养生》一书。

书稿完成后，林禾禧将书稿寄给唐旭东先生，请他写序。唐旭东高度评价了这本书的内容，在序言中写道："'养生'一词最早见于《庄子》。所谓生，就是生命、生存、生长之意；所谓养，即保养、调养、补养之意。养生就是保养生命的意思。中医养生之道基本概括了几千年来医药、饮食、宗教、民俗、武术等文化方面的养生理论，具有顺其自然、形神兼养、动静结合、审因施养的特点，其内容极其丰富，尤其'治未病'理论意义重大而深远。泉州名医林禾禧先生，采撷中医养生宝库中之精华，结合春、夏、秋、冬每一节气，介绍食疗、进补、养生、防病的方法，编撰而成《林禾禧谈二十四节气养生》，内容丰富，通俗易懂，是一本很好的中医养生知识科普读物。也是为百姓做了一件好事！"

泉州电视台原台长吴建生感言："《养生之道》栏目播出至今三年来，收视率一直居高不下，深受泉州老百姓特别是中老年观众的欢迎。在看病难、买药贵的社会现实中，让老百姓看了节目就懂得如何强身健体、如何防患于未然，这可是一件功德无量的大好事。《林禾禧谈二十四节气养生》就是泉州电视台策划出版'泉州电视台文化丛书'选定的首个题材，是一本知识性、实用性兼而有之的大众养生普及读物。"

2007 年，该书由福建科学技术出版社出版，在社会上引起很大反响。4 年内共计重印 15 次。《泉州晚报》海外版用了 2 年时间全文刊发了这本书的内容。时任《东南早报》执行总编的郭培明先生为这本书写了书评。《祝您健康》杂志在 2 年时间内多次摘录发表书中的内容。2009 年 4 月，这本书已经重印了 16 次，发行近 2 万册。

2003 年 8 月，时任惠安县百崎镇党委书记的蒋向群邀请到镇上为村民讲一课，这样林禾禧就有了第一次到县级讲课的经历。令他备受感动的是，当日上午下起倾盆大雨，风雨交加，雷电巨响，林禾禧坐在车里，心想这样大的雨，哪还有人出门听讲座。没想到的是，崇武镇的会场在二楼大礼堂，从一楼到二楼的楼梯是露天的，欢迎者们打着雨伞，组成一条不会被雨淋到的长达十多米的通道，供林禾禧通过。到了会场，足足有三百多人，大家一起起立鼓掌欢迎林禾禧。开讲第一句话前，他站在讲台向大家三鞠躬，感谢大家冒雨来听课。因为太兴奋了，他足足讲了两个半小时。

从此，林禾禧的讲课邀约不断，单惠安县就讲了 7 场。那时林禾禧上午还要到门诊上班，有时要工作到中午 1 点才能下班回家。下午 2 点就要出发去讲课。丰泽、洛江、晋江、石狮、永春、安溪、南安、德化都跑遍了。泉州市区很多街道、企业、单位、银行都纷纷邀约他讲课。后来，林禾禧又多次受邀到华侨大学、泉州邮政局、厦门老干局、福建电视台等单位开讲座、授课，效果都很好。泉州市非物质文化遗产保护工作领导小组，经研究决定，确认林禾禧住礼谅巷的寓所为闽南文化生态保护区示范点“林禾禧养生指导处”。

在传播推广中医养生文化这条道路上，林禾禧不辞劳苦、风雨无阻，全心全意、执着无悔，任何能够为中医文化发光发热的场合，他都愿意奉献一己之力，如今的他，仍然坚定地走在这条道路上，甘当退而不休的“值班医生”和“健康教练”，不忘初心，携爱同行。老树繁花，春华秋实。

林东磊

年 谱

民国三十一年（1942年）

2月24日，林禾禧出生于厦门鼓浪屿。

民国三十七年（1948年）

9月，就读于南平梅峰小学。

民国三十八年（1949年）

9月，林禾禧兄妹四人随父母到泉州，后就读于泉州立成小学。

1955年

9月，就读于泉州市第五中学初中部。

1958年

9月，就读于泉州市第七中学高中部。其间，加入中国共产主义青年团。

1961年

11月，到泉州市人民医院当中医学徒，启蒙老师洪丕焕。

1962年

2月起，参加泉州市人民医院中医学徒班学习。

1965年

5月，当选中国共青团泉州市人民医院总支部委员。

1966年

10月，参加泉州市人民医院下乡巡回医疗队，到安溪县感德镇羊山村等巡诊。其间，参与“水改”，帮助村民寻找干净的水源，解决饮水问题。

1969年

6月，到泉州市北峰公社霞美大队卫生所当医生。

1971年

1月，到山美水库泉州市基干民兵团卫生所当医生。

1973 年

1 月，到泉州市临江卫生院当医生。

1977 年

3 月，参加泉州市晋江地区首届卫生院院长培训班学习。

1978 年

7 月，加入中国共产党，成为预备党员。

1979 年

3 月，参加泉州市晋江地区第十届中医进修班学习。

10 月，通过中医师资格考试。

1980 年

1 月，到泉州市人民医院担任中医内科医师。

8 月，当选泉州市中医药学会理事。

1982 年

参加泉州市中医院筹建工作。

1983 年

8 月，泉州市中医院正式成立，任医院门诊部主任。

1984 年

5 月，创建泉州市中医院“家庭病床”。

10 月，当选福建省中医学会中医理论整理研究会常务理事，开始“暴痛”课题的文献整理。

1987 年

8 月，当选第三届泉州市中医药学会秘书长；在泉州市中医院开设“胃痛”专科门诊。

10 月，组建泉州市中医院中药制剂室。

1989 年

5 月，任泉州市中医院副院长。

10月，当选福建省中医药学会脾胃病分会委员。

1990年

1月，到中共泉州市委党校学习。

1991年

7月，被确定为全国老中医药专家蔡友敬的学术经验继承人。

9月，作为第一作者，编著的《<活婴金鉴>注释》由福建科学技术出版社出版。

10月，成功组织召开首届“中国泉州—东南亚中医药学术研讨会”，担任大会秘书长。同月，获评泉州市科学技术协会、泉州市卫生局先进工作者。

1992年

4月，当选泉州市科学技术协会第三届委员会委员。

5月，当选福建省科学技术协会第四届委员会委员。

6月，当选泉州市中医药学会副理事长兼秘书长。

1993年

6月，当选福建省中医药学会医院管理分会第二届委员会委员。

6月，被福建中医学院聘为教授。

1994年

7月，作为全国老中医药专家蔡友敬学术经验继承工作继承人，获颁出师证书。

10月，获评福建省科学技术协会“福建省优秀科技工作者”。

1995年

10月，作为第一作者，编著的《张志豪论医集》由厦门大学出版社出版。

1996年

10月，当选福建省中医药学会中医脾胃专业委员会第二届委员会委员。

1997年

5月，获评泉州市“五一”劳动模范。同月，当选福建省科学技术协会第五届委员会委员、泉州市科学技术协会第四届委员会常务委员。

1998 年

10 月，当选福建中医学院医教研协作研究会理事。

2000 年

10 月，当选福建省中医药学会中医脾胃专业委员会第三届委员会副主任委员。

2001 年

6 月，被福建中医学院聘为教授。

7 月，被福建中医学院聘为硕士研究生导师。

2002 年

7 月，从泉州市中医院退休。

11 月，获评第三批全国老中医药专家学术经验继承工作指导老师。

2003 年

7 月，作为第一作者，编著的《中医养生与健康长寿》由福建科学技术出版社出版。

2004 年

10 月，当选福建省中医药学会第四届理事会理事。

2006 年

10 月，被聘为泉州市中医药学会第五届理事会名誉副会长。

2007 年

7 月，编著的《林禾禧谈二十四节气养生》由福建科学技术出版社出版。

2009 年

9 月，《林禾禧谈二十四节气养生》一书获评被中华中医药学会举办的“新中国成立 60 周年全国中医药科普图书出版奖”三等奖。

12 月，《林禾禧谈二十四节气养生》被中国书刊发行业协会评为“2008 年度全行业优秀畅销品种”。

2014 年

3 月，作为第一作者，编著的《养神 · 练形 · 防病——养生规律论》由福建科学技术出版社出版。

2021 年

6 月，由林禾禧口述的《妙手仁心一甲子——林禾禧的中医情怀》由闽南文化出版社出版。

后记

在中医学发展的历史长河中，名医辈出，著书立说者浩如烟海。而把历代名家的学术见解、诊治经验更好地、系统地整理、研究和总结起来，是我们继承和发展中医药学的初衷，也是历史赋予我们当代中医人的使命。泉州市中医院的前身是成立于1953年的泉州市中医联合诊所，建院之初就集结了全市顶尖的中医资源，名医荟萃，奠定了医院深厚的学术根基。70年薪火相传，一脉相承，培育了“全国老中医药专家学术经验继承工作指导老师”9名。整理出版老中医药专家独特诊疗经验，不仅为其传承人，还为广大的学者提供学习和借鉴，对指导后学临床诊疗具有重要意义。

根据中国人民政治协商会议泉州市委员会（泉州市政协）关于编撰“泉州市全国老中医药专家学术经验传承系列丛书”会议的要求，2022年12月，我院成立编撰工作领导小组，下设办公室，多次召开工作推进会，明确责任人和完成时限，定期报送编撰进度。各位老中医专家书稿各明确一位执笔人，并由若干传承人组成编写组，按照编撰大纲，尽心尽力采写。为推进书稿撰写进度，泉州市政协于2023年9月11日在我院召开协调会，再一次明确框架结构和编写进度。编撰过程中，得到老中医本人及其传承人的热情响应和支持，他们无私地、毫无保留地将各自的独到经验奉献出来，对此我们深表敬佩。同时也感谢各界人士对我院老中医书稿撰写的关心和大力支持，也殷切希望本套丛书能帮助到广大的中医药工作者。

限于编撰时间、条件和研究水平，书中错漏之处在所难免，冀中医药界同仁和有识之士多提宝贵意见，以便今后修正、充实和提高。

泉州市中医院

2023年10月

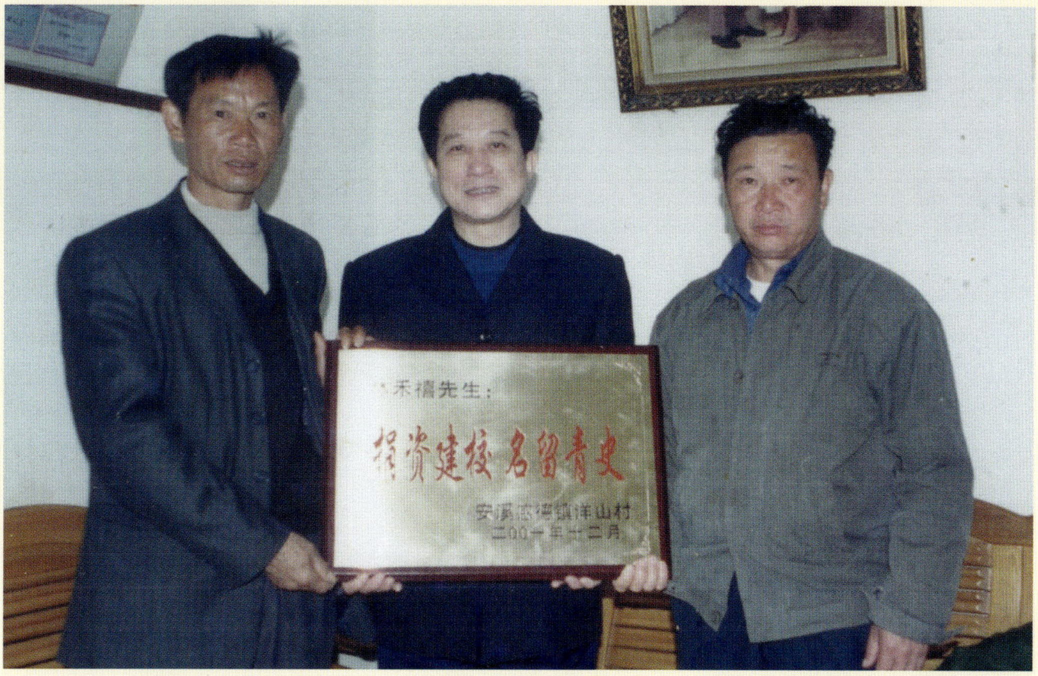
先生：
捐资建校 名留青史
二00一年十二月

向乡村捐赠图书

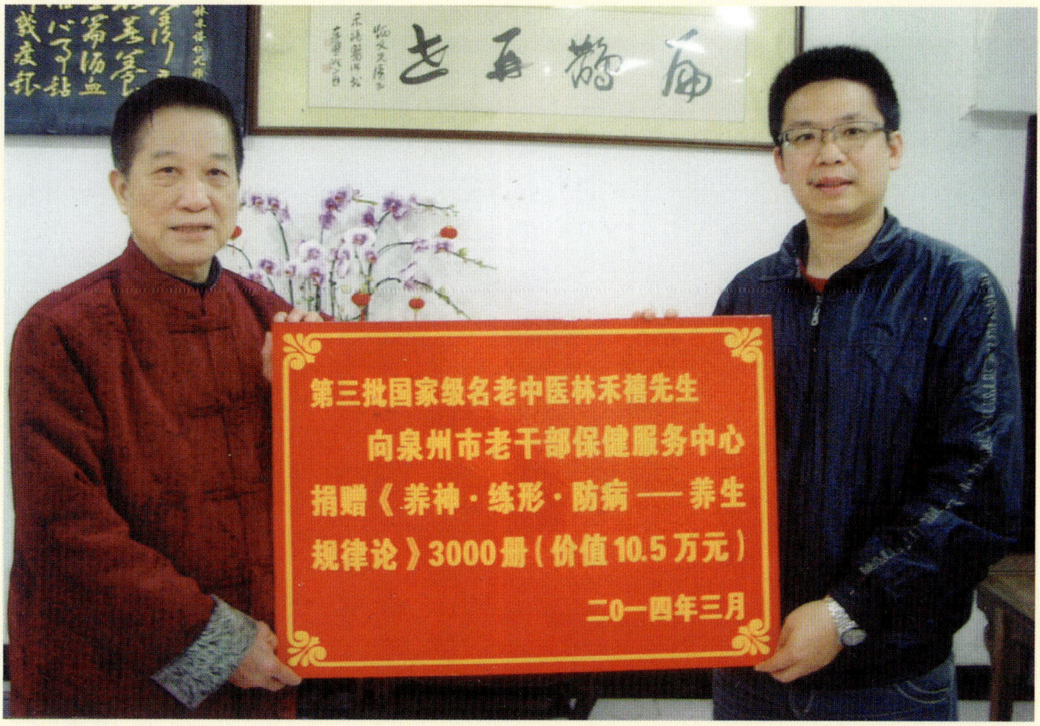
第三批国家级名老中医林禾禧先生
向泉州市老干部保健服务中心
捐赠《养神·练形·防病——养生
规律论》3000册（价值10.5万元）
二0一四年三月

向泉州市老干部保健服务中心捐赠图书

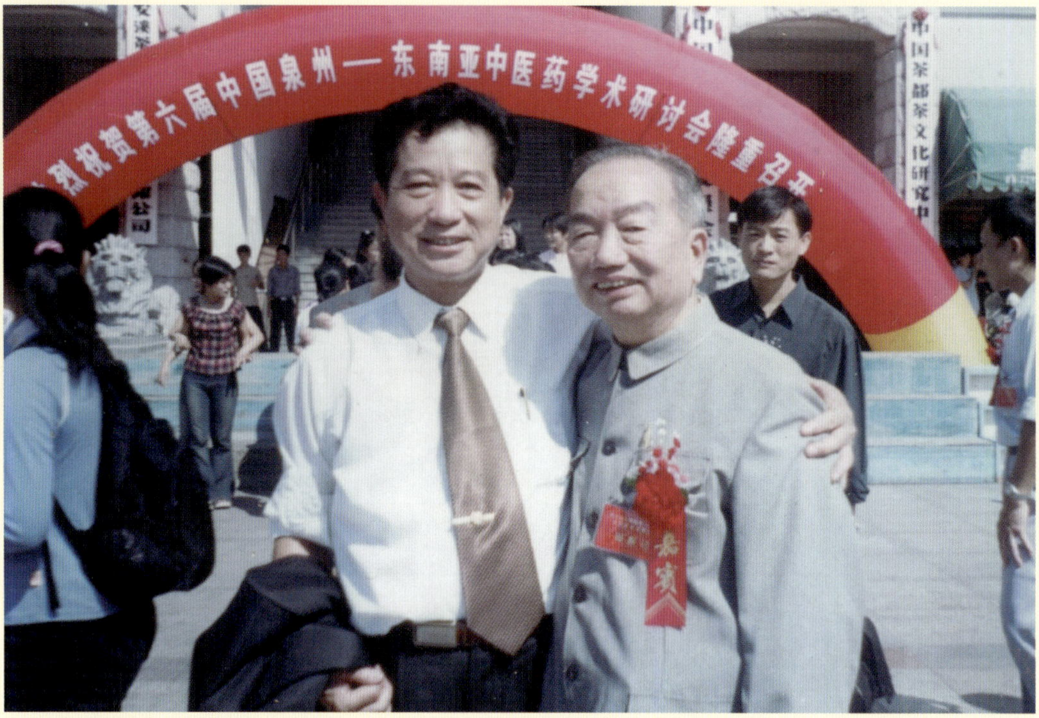

第六届“中国泉州—东南亚中医药学术研讨会”上与名老中医吴光烈合影

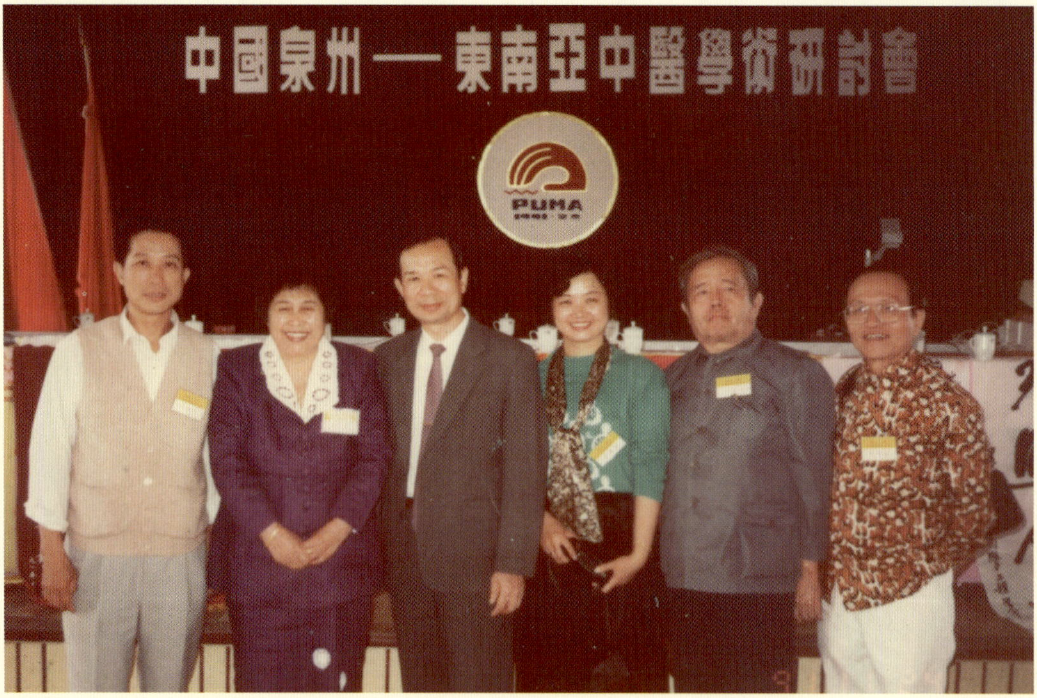

“中国泉州—东南亚中医药学术研讨会”上与东南亚中医界专家合影

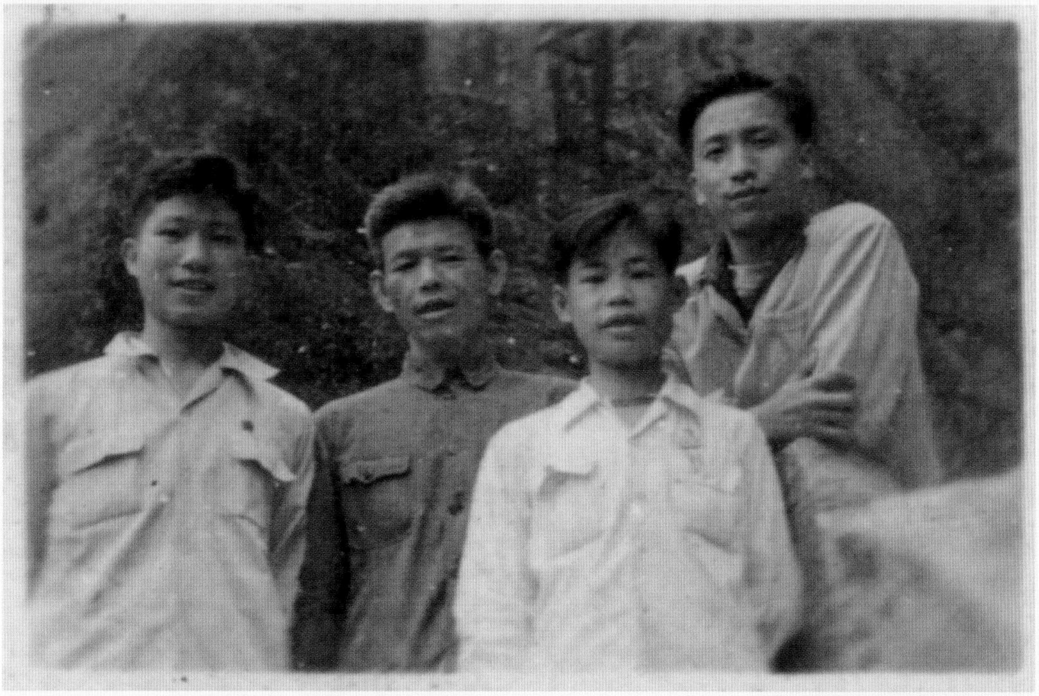

林禾禧（左一）与老师洪丕焕（左二）及同道合影

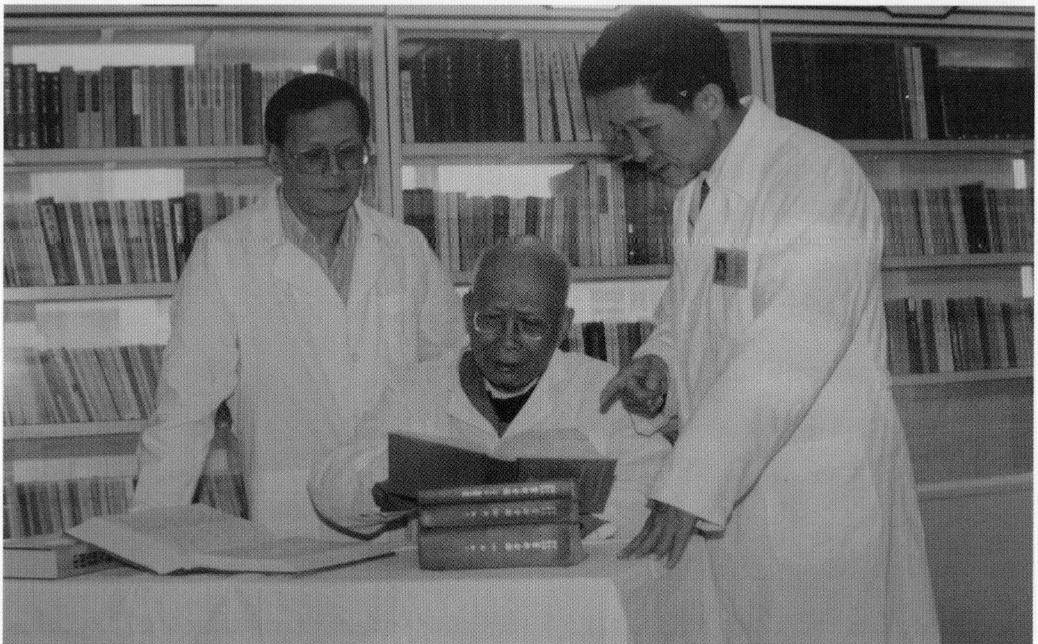

林禾禧（右）与恩师蔡友敬（中）、蔡光斗（左）合影

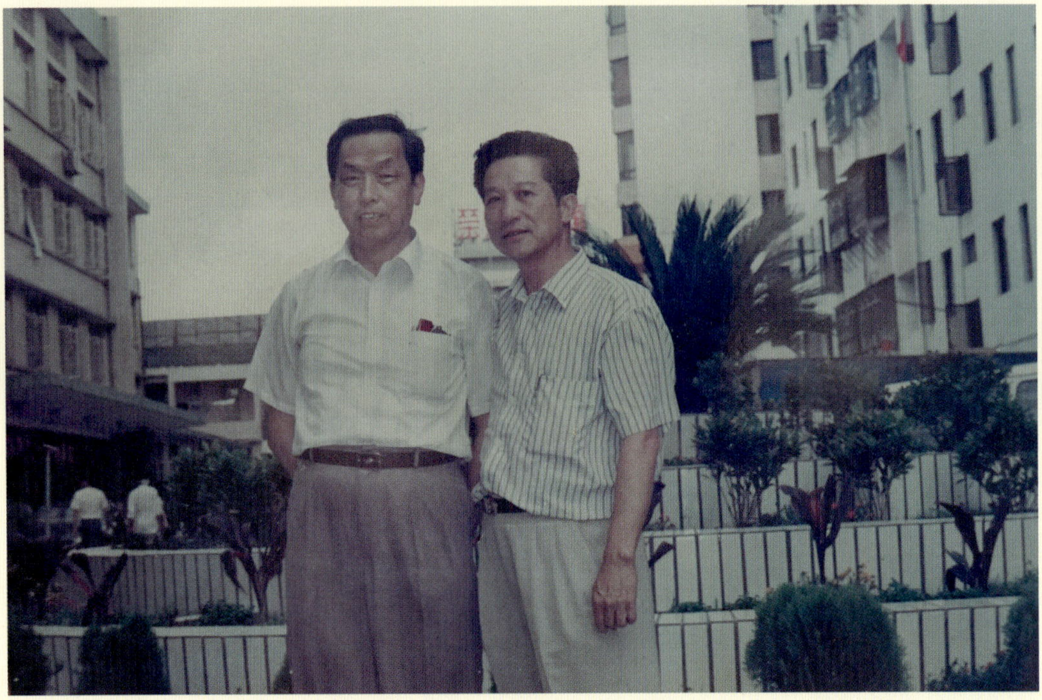

林禾禧（右）与国医大师杨春波（左）合影

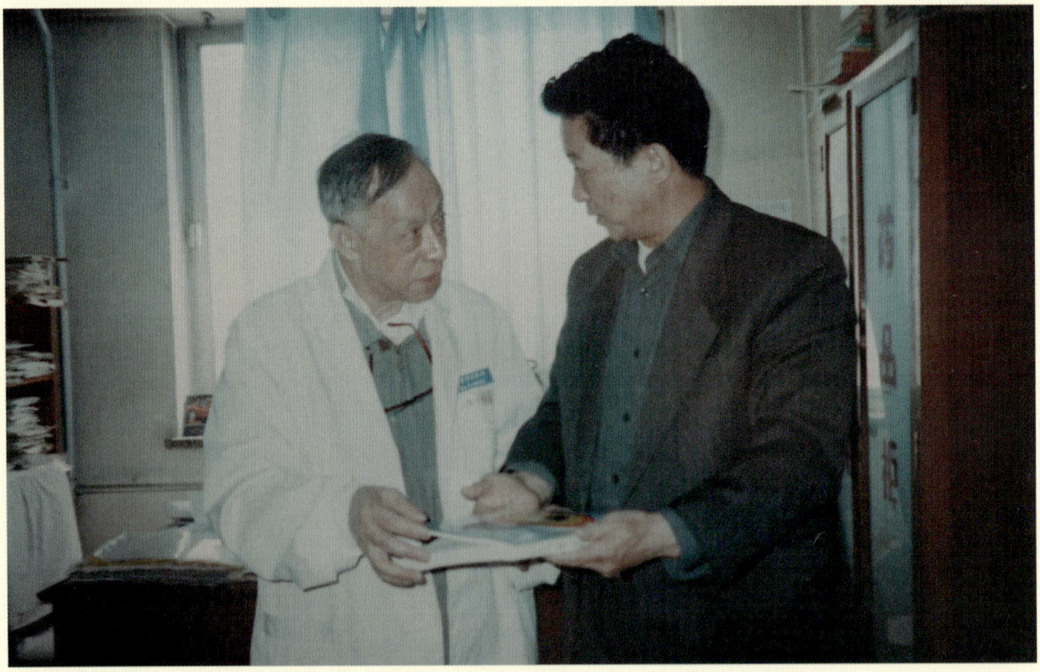

林禾禧（右）向北京危北海教授（左）请教探讨问题

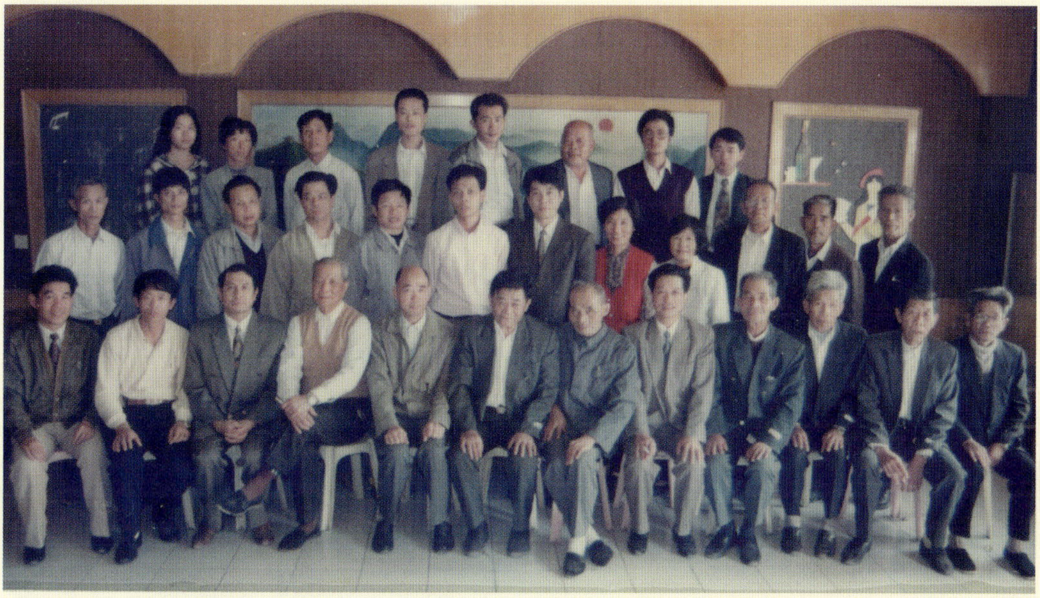

1995年泉州市中医院义诊队在泉州石狮蚶江镇义诊合影

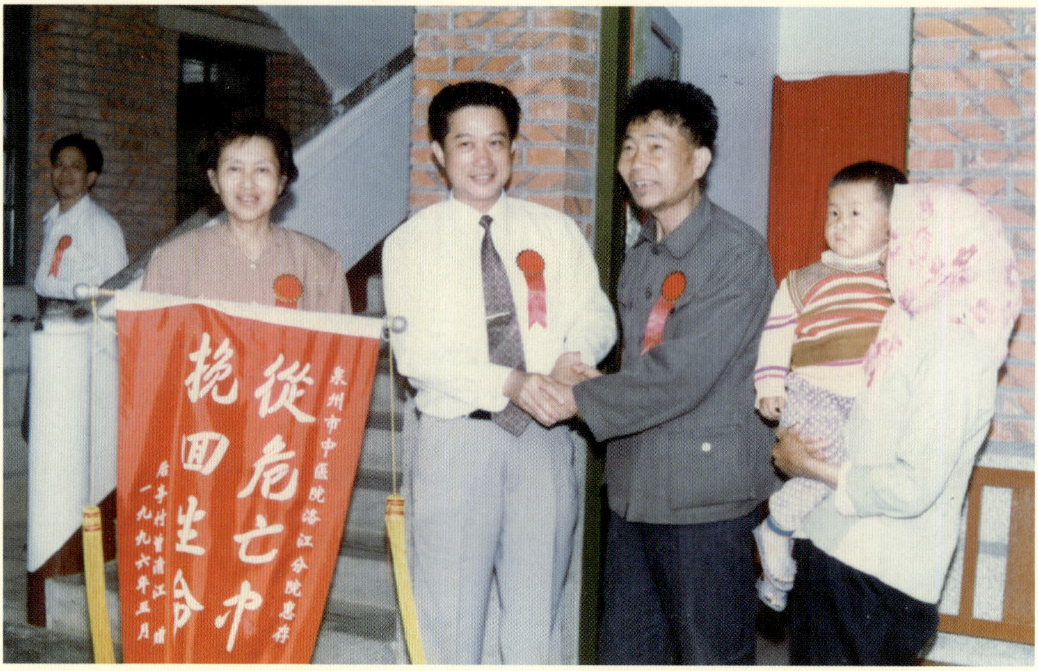
泉州市中医院洛江分院惠存
從危亡中
挽回生命
后亭村曾清江赠
一九九六年五月

1996 年参加泉州惠安县洛阳镇后亭村义诊

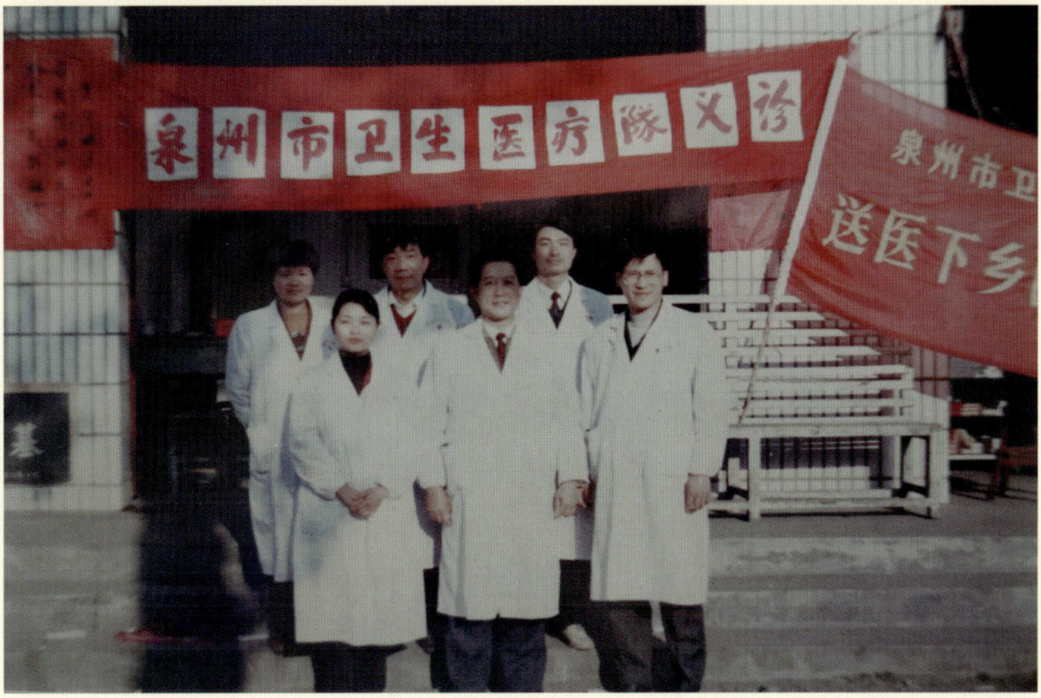

泉州市卫生系统送医下乡医疗队合影

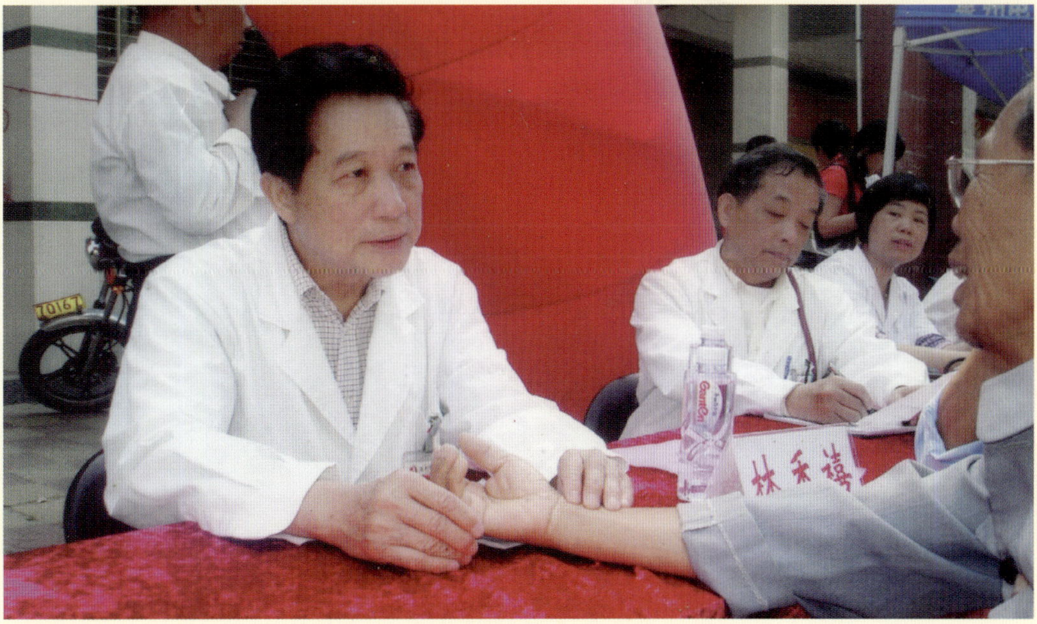

2008 年基层义诊照

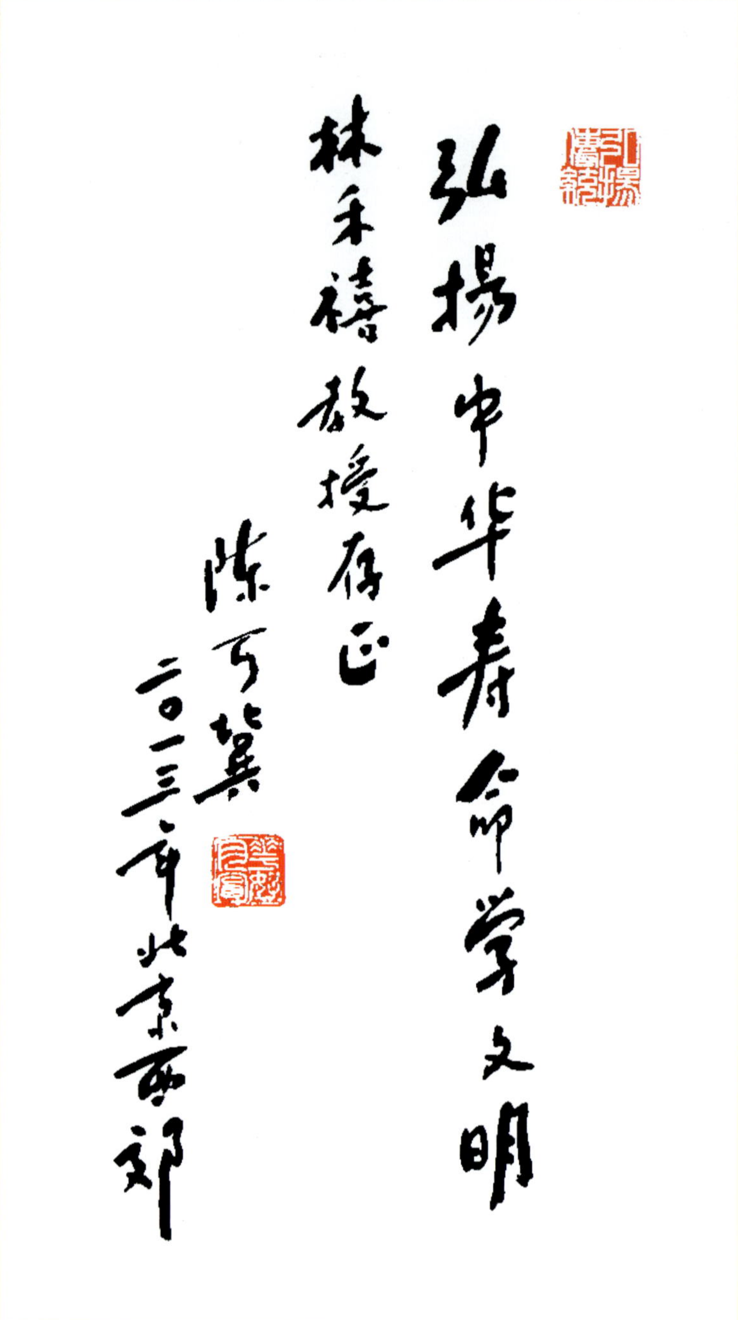

陈可冀院士为林禾禧的科普养生工作题词

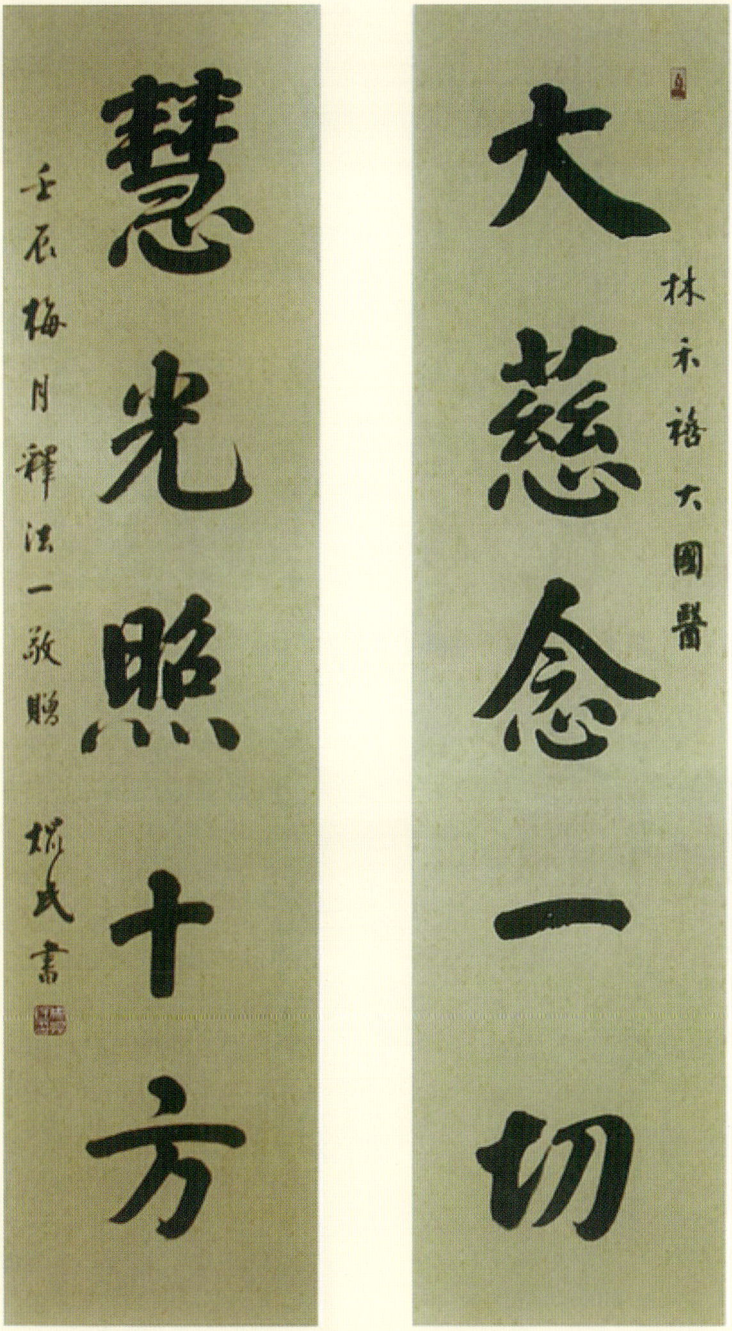

泉州市原副市长周焜民为林禾禧题字

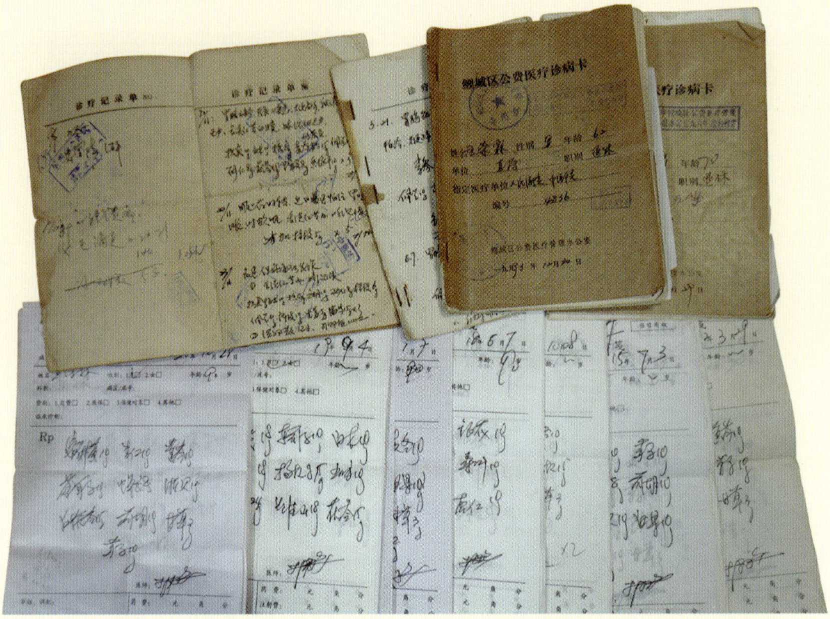

林禾禧诊疗病历及处方

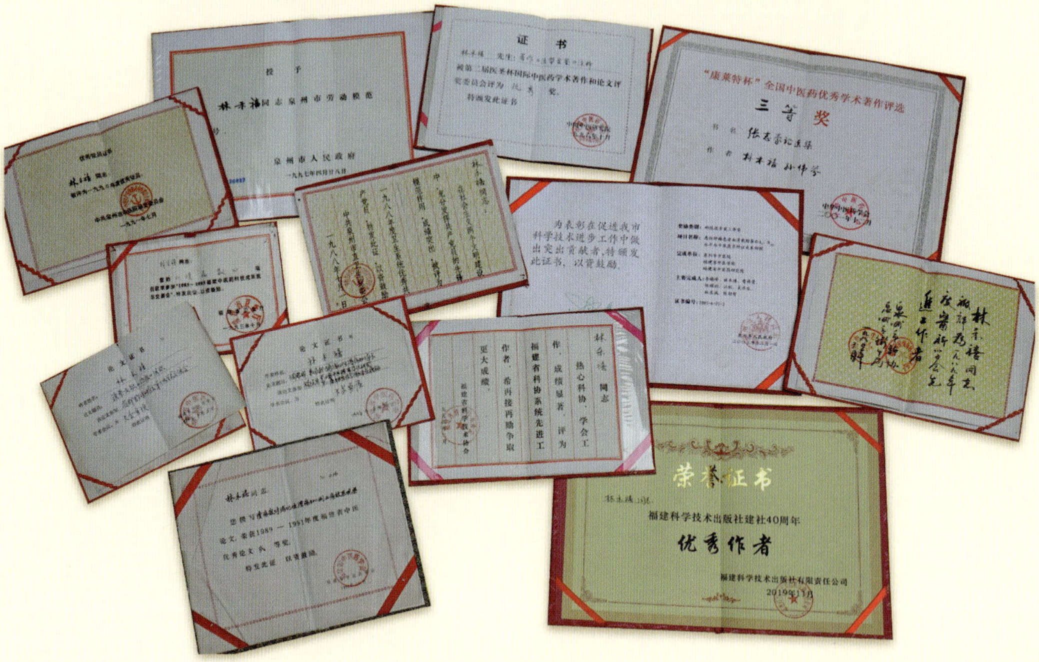

林禾禧奖状

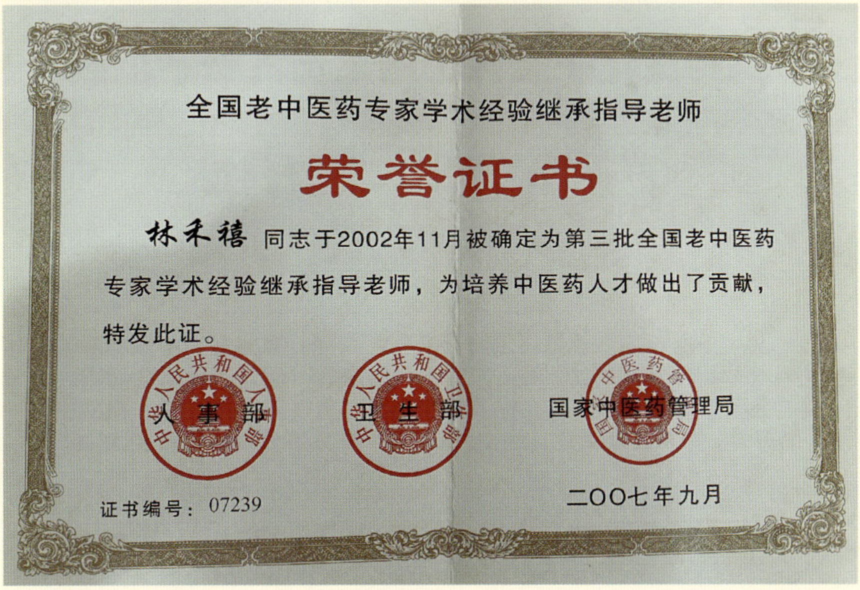

全国老中医药专家学术经验继承指导老师

荣誉证书

林禾禧 同志于2002年11月被确定为第三批全国老中医药专家学术经验继承指导老师，为培养中医药人才做出了贡献，特发此证。

人 事 部　　卫 生 部　　国家中医药管理局

证书编号：07239　　二〇〇七年九月

2007 年获得“全国老中医药专家学术经验继承工作指导老师”荣誉证书

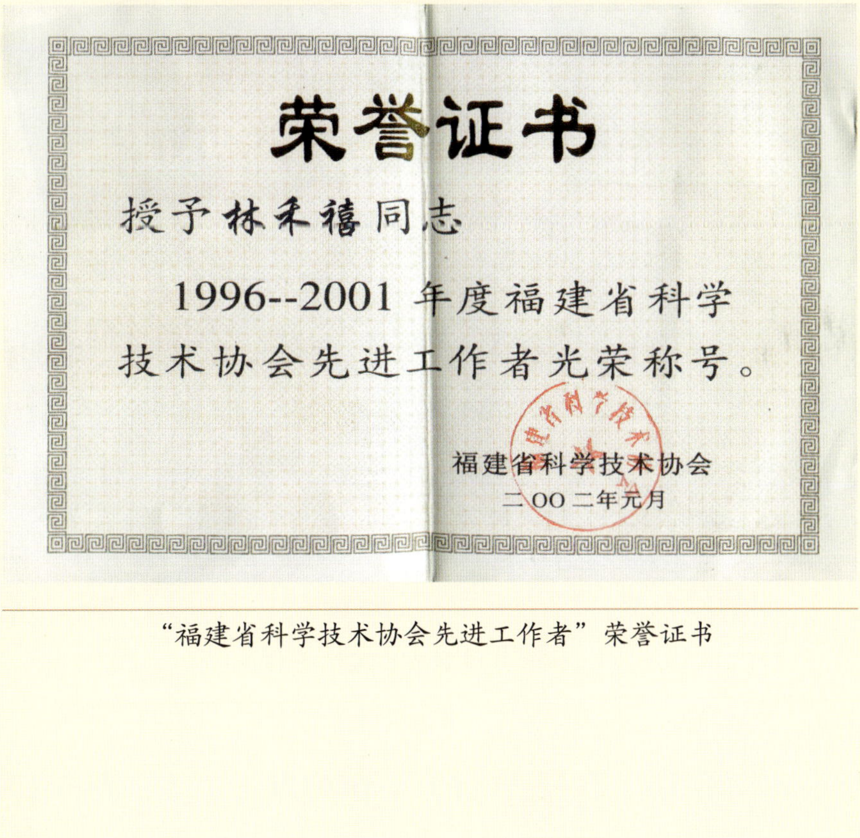

荣誉证书

授予林禾禧同志

1996--2001 年度福建省科学技术协会先进工作者光荣称号。

福建省科学技术协会

二〇〇二年元月

“福建省科学技术协会先进工作者”荣誉证书

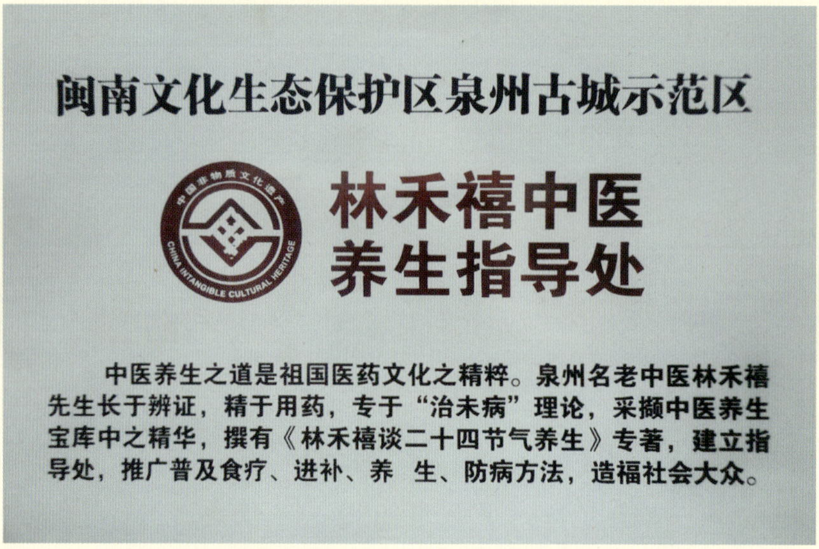
闽南文化生态保护区泉州古城示范区
中国非物质文化遗产
CHINA INTANGIBLE CULTURAL HERITAGE
林禾禧中医
养生指导处
中医养生之道是祖国医药文化之精粹。泉州名老中医林禾禧先生长于辨证，精于用药，专于“治未病”理论，采撷中医养生宝库中之精华，撰有《林禾禧谈二十四节气养生》专著，建立指导处，推广普及食疗、进补、养 生、防病方法，造福社会大众。

泉州市非物质文化遗产保护工作领导小组颁发的“林禾禧中医养生指导处”牌匾（林禾禧寓所）

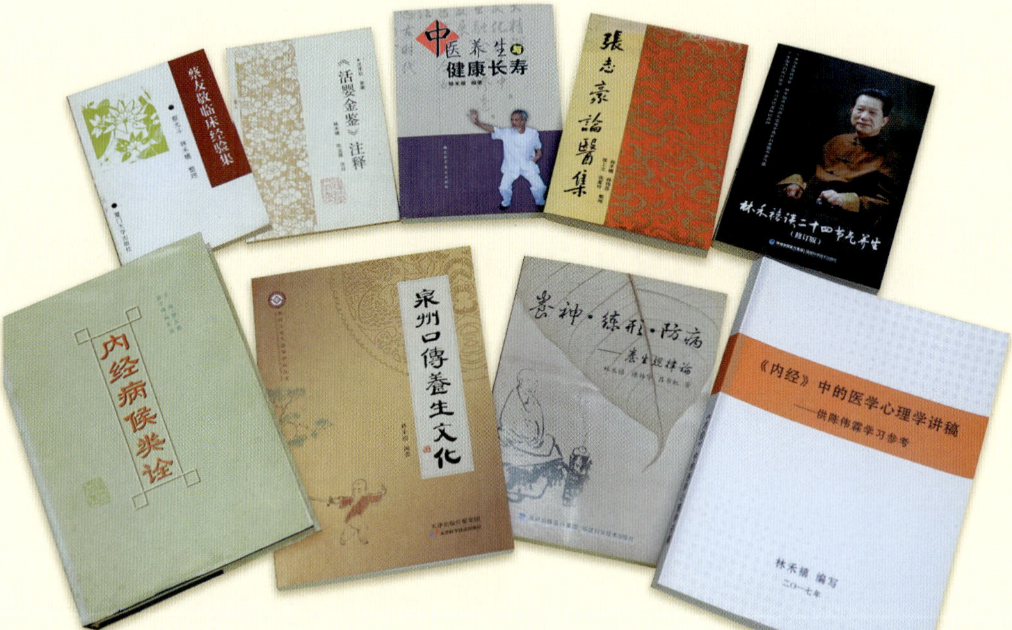
蔡友敬临床经验集
《活婴金鉴》注释
中医养生与健康长寿
張志豪論醫集
林禾禧谈二十四节气养生
内经病候类诠
泉州口傳養生文化
養神·练形·防病
《内经》中的医学心理学讲稿
林禾禧 编写
二〇一七年

林禾禧编写或出版的著作

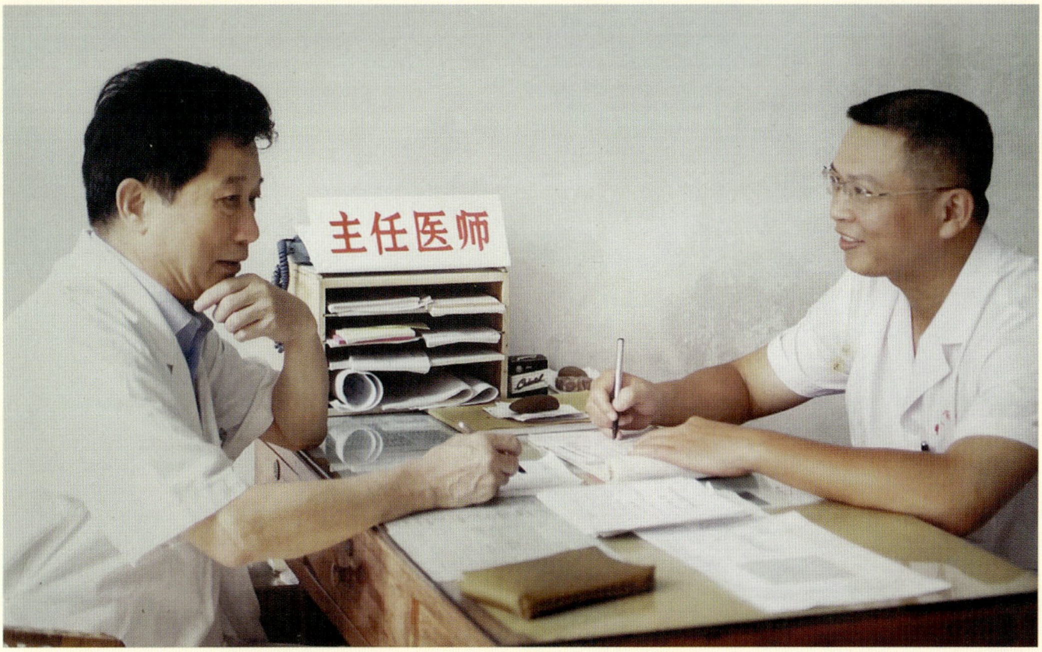

林禾禧临床带教弟子张闽光

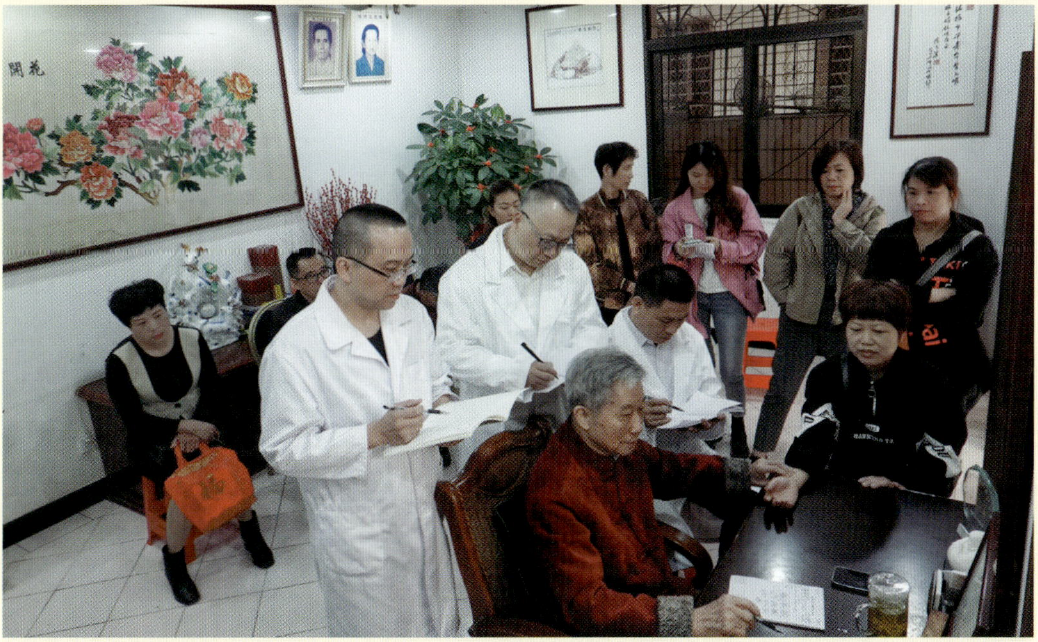

林禾禧退休后居家应诊照

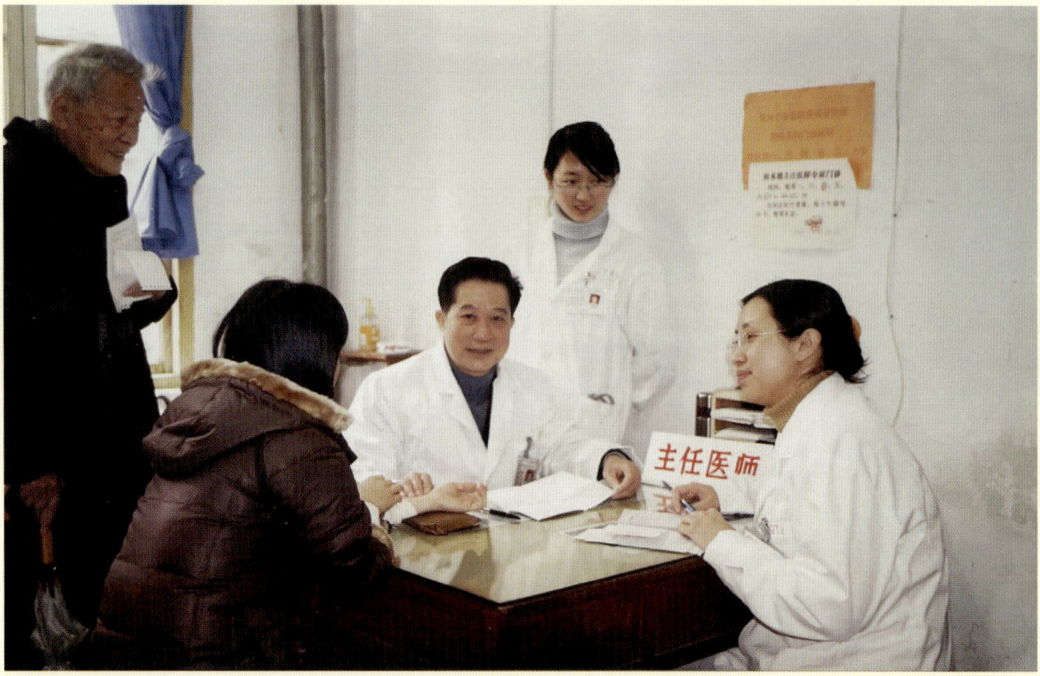

林禾禧与弟子王奕珊应诊照

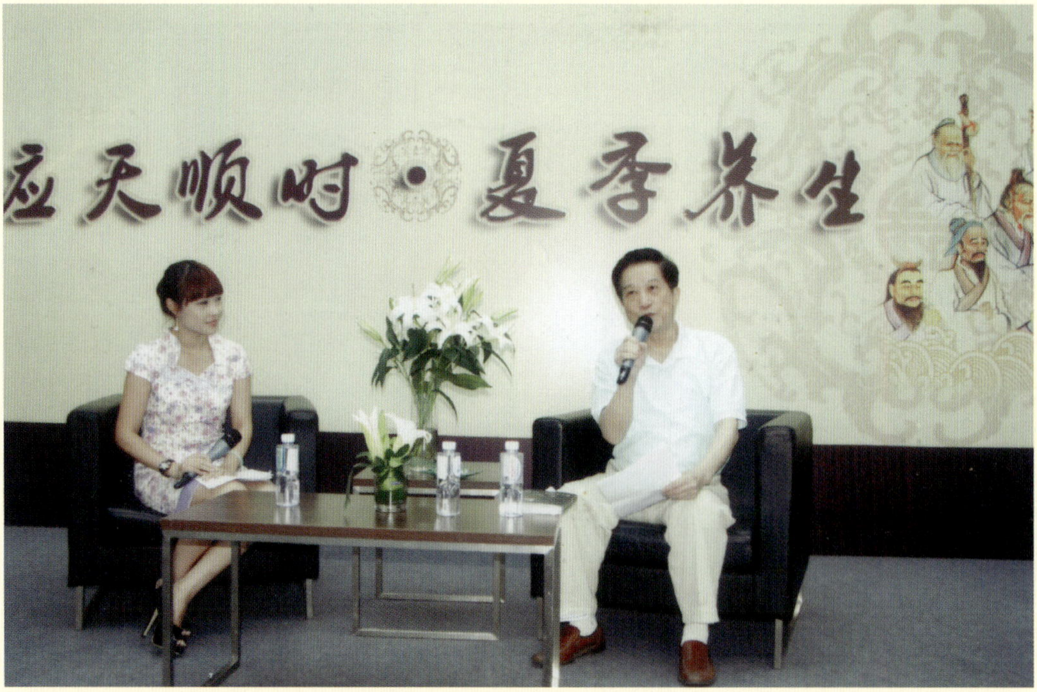

到泉州电视台开展养生讲座

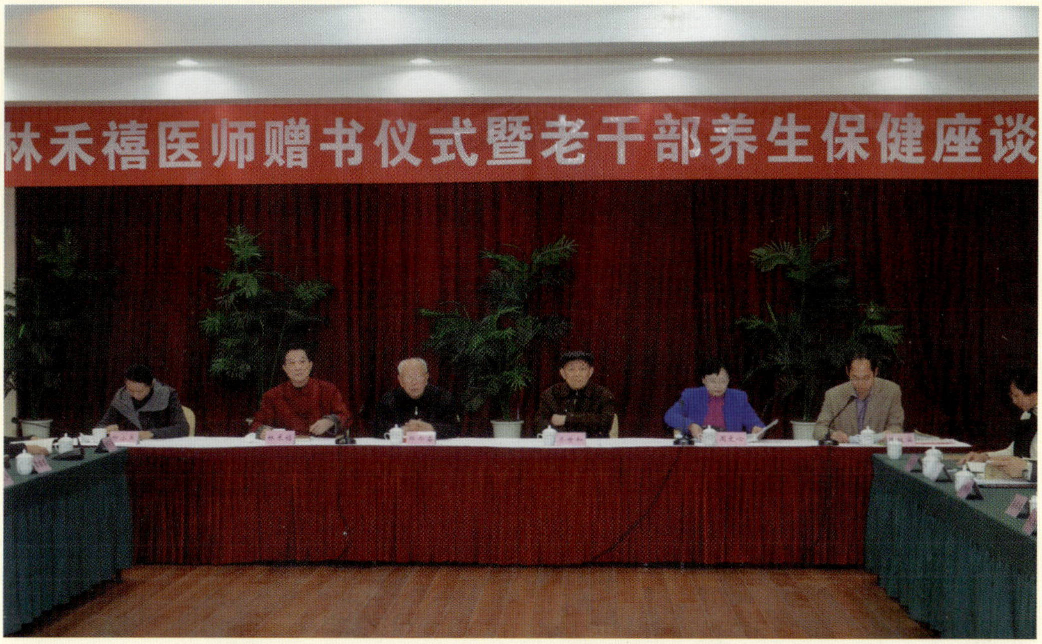

到中共泉州市委老干局开展养生讲座

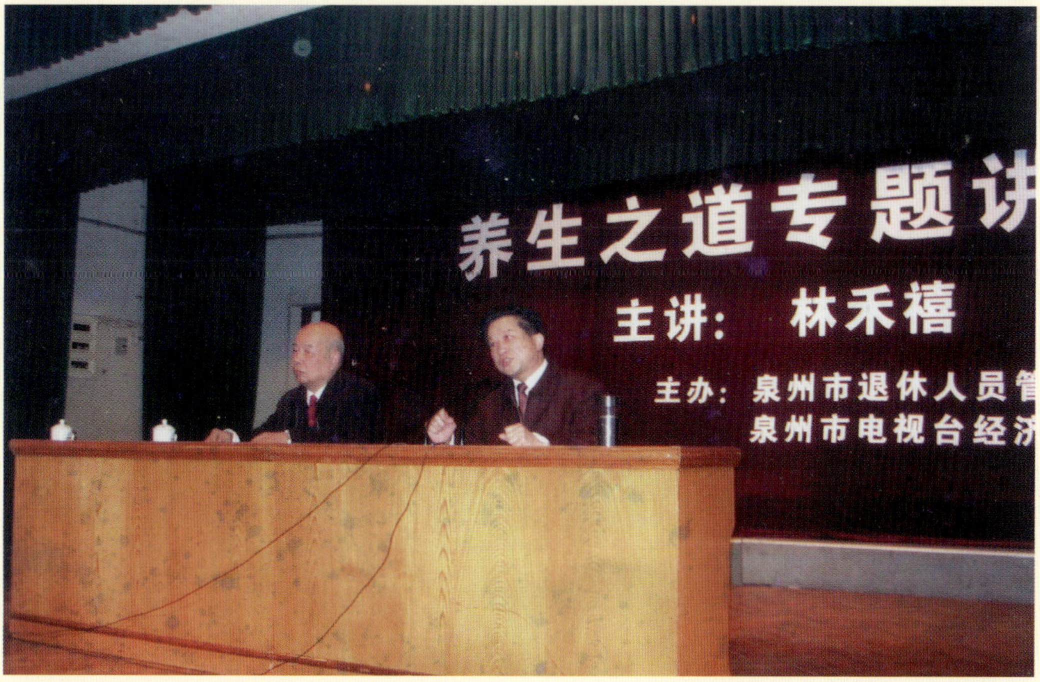

到泉州老年大学开展养生讲座

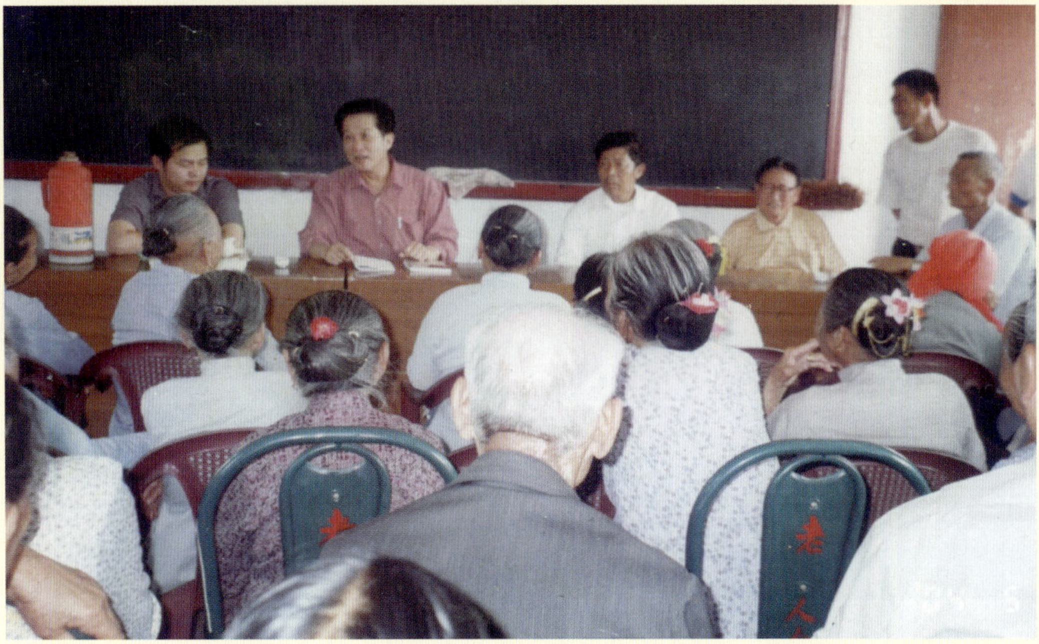

到乡村开展养生讲座 1

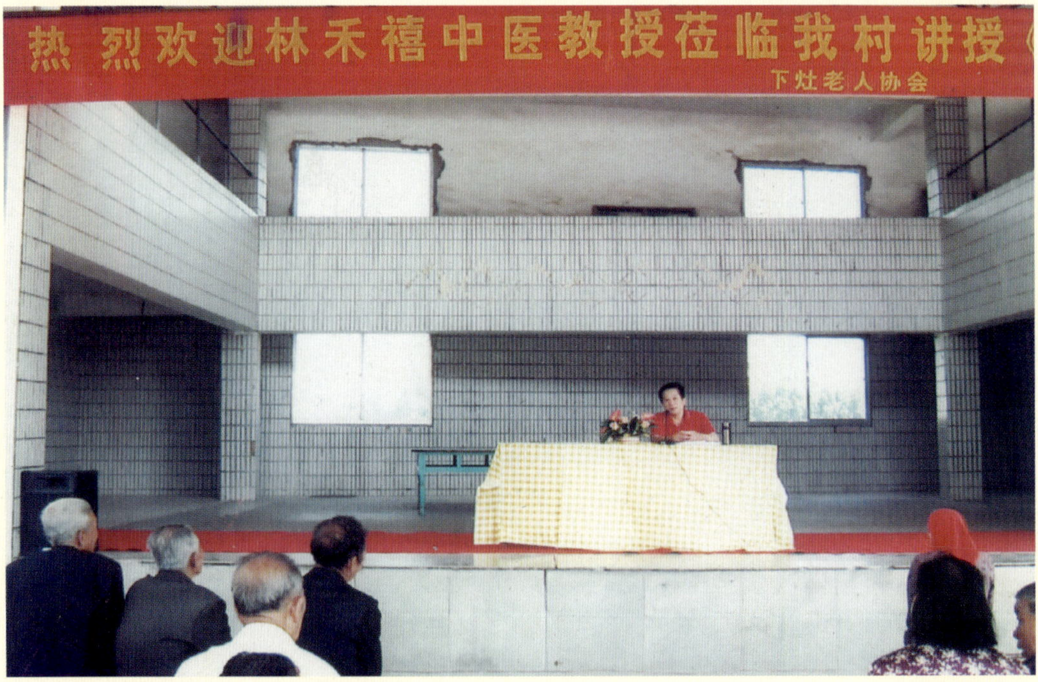

到乡村开展养生讲座 2